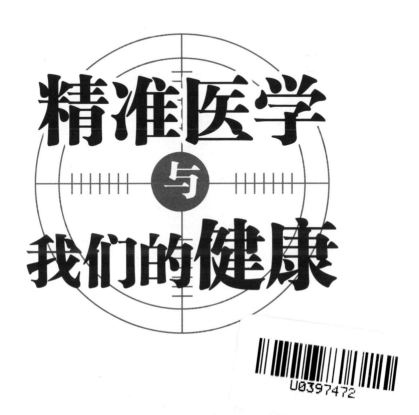

精准医学与我们的健康

主编 秦胜营

上海科技教育出版社

图书在版编目（CIP）数据

精准医学与我们的健康 / 秦胜营主编.—上海：上海科技
教育出版社，2023.2
ISBN 978-7-5428-7839-7

Ⅰ.①精… Ⅱ.①秦… Ⅲ.①临床医学 Ⅳ.①R4

中国版本图书馆 CIP 数据核字（2022）第 186241 号

责任编辑 伍慧玲
装帧设计 符 劼

JINGZHUN YIXUE YU WOMEN DE JIANKANG
精准医学与我们的健康
秦胜营 主编

出版发行 上海科技教育出版社有限公司
（上海市闵行区号景路159弄A座8楼 邮政编码201101）

网 址	www.sste.com www.ewen.co	
经 销	各地新华书店	
印 刷	上海颛辉印刷厂有限公司	
开 本	720×1000 1/16	
印 张	15	
插 页	4	
版 次	2023年2月第1版	
印 次	2023年2月第1次印刷	
书 号	ISBN 978-7-5428-7839-7/R·354	
审 图 号	GS（2022）4851号	
定 价	78.00元	

本书编委会

主编

秦胜营　上海交通大学Bio-X研究院

编委（按姓名拼音排序）

陈　鸢　上海交通大学Bio-X研究院

陈万涛　上海交通大学医学院附属第九人民医院

褚云鹏　上海交通大学Bio-X研究院

丁　蕾　上海交通大学医学院

贺　光　上海交通大学Bio-X研究院

贺　林　上海交通大学Bio-X研究院

怀　聪　上海交通大学Bio-X研究院

贾　伟　香港浸会大学中医药学院

蒋碧轩　上海交通大学Bio-X研究院

李　华　复旦大学附属中山医院

李力星　上海市徐汇区中心医院

刘　刚　上海张江生物医药基地开发有限公司

刘丽梅　上海交通大学附属第六人民医院

马靖松　西湖大学工学院

乔中东　上海交通大学生命科学技术学院

秦胜营　上海交通大学Bio-X研究院

沈　陆　上海交通大学Bio-X研究院

师咏勇　上海交通大学Bio-X研究院

苏　燕　中国科学院上海营养与健康研究所

孙　竞　江苏大学药学院

孙学会　复旦大学生命科学学院

孙一丹　荷兰格罗宁根大学医学院

田子钊　上海交通大学Bio-X研究院

万春玲　上海交通大学Bio-X研究院

王　挺　复旦大学生物医学研究院

王　卓　上海交通大学Bio-X研究院

魏慕筠　上海交通大学医学院附属仁济医院

吴　浩　上海交通大学Bio-X研究院

邢清和　复旦大学生物医学研究院

徐　萍　中国科学院上海营养与健康研究所

许　恒　四川大学生物治疗国家重点实验室

许　丽　中国科学院上海营养与健康研究所

张　伟　中南大学湘雅医院

张　宇　上海百傲科技股份有限公司

张素丽　上海交通大学Bio-X研究院

赵明哲　杭州市第七人民医院

赵祥龙　上海交通大学Bio-X研究院

钟诗龙　广东省人民医院

周　伟　上海交通大学Bio-X研究院

朱　滨　上海百傲科技股份有限公司

朱金行　上海交通大学Bio-X研究院

序

2016年，习近平总书记在全国卫生与健康大会上发表重要讲话并强调，没有全民健康，就没有全面小康。加快推进健康中国建设，对实现中华民族伟大复兴的中国梦具有重要意义！我国是心血管疾病、癌症、糖尿病、精神神经疾病等重大疾病高发大国，同时，随着科技的发展、生活水平的提高，人们对"健康"愈发注重。如何提供更好的医疗卫生服务，是与每个人都息息相关的重大课题，而精准医学正是课题解决方案中的重要组成部分。

随着各类疾病相关组学研究的快速发展，精准医学迅速兴起并逐渐应用于大众，"精准医学"已经成为媒体和百姓嘴边的热词。我早在2013年与《自然·遗传》(Nature Genetics)杂志联合举办的学术会议上就使用了精准医学这一概念，同时为了促进精准医学的转化应用，我与国内相关领域著名专家一起组建了中国个体化用药-精准医疗科学产业联盟。实际上，精准医学早已不断融入临床实践和健康管理，但社会上对其理解普遍不足，因此加强精准医学知识传播已显得越来越重要。

秦胜营教授组织编写的《精准医学与我们的健康》一书，较为全面地总结了精准医学相关组学技术发展状况、重大疾病个体化精准医疗进展,以及精准健康管理相关产业发展现状与动态,同时紧密结合临床案例讲解精准医学相关知识,所以,本书既是打开精准医学知识之门的一把钥匙,又为精准医学学科同行了解精准医学最新进展提供参考,特向广大读者推荐!

2022 年 5 月 1 日

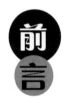

近年来,随着以基因组学为核心的各类组学及大数据分析技术的迅猛发展,精准医学已逐渐成为现代医学的重要发展方向。世界各国相继启动了精准医学计划,我国相关领域也掀起了精准医学研究浪潮。精准医学相关研究成果正不断地应用于临床医学,发挥越来越大的作用,进而使医疗的模式不断发生转变,由传统医疗模式逐渐转变成个体化精准医疗模式。

为了让学生及相关人员了解目前精准医学相关进展及应用案例,我于2016年起开设了《精准医学与我们的健康》课程,课程涉及的内容与日常生活实践有密切联系,我在授课过程中注重从精准医学相关案例出发,培养学生自行探索和学习的兴趣,增强学生学习这门课程的积极性、主动性。在授课过程中,我强调让学生在掌握课堂知识的过程中一定要与自己的生活经验联系起来,注重引导学生发现生活中个体化精准医疗相关的案例,并鼓励将学到的知识和方法用在日常生活中。学生学习热情高涨,课程结束后有很多学生与我分享自己身边发生的案例并探讨如何处理,说明该课程达到了良好的预期效果。

基于前期的教学实践,结合精准医学领域的最新进展,我组织编写了《精准医学与我们的健康》。本书针对现代医学发展趋势——精准医学，描述了相关领域基因组学、蛋白质组学、代谢组学、微生物组学等技术的发展及其对精准医学发展的影响；结合案例叙述了心血管疾病、肿瘤、糖尿病、精神神经疾病等各类疾病个体化精准诊疗发展的现状和趋势；勾勒了个体化精准诊疗健康管理的发展现状和趋势，以及未来相关健康产业的发展动态和机遇。

本书邀请了精准医学相关领域的著名专家参与编写，内容新颖，兼顾学术性和实用性，适用于高等院校相关专业本科生和研究生、精准医学相关从业人员，以及想了解精准医学知识的其他读者阅读参考。

由于精准医学的发展日新月异，书中定有未能包含的最新进展和某些不妥之处，敬请读者多提宝贵意见。同时，借此向参与本书的编写者们表示诚挚的敬意！

秦胜营

2022年3月2日于交大小白楼

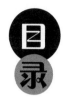

目录

第一章
精准医学与我们的健康概论

一、精准医学概述

1.1 精准医学的起源与概念

精准医学理念最早可以追溯到2008年,是由哈佛大学商业战略专家克里斯坦森(Clayton Christensen)提出的,用于表述分子诊断使医生可以基于证据而非仅依赖直觉和经验明确诊断疾病。但当时该表述并未引起关注,直到2011年,美国国家科学研究委员会(United States National Research Council, NRC)发布报告《迈向精准医学——构建生物医学研究知识网络和新的疾病分类体系》,对"精准医学"做了更全面、详细的阐述,其要点是,为每个个体建立一个整合各种相关信息的疾病知识网络。自此,精准医学理念受到广泛重视,从而进一步促进了相关技术的快速发展,精准医学体系逐渐形成[1]。2013年,我国贺林院士作为共同主席主持了自然遗传学大会——从全基因组关联分析到精准医学(Nature Genetics Conference:From GWAS to Precision Medicine),同年,他作为东亚遗传协会主席,推动举办了以"精准医学"为主题的第十三届东亚遗传学会学术研讨会。2015年,美国正式宣布启动"精准医学计划"(Precision Medicine Initiative,PMI),

并重点布局了百万人队列项目的规划"精准医学计划队列项目——为21世纪医学研究奠定基础",其核心任务之一是通过综合分析100万名志愿者的基因组信息,探究基因组变异在各类疾病发生、发展中的作用,并基于此综合考虑人群基因、环境及生活方式的个体差异,为药物研发及患者个体化精准医疗指明方向[2,3]。

具体来讲,精准医学(precision medicine,PM)是指综合评估患者个体的基因、环境、生活方式差异后所采取的一种新的疾病综合防治方法[4]。精准医学在临床的应用涉及很多方面,既可在进行相关的基因和分子检测后,将复杂的疾病分为不同的分子亚群,予以特异的靶向治疗,也可开展与药物疗效相关的基因变异的检测,为临床合理选择治疗药物和治疗剂量提供可靠依据,最大限度地提高临床药物使用的安全性及有效性,使临床治疗达到疗效最大化、损伤最小化、资源最优化的目标。

精准医学是一种医疗模式,主要是针对医疗保健进行个体化设置,其医疗决策、治疗针对亚群患者量身定制,而不是单一治疗应用于所有人的模式[5]。在精准医学实施过程中,通常需要检测患者的基因或其他分子标志物以选择适当的治疗方法[6]。精准医学中测试的方法包括分子诊断、影像学和生物信息学分析等不同类型。

精准医学与个体化医疗具有紧密的关系。精准医学指的是根据每个患者的个体化特征制定医疗方法。这并不意味着要创造出单个患者所独有的药物或医疗设备,而是要将个人分入不同的亚群,这些亚群对特定疾病的易感性不同,特定治疗后的预后有所不同,或他们对特定治疗的反应不同。尽管"个体化医疗"一词也用于表达此含义,但有时会将该词暗示为可以为每个人设计独特的治疗方法[7]。

个体化医疗是现代医学发展的理想和目标,精准医学则是个体化医疗的具体实现途径。因此,精准医学是集合了现代医疗的方法和技术体系,个体化医疗是临床实践的最终目标。个体化医疗与精准医学的进步将促进新兴医疗技术发展,推动健康产业及医疗产业的改革、突破和升级,并引发生物医学领域新一轮的国际竞争。

1.2 精准医学的科学基础

2003年,人类基因组计划宣告完成,这极大地提高了人类从基因的角度探究疾病的能力;随后,"国际人类基因组单体型图计划"(International Hapmap Project)揭示了非洲、亚洲及欧洲人群的基因组变异谱图。2006年,美国国立卫生研究院(National Institutes of Health, NIH)启动了耗资1亿美元的名为"癌症基因组图集"(The Cancer Genome Atlas, TCGA)的科研项目,发现了近1000万种与肿瘤相关的遗传变异[8]。TCGA项目进一步显示,利用基因组测序可发现一些具有临床应用价值的变异。2008年1月,来自美国、英国、中国和德国的研究机构发起了"千人基因组计划"(1000 Genomes Project),获得了来自欧洲、非洲、美洲和东亚地区的14个人类族群的更加精细的人类基因组变异数据库;2013年,英国首相卡梅伦(David Cameron)宣布实施"十万人基因组计划"(100000 Genomes Project),并声称所获得的信息将作为免费资源公之于众。此外,其他大型科学研究计划还包括DNA元件百科全书(Encyclopedia of DNA Elements, ENCODE)[9]和人类蛋白质组计划(Human Proteome Project, HPP)[10]等。这些大型科学计划的完成为精准医学的实施奠定了坚实的基础,为精准医学研究及应用提供了重要的参考数据库。

此外,生物医学相关技术尤其是各类组学技术的革新与发展,为精准医学的发展创造了条件。首先,新一代测序技术的发展使得基因组测序成本显著降低,从而极大地促进了各类遗传性疾病的研究,许多基因变异与疾病的相关性研究已取得突破。与此同时,测序价格的持续下降使得基因测序的大范围临床应用成为可能。其次,在基因组技术的带动下,表观基因组学、转录组学、蛋白质组学、脂质组学、微生物组学、代谢组学等各类组学也快速发展,使得人类能够从分子和细胞水平解读疾病的发生和发展机制。再次,分子影像、分子病理和微创技术等生物医学分析及诊疗技术的进步为精准医学的发展提供了良好的支撑。最后,大数据分析工具的出现和发展促使精准医学时代的到来。组学研究会产生海量数据,大数据分析技术的发展大大促进了组学数据与表型数据的联系,促进了潜在分子标志物发现。这些都为精准医学提供了强有力的技术基础。

二、精准医学实施的必要性

世界卫生组织(World Health Organization,WHO)的统计数据显示,一系列重大疾病仍然严重威胁着人类的健康和生命,给人类的可持续发展带来重大挑战。目前,全球每年估计新增1930万癌症确诊病例和近1000万癌症相关死亡病例。预计到2040年,全球癌症患者将达到2840万例,比2020年增加47%[11]。2020年全球新增癌症确诊病例和癌症相关死亡病例中,我国病例数分别约占24%和30%,这两个比例均高于全球平均水平[12]。WHO发布的《2019年全球卫生估计报告》显示,过去20年间,心血管疾病是全球死亡和致残的主要原因。研究表明,过去的10年间,心血管疾病患者数从2.71亿增加到5.23亿,增长了193%;心血管疾病死亡人数从1210万上升到1860万,增加了154%[13]。在我国,心血管疾病也是导致人们过早发病和死亡的主要原因,预计2010年到2030年,每年的心血管疾病患者数将增加23%,20年共计增加约2130万心血管疾病患者和770万心血管疾病死亡病例[14]。糖尿病是一种全球流行病,目前糖尿病流行影响超过4.4亿人,亚太地区的糖尿病患者人数最多。我国估计有1.1亿糖尿病患者,是目前世界上糖尿病患者人数最多的国家[15]。此外,精神神经系统疾病导致的死亡和残疾负担,被视为全球公共卫生的挑战,而且在未来几十年内这一负担将继续增加。我国约有1.73亿人患有精神障碍疾病,已经成为最大的疾病负担[16,17]。国际阿尔茨海默病协会(Alzheimer's Disease International,ADI)指出,2015年全球痴呆病例数已超过4600万,到2050年,全球痴呆病例数将增至约1.32亿[18];全球现存的阿尔茨海默病(Alzheimer disease,AD)及其他痴呆患病人数达5162.4万例,我国阿尔茨海默病及其他痴呆患病人数为1314.4万,约占全球总数的25.5%;全球阿尔茨海默病及其他痴呆的标化患病率为682.5 / 10万人(即每10

万人中有682.5名患者），我国为788.3 / 10万人，高于全球平均水平[19]。我国每名患者的年度治疗经济成本约为1.91万美元，预计2030年年度总成本将达到5074.9亿美元，2050年将达到1.89万亿美元。全球成本估算，到2030年将达到2.54万亿美元，到2050年将达到9.12万亿美元，远高于2015年世界阿尔茨海默病报告的预测[20]。这些疾病已成为我国乃至全球社会和经济发展的障碍，迫切需要精准医学提供个体化精准医疗方案，降低各类疾病的死亡率和致残率，以应对日益严重的重大疾病的挑战。

临床实践揭示，个体间的药物反应存在着显著差异，从而导致有些患者疗效欠佳或产生药物不良反应。任何药物都具有两重性，既能"治病"，也能"致病"。据WHO统计，全球死亡患者中，1/3与不合理用药有关，而非单纯基础疾病本身使然。在美国，每年有约10万人死于药物不良反应，直接和间接经济损失达120亿美元[21]。在我国，每年住院病人有5000多万，其中至少250万与药物不良反应有关，约20万人因此死亡。药物不良反应成为继癌症、脑出血和心脏病以外的第四大死因。由此可见，安全用药已成为全球性公共卫生问题，推行个体化用药势在必行、刻不容缓。药物基因组学研究的发展已经表明，人类的遗传变异是造成患者药物疗效个体差异及不良反应的首要原因，也就是说患者的药物反应相关基因类型影响药物反应的个体差异。同时研究发现，药物反应相关基因变异的频率分布具有显著的种族及地理区域差异。因此，查明患者相关基因变异将有助于实现"量体裁衣"的个体化精准医疗[22]，极大提升全民的医疗保健质量，缓解医患矛盾，节省巨大的医疗开支。

三、精准医学国内外发展现状与应用进展

3.1 国外发展现状与趋势

美国自从2015年提出精准医学计划后，不断通过多个渠道为精准医学提供发展资金，并通过《21世纪治愈法案》，确保给予精准医学持续10年的长期稳定

支持[23]。同时,在美国国立卫生研究院新一轮发展战略(2021—2025年)中,精准医学仍然是重点发展领域。 美国精准医学发展的核心是建设国家"百万人群队列",在队列建设中保障人群多样性和广覆盖,采集资源类型全面、丰富、精细,注重数据的关联性,保持长期随访,以夯实精准医学研究的平台基础。截至2021年,美国政府已向"百万人群队列"投入22亿美元。未来美国精准医学将持续建设百万人群队列,重点发展表型组学研究、常规化临床基因组技术等。

英国长期以来也一直注重基因组学及精准医学的发展,有多项举措。首先,持续扩大大型基因组研究计划的规模,继"10万人基因组计划"(2012—2018年)完成后,于2018年在《产业战略——生命科学部门协定》中提出了100万人全基因组测序计划、500万人基因组计划(又名未来健康计划,Our Future Health),并在2021年启动了这些计划。其次,英国还不断支持50万人规模的国家级队列英国生物样本库(UK biobank)的迭代升级,进一步扩大队列规模,丰富队列数据类型,引入多组学研究等新技术,不断提高人群队列数据质量和精细度。最后,在大数据平台方面,英国已经通过英国健康数据研究(Health Data Research UK,HDRUK)对医疗健康大数据进行一体化管理与应用,这些举措为英国精准医学搭建了完善的发展平台。实际上,英国已经将英国生物样本库、10万人基因组计划和500万人基因组计划视为英国对疾病预防和早期诊断开展的大规模基础设施建设的三个关键。

欧洲其他主要国家与日本、韩国等国,以及一些发展中国家也已持续推出相关发展计划,作为精准医学发展关键的国家级大型队列建设在全球陆续展开。

精准医学相关研究取得了迅猛发展,并已逐渐成熟,走向应用,其理念和研究范式已在心血管疾病、肿瘤、糖尿病、精神神经系统疾病、罕见病等研究和临床中逐步应用。美欧糖尿病协会推出糖尿病精准医学计划(Precision Medicine in Diabetes Initiative,PMDI),并于2020年发布了第一阶段共识报告,分析了糖尿病精准医学发展现状与面临的挑战,提出了实现路径和关键领域,绘制了发展路线图[24]。精准医学的核心领域大型队列和数据平台的快速发展,以及基于组学特征谱的疾病精准分型研究的不断突破,为药物研发提供了新机制、新靶点,促进了乳腺癌、卵巢癌、肺癌、胃癌、胰腺癌和结直肠癌等疾病的个体化精准医疗在临床的推广应用；一系列基因检测、液体活检、分子影像等技术与产品陆续开始获批进入临床应用，提高了疾病精准诊断和早诊早筛水平；靶向治疗、免疫治疗、基因治疗、RNA疗法等精准治疗药物陆续进入临床应用，大幅度提高疾病治疗水平。同时，靶向基因突变特征而非肿瘤组织类型的"广谱抗癌药"获美国食品药品监督管理局（Food and Drug Administration，FDA）批准上市，标志着药物开发思路与审批模式向精准医学模式的转变。

3.2 国内发展现状及趋势

我国精准医学正处于不断发展中，为了促进我国精准医疗的发展，2011年中国药理学会药物基因组学专业委员会成立，2015年中国个体化用药–精准医疗科学产业联盟正式成立。同年，国家卫计委（今卫健委）个体化医学检测技术专家委员会制定了《药物代谢酶和药物作用靶点遗传检测技术指南（试行）》和《肿瘤个体化治疗检测技术指南（试行）》，用于规范个体化治疗。我国精准医学研究成果正逐步走出"深闺"，使更多的患者享受到个体化精准医疗的成果。国家在精准医疗领域给予了持续投入和长期关注，特别是在"十三五"国家重点研发计划中，前瞻布局了"精准医学研究"重点专项资助。目前，重点专项实施已完成，建立了百万人的自然人群队列和百万人的专病队列，以及数万人的罕见病队列，搭建了精准医学研究的国家队列框架；发现并鉴定出一系列我国人群各类疾病分子分型及药物反应相关分子标志物；建成了精准医学大数据平台，推进了数据的标准规范管理和共享应用，开发了精准医学知识库；建立了精准医学示范网络，部分自主研发的精准医学防诊治方案开始应用，普惠人民群众。

2015年，贺林院士在总结精准医学发展的基础上提出"新医学"的概念，并发表在《遗传》杂志上，同时指出新医学最终期望达到的目标[25]。新医学的基本公式为：新医学=老医学+（基因）组学+遗传咨询。其中老医学是指目前状况下的医学；（基因）组学指以基因组学为主导的组学总和；遗传咨询是构成新医学的关键要素之一，从遗传学角度起到承上启下的作用。2019年，贺林院士在《美国医学遗传》(*American Journal of Medical Genetics*)上发表综述文章《中国遗传咨询事业的兴起》(The Rise of Genetic Counseling Profession in China),全面介绍了我国遗传咨询事业的发展情况,为中国遗传咨询乃至新医学走向国际作了铺垫[26]。新医学的提出及发展进一步推动了我国精准医学事业的发展。

3.3　精准医学的应用进展

3.3.1　精准医学在个体化用药领域的应用进展

　　药物基因组学的研发可迅速转化为临床个体化用药的有效手段,构成现代个体化医学转化应用中最直接、最重要及效益最显著的方面。美国FDA已将80多种遗传分子标志物列为用药前的必检或推荐检测项目,为300余种药物提供特定遗传生物标志物的信息,指导其合理使用[27],1/10左右的处方药具备了个体化用药基因标签,如研究人员基于大样本量研究建立了治疗心血管疾病的药物华法林的个体化用药数学模型,应用华法林计算公式,可以帮助医生根据患者遗传因素、体重、性别、年龄等,算出每个患者最适的剂量。美国多家医院已将急性淋巴细胞白血病药物巯基嘌呤药物化疗前的硫嘌呤甲基转移酶(TPMT)遗传分子检测,以及*CYP2C9/VKORC1*-华法林、*HLA-B*5701*-阿巴卡韦、*CYP2C19*-氯吡格雷等个体化用药遗传检测项目列为入院患者的常规检测项目,费用由医疗保险承担。为了进一步推动临床个体化用药的规范使用,临床药物基因组学实施联盟(Clinical Pharmacogenetics Implementation Consortium,CPIC)组织制定了24个个体化用药实施指南。除此之外,药物基因组学知识库(PharmGKB)、美国FDA等也建立了药物相关基因数据库,并发布了一些药物反应相关基因的分类标准或评价方法。这些为药物的合理使用提供了良好的保障。我国国家药品监督管理局(原国家食品药品监督管理总局)目前已批准了一系列与个体化用药基因相关的体外诊断试剂盒供临床使用。

3.3.2　精准医学在出生缺陷及常见遗传疾病诊断领域的研究进展

　　出生缺陷及常见遗传疾病已成为导致我国儿童和成人残疾的主要原因[28]。实施遗传疾病筛查与出生缺陷干预将大大减轻对社会经济和家庭的压力。生物芯片及新一代测序技术的发展大大促进了遗传病检测与筛查的发展,目前已逐步实现多基因、全外显子组、全基因组水平的高通量检测。尤其是新一代测序的出现,进一步促进了隐性遗传病携带者筛查。

据统计,在目前发现的约7000种孟德尔遗传病(即单基因遗传病)中,隐性遗传病占16%左右,由于常染色体隐性遗传病大多在婴幼儿期表现出严重的疾病表型且预后较差,通过新一代测序技术对其进行高通量筛查具有重要临床意义[29]。当前,基于高通量测序技术的胚胎植入前遗传学筛查(Preimplantation Genetic Screening, PGS)技术逐步成熟,此技术可以对体外受精获得的胚胎在植入母体宫腔前进行遗传学筛查,选取遗传物质正常的胚胎植入子宫,从而帮助人类选择并生育健康后代,该技术的推广应用进一步推动了优生优育的实现[30]。此外,新一代高通量测序技术的发展促进了无创产前检测(Non-invasive Prenatal Testing, NIPT)技术的产生和发展,通过抽取孕期母体的外周血,提取其中游离DNA,利用二代测序技术进行测序与后续生物信息学分析,根据结果即可进行胎儿染色体异常遗传性疾病如唐氏综合征、18三体综合征及13三体综合征等[31]的筛查。无创产前检测技术具有准确性高、灵敏度高、风险低等特点,已在临床上获得广泛应用,是目前染色体疾病产前筛查与诊断的主要手段。

3.3.3 精准医学在复杂疾病领域的应用进展

复杂疾病(complex diseases)是由多个基因及环境因素(包括致病微生物)相互作用所致,且在家系中不符合孟德尔遗传规律,又称为多基因病、多基因遗传病,如心血管疾病、肿瘤、糖尿病、精神神经疾病等[32]。复杂疾病是环境暴露、遗传易感性和年龄等因素复杂交互作用的结果,基因-环境各种因素之间往往存在复杂的非线性关系。

复杂疾病同一表型可能是由于同一代谢途径或信号传导途径上不同基因发生变异的结果,在一个群体中孤立地研究某一个或某几个热门基因或分子标志物将难以得出准确的结论[22]。精准医学研究强调个体的系统性,因此适用于分析疾病基因型-表型之间的复杂关系。精准医学研究在各类组学技术、生物大数据分析及其整合技术的推动下,通过大规模人群和特定疾病队列研究发现了一系列复杂疾病分子标志物,促进了复杂疾病个体化精准医疗在临床中的应用推广。针对遗传性肿瘤,已有多种基因检测套组(panel)应用于临床,如遗传性乳腺癌和(或)卵巢癌基因检测套组(*BRCA1/ BRCA2*),同时新一代测序技术可用于高通量、高灵敏、高特异地检测各种实体瘤和血液肿瘤的胚基因组和体细胞变异及液体活检(liquid biopsy),为肿瘤早筛、个体化用药及预后提供了技术支撑。精准医学的发展,促进了单基因遗传性心血管疾病的基因诊断与心血管疾病个体化用药,基因检测在临床的应用推广,对单基因遗传性心血管疾病的早期诊断和鉴别诊断、预后评估、治疗策略制定、遗传筛查及精准用药等有重要的指导作用。精准医学研究所发现的糖尿病生物标志物,可区分单基因糖尿病与1型和2型糖尿病,从而可根据糖尿病类型采取不同的治疗方案,同时基因检测逐渐应用于糖尿病个体化用药实践。大规模基因组学、影像组学、肠道微生物组学等的研究,深入挖掘出一系列精神神经疾病的分子标志物。为了更加精准地评估个体患病风险,研究人员开发了基于全基因组关联分析(genome-wide association study, GWAS)统计数据基因型效应值来计算的多基因风险评分(polygenic risk score, PRS)方法[33]。近年来,精神神经疾病的药物基因组学也得到了较快的发展,对临床用药起到积极的指导作用。

随着精准医学对复杂疾病发病机制的深入研究,不同组学的新型生物标志物将会不断涌现,多种生物标志物联合应用或将是未来医学领域的发展趋势,使得基础研究与临床工作的结合更加紧密,并不断应用于预测疾病易感性、改善疾病检测模式、跟踪疾病进展、制定疾病干预策略、开发更有效的药物,为人类健康提供更好的保障。

3.3.4 精准医学在感染性疾病领域的应用进展

感染性疾病是威胁人类健康的主要疾病之一,精准医学在感染性疾病中的应用主要体现在分子诊断方面。最常见的分子诊断项目是细菌或病毒等病原体检测。在临床检测中,结核分枝杆菌、乙型肝炎病毒(HBV)、丙型肝炎病毒(HCV)和人类免疫缺陷病毒(HIV)等是目前开展检测最广泛的病原体,主要检测内容包括病毒载量、耐药检测、基因分型等。目前,各种新型诊断技术不断被探索和应用于临床[34]。其中,第二代测序技术不依赖培养技术,直接检测病原微生物的基因组信息,并在分子水平对致病基因、耐药基因及其他重要的相关基因深入解读。例如,有一项研究成功开发了一种宏基因组学检测的研究方法,利用纳米孔测序技术进行实时检测,可以在6小时内准确识别病原体和抗生素抗性基因[35]。携带不同基因变异的病毒毒株的宿主易感性、传播性和毒性可能存在巨大差异。再如,最近备受关注的新冠病毒的突变就是S基因的D614G突变,该突变病毒株已成为全球新冠大流行中最普遍的毒株之一[36]。因此,抗病毒治疗前检测病毒基因型、用药过程中检测病毒耐药突变,对特定病毒感染个体的治疗用药选择与合理调整治疗方案具有重要的指导意义。

四、精准医学的挑战和展望

近些年来,随着精准医学研究的深入,以及对健康重视程度的增加,国内外精准医学均获得了飞速发展,相关技术不断成熟,精准医学体系逐步形成,其理念和研究范式不断深化,已开始在医学研究和临床应用中实践和推广。目前,已经有大量精准医学相关成果成功转化应用,其科学价值与战略价值进一步凸显。

尽管精准医学已取得重要进展,但目前仍然仅应用于少数疾病,相关药物开发和检测项目的覆盖面有明显不足,其临床应用依然面临诸多挑战。首先,由于疾病的复杂性,对疾病内在生物学特征的了解存在较大的局限性。其次,分子标志物存在较大的种族差异及地理区域差异,限制了不同种族及地区人群中相关精准医学研究成果的应用推广,加大了个体化精准医疗转化应用的难度。再次,个体化精准治疗需要医生同时掌握临床医学知识和精准医疗相关知识,而目前大部分医生还缺乏相关培训,还没有形成个体化精准医学的思维模式,且可操作个体化精准医疗检测的技术人员数量相对较少。此外,精准医学目前尚缺乏技术标准、法律规范,以及信息共享和信息保护机制。这些都是制约个体化精准医疗全面实施的重要因素。

　　虽然精准医学仍处于起步阶段,发展还面临诸多困难和障碍,但作为医学发展的前沿领域,精准医学体现了医学科学的发展趋势,也代表了临床实践发展的方向。精准医学的发展将对疾病临床诊疗的模式、路径、规范、指南、标准等产生革命性的影响,大幅提高疾病预防和诊疗水平,推动预防为主的健康管理体系的实现,同时将带来整个健康医疗领域产业链的快速革新,推动疾病诊疗产品与服务的全面升级,形成新的健康经济增长点,推动经济发展。未来,随着精准医学相关技术的进一步发展和完善,精准医学必将显现出巨大的发展和应用潜力。

参考文献

[1] Krishnan R R. A knowledge network for a dynamic taxonomy of psychiatric disease[J]. Dialogues in Clinical Neuroscience, 2015, 17(1): 79-87.

[2] Bahcall O. Precision medicine[J]. Nature, 2015, 526(7573): 335.

[3] Jameson J L, Longo D L. Precision medicine: personalized, problematic, and promising[J]. The New England Journal of Medicine, 2015, 372(23): 2229-2234.

[4] König I R, Fuchs O, Hansen G, et al. What is precision medicine?[J]. European Respiratory Journal, 2017, 50(4): 1700391.

[5] Yau T O. Precision treatment in colorectal cancer: now and the future[J]. JGH Open, 2019, 3(5): 361-369.

[6] Lu Y F, Goldstein D B, Angrist M, et al. Personalized medicine and human genetic diversity[J]. Cold Spring Harbor Perspectives in Medicine, 2014, 4(9): a008581.

[7] Timmerman L. What's in a Name? A Lot, When It Comes to 'Precision Medicine'[EB]. 2013, https://xconomy. com/national/2013/02/04/whats-in-a-name-a-lot-when-it-comes-to-precision-medicine/.

[8] Linehan W M, Ricketts C J. The Cancer Genome Atlas of renal cell carcinoma: findings and clinical implications[J]. Nature Reviews Urology, 2019, 16(9): 539-552.

[9] The ENCODE Project Consortium. An integrated encyclopedia of DNA elements in the human genome[J]. Nature, 2012, 489(7414): 57-74.

[10] González-Gomariz J, Guruceaga E, López-Sánchez M, et al. Proteogenomics in the context of the Human Proteome Project (HPP)[J]. Expert Review of Proteomic, 2019, 16(3): 267-275.

[11] Sung H, Ferlay J, Siegel R L, et al. Global Cancer Statistics 2020: GLOBOCAN Estimates of Incidence and Mortality Worldwide for 36 Cancers in 185 Countries. CA: A Cancer Journal for Clinicians, 2021, 71(3): 209-249.

［12］Cao W, Chen H D, Yu Y W, et al. Changing profiles of cancer burden worldwide and in China: a secondary analysis of the global cancer statistics 2020［J］. Chinese Medical Journal (Engl), 2021, 134(7): 783-791.

［13］Roth G A, Mensah G A, Johnson C O, et al. Global burden of cardiovascular diseases and risk factors, 1990-2019: update from the GBD 2019 Study［J］. Journal of the American College of Cardiology, 2020, 76(25): 2982-3021.

［14］Moran A, Gu D, Zhao D, et al. Future cardiovascular disease in china: markov model and risk factor scenario projections from the coronary heart disease policy model-china［J］. Circulation：Cardiovascular Quality and Outcomes, 2010, 3(3): 243-252.

［15］Ma R C W. Epidemiology of diabetes and diabetic complications in China［J］. Diabetologia, 2018, 61(6): 1249-1260.

［16］Yao H, Chen J H, Xu Y F. Patients with mental health disorders in the COVID-19 epidemic ［J］. Lancet Psychiatry, 2020, 7(4): e21.

［17］Feigin V L, Vos T, Nichols E, et al. The global burden of neurological disorders: translating evidence into policy［J］. The Lancet Neurology, 2020, 19(3): 255-265.

［18］Su X, Song H, Cheng Y, et al. The mortality burden of nervous system diseases attributed to ambient temperature: a multi-city study in China［J］. Science of the Total Environment, 2021, 800: 149548.

［19］任汝静,殷鹏,王志会,等. 中国阿尔茨海默病报告2021［J］. 诊断学理论与实践,2021, 20(4):317-337.

［20］Jia J, Wei C, Chen S, et al. The cost of Alzheimer's disease in China and re-estimation of costs worldwide［J］. Alzheimer's & Dementia, 2018, 14(4): 483-491.

［21］Iasella C J, Johnson H J, Dunn M A. Adverse Drug Reactions: Type A (Intrinsic) or Type B (Idiosyncratic)［J］. Clinical Liver Disease, 2017, 21(1): 73-87.

［22］Gillis N K, McLeod H L. The pharmacogenomics of drug resistance to protein kinase inhibitors［J］. Drug Resistance Updates, 2016, 28: 28-42.

［23］Rodriguez J A, Clark C R, Bates D W. Digital Health Equity as a Necessity in the 21st Century Cures Act Era［J］. JAMA, 2020, 323(23): 2381-2382.

［24］Chung W K, Erion K, Florez J C, et al. Precision medicine in diabetes: a consensus report from the American Diabetes Association (ADA) and the European Association for the Study of Diabetes (EASD)［J］. Diabetes Care, 2020, 43(7): 1617-1635.

［25］贺林. 新医学是解决人类健康问题的真正钥匙——需"精准"理解奥巴马的"精准医学计划"［J］. 遗传,2015,37(6):2.

［26］Sun L Y, Liang B, Zhu L P, et al. The rise of the genetic counseling profession in China ［J］. American Journal of Medical Genetics Part C-Seminars in Medical Genetics, 2019, 181(2): 170-176.

［27］Kim R B. Precision Medicine: Lessons learned from implementation of a Pharmacogenetics-

Based Patient Care Program in a real-world setting[J]. Clinical Pharmacology & Therapeutics, 2019, 106(5): 933-935.

[28] Dai L, Zhu J, Liang J, et al. Birth defects surveillance in China[J]. World Journal of Pediatrics, 2011, 7(4): 302-310.

[29] Turro E, Astle W J, Megy K, et al. Whole-genome sequencing of patients with rare diseases in a national health system[J]. Nature, 2020, 583(7814): 96-102.

[30] Schmutzler A G. Theory and practice of preimplantation genetic screening (PGS)[J]. European Journal of Medical Genetics, 2019, 62(8): 103670.

[31] Hartwig T S, Ambye L, Sørensen S, et al. Discordant non-invasive prenatal testing (NIPT) - a systematic review[J]. Prenatal Diagnosis, 2017, 37(6): 527-539.

[32] Génin E. Missing heritability of complex diseases: case solved?[J]. Human Genetics, 2020, 139(1): 103-113.

[33] Lewis C M, Vassos E. Polygenic risk scores: from research tools to clinical instruments[J]. Genome Medicine, 2020, 12(1): 44.

[34] 张坚磊, 马小军. 感染性疾病病原学诊断新技术与临床应用策略[J]. 协和医学杂志, 2018, 9(5):399-403.

[35] Charalampous T, Kay G L, Richardson H, et al. Nanopore metagenomics enables rapid clinical diagnosis of bacterial lower respiratory infection[J]. Nature Biotechnology, 2019, 37 (7): 783-792.

[36] Korber B, Fischer W M, Gnanakaran S, et al. Tracking changes in SARS-CoV-2 Spike: evidence that D614G increases infectivity of the COVID-19 virus[J]. Cell, 2020, 182(4): 812-827. e19.

（秦胜营,赵祥龙,邢清和,许丽,孙学会,徐萍,苏燕,丁蕾,贺林）

第二章
基因组学技术发展与精准医学

一、基因组学概述

1990年,人类基因组计划(Human Genome Project,HGP)启动,经过13年的探索完成了人类基因组的30亿个碱基对(base pair,bp)的测序,绘制了人类基因组图谱。这一系列成果在人类科学史上留下了浓墨重彩的一笔,它与曼哈顿原子弹计划、阿波罗计划并称为三大科学计划。美国国家人类基因组研究所(the National Human Genome Research Institute,NHGRI)所长科林斯(Francis Collins)指出,人类基因组是一本历史书,叙述了人类历久弥新的旅程;它是一本"商品目录",详细构建了每个人体细胞的蓝图;它还是一本具有变革意义的医学教科书,将用深刻的见解为医疗卫生人员提供强大的诊疗、预防和治愈疾病的新能力。那么,人的基因组到底是什么,又蕴含了哪些信息?基因组学如何推动精准医学的进步?在本节中,我们将介绍基因组和表观基因组的相关信息。

1.1 细胞中的遗传物质——DNA

细胞(cell)是构成生物体(除病毒以外)结构和功能的基本单位,主要由细胞核和细胞质构成,细胞质中还有细胞器(如线粒体、高尔基体、核糖体等)。细胞的分类方式有很多,根据有无核膜可分为原核细胞和真核细胞两类,两者遗传物质的表现形式也略有不同。人体细胞属于真核细胞,大部分遗传物质被核膜包裹在细胞核内,这些遗传物质有一个更耳熟能详的名字——脱氧核糖核酸(DNA)。

DNA是具有双螺旋结构的生物大分子,它的基本单位是脱氧核苷酸。脱氧核苷酸由三部分构成:碱基、脱氧核糖和磷酸。脱氧核糖与磷酸之间形成化学键,构成了DNA双螺旋分子的两条骨架;朝向内部的碱基,两个一组在两条链之间形成氢键,稳定双螺旋分子的结构。在复制的过程中,DNA采取的方式是半保留复制,每条旧链既是新链的模板,也是新链不可或缺的一部分,因此保证了它稳定地传递。

DNA是基因的载体,储存着重要的遗传信息。这些信息具体表现为碱基的排列顺序。参与组成DNA的碱基一共有4种,组合千变万化,碱基所排列出的顺序后来被验证包含着信息,蕴含了遗传密码,这些序列信息可以分为基因序列和间隔序列。得益于DNA半保留复制的特性,这些遗传信息可以被精准地保留下来。

根据中心法则(genetic central dogma),这种信息沿着DNA—RNA—蛋白质的方向流通,继而影响细胞、器官、个体、群体。遗传信息影响着高矮胖瘦、肤色深浅、头发卷直等表型,甚至影响着疾病的发生、进展等各个方面。

在真核生物中,DNA分子通常缠绕在组蛋白上构成核小体,形成染色质。据估算,人体细胞中的46条DNA分子若首尾相接,总长度可以达到2米[1]。在细胞分裂过程中,染色质高度固化形成染色体。染色体结构有助于DNA分子的有序排列,保持细胞分离中DNA的正确分配,同时实现DNA的高度压缩,从而防止DNA分子相互纠缠。

1.2 基因组

基因组(genome)是指包含在DNA中的所有遗传信息,包括基因信息和间隔序列。"基因组"一词,最早是由温克勒(Hans Winkler)教授在1920年提出:"我用

'基因组'来表示一组单倍染色体组,基因组和细胞质组成了物种的物质基础。"但事实上,没有任何一组单倍体可以定义一个物种的DNA,因为每个群体携带的等位基因种类繁多,每个人的基因不完全相同,因此单倍染色体组展示的应该是物种遗传的多样性。

现在我们所说的基因组是一个比温克勒教授所定义的更宽泛的概念,它既可以专门用来表示细胞核内的核基因组DNA,也可以用来表示包含细胞器DNA(如线粒体DNA或叶绿体DNA)在内的基因组。

人类的基因组被储存在细胞核中的23对染色体和线粒体中的DNA上,随着对DNA了解的不断加深,DNA的实际作用也渐渐为人所知。人类基因组计划完成后,我们获得了在世界范围内可以使用的基因参考序列。人们发现,人的基因组30亿个碱基对中,只有1.5%的蛋白质编码序列,约编码2万个基因,这些"编码基因"比例远远低于预期。然而单个基因可以通过可变剪接产生多种mRNA,编码不同长度或组成的蛋白质,因此人体中包含的蛋白质数量远远高于编码基因的数量。具体来看,人体中2万个基因可以编码出超过百万种蛋白质。更加值得注意的是,虽然大多数基因不编码蛋白质,但并不代表这些就是"垃圾序列"。目前,有部分区段被发现可以转录为起到调控功能的非编码RNA(non-coding RNA),这些非编码基因被称为基因组的"暗物质",能调控编码基因的表达,从而影响人类健康和疾病进程。当然,基因组中还有许多序列具体功能尚不完全明确[2]。

1.3 基因组的研究对象

基因组的研究对象主要涉及DNA序列的变异,包括位点变异和染色体异常。

单核苷酸变异(single-nucleotide variant, SNV)可能源于DNA复制过程中发生的自发突变。某些诱变因素可增加突变率,这些因素可能是物理因素,例如紫外线、X射线或极热的辐射,也可能是化学因素,例如破坏DNA螺旋形状的化学分子。如果某种变异在群体中足够常见(超过1%),那么称这个位置具有单核苷酸多态性(single nucleotide polymorphism,SNP),该位置的不同碱基被称为特定位置的等位基因(allele)。研究表明,许多SNP可以作为人类对疾病易感性预测的生物标志物,也与一些药物治疗效果、不良反应发生相关。

染色体异常包括染色体数目异常和结构异常,如整个染色体组或单条染色体的数目增减,或染色体片段的插入、缺失、易位、倒位等,通常涉及的区域大、包含的基因多。精准医学中常提到的拷贝数变异(copy number variation,CNV)通常就是指代长度在4 Mb(1 Mb为1 000 000 bp,即一百万碱基对)以下的DNA片段的插入或缺失。整个人类基因组中大约2/3可能由重复序列组成[3],人类基因组的4.8%~9.5%的区域可能存在拷贝数变异。

整体来看,多数的DNA变异是无害的。在哺乳动物中,SNP和CNV导致群体表型的多样化。另外,疾病表型的发生、不同个体的易感性也与一些DNA突变有关[4]。例如,一些有害突变在生殖细胞中的积累导致人类遗传病的发生,如血友病、地中海贫血等。此外,一些体细胞中发生的突变不断积累,也可能导致正常细胞向癌细胞发生恶性转化。

1.4 表观基因组

表观基因组(epigenome)指不涉及DNA序列改变的一系列可遗传的基因修饰。表观基因组通常研究和记录的是DNA和组蛋白的一系列化学变化,包括DNA甲基化、组蛋白乙酰化等。这些变化可能是由外部或环境因素引起的,也可能是正常发育的一部分[5]。与基因组不同,表观基因组可以反映不同环境条件下的动态变化,具有时空特异性,且生殖细胞中的表观修饰水平及基因组中调控表观修饰基因模式具有遗传性,因此我们将表观基因组称为可遗传的基因标记。基因表观调控参与基因表达、组织分化、个体发展等多种生物过程,对人类生命活动起到重要调节作用。

国际上众多组织和机构开展了人类表观基因组的图谱绘制,包括由人类表观基因组协会(the Human Epigenome Consortium)实施的人类表观基因组计划(Human Epigenome Pilot Project),国际化人类表观遗传学联盟(International Human Epigenome Consortium）发起的绘制1000个表观参考基因组等。这些计划都是基于健康个体多器官来源的细胞和组织，绘制了人类的参考表观基因组图谱，目前图谱也得到了广泛的应用。

1.5 表观基因组的研究对象

人类表观学图谱中表观基因组的状态分为5种：

组蛋白修饰（histone modifications）　组蛋白经历翻译后修饰可以影响其与DNA的相互作用，在转录调控中发挥功能。组蛋白修饰通常包括甲基化、乙酰化、磷酸化、泛素化等。

DNA甲基化（DNA methylation）　DNA甲基化通常发生在CpG位点，指胞嘧啶（C）向5-甲基胞嘧啶（5-methylcytosine，5-mC）转化。DNA甲基化通常可以影响转录活性，例如，基因启动子中的DNA高甲基化通常起到抑制基因转录的作用。

染色质可及性（chromatin accessibility）　这取决于染色体的结构，染色质结合不紧密的地方更利于DNA聚合酶和RNA聚合酶的结合，从而发生DNA的复制和基因的表达，而染色质致密的地方基因往往是不表达的。

基因表达（gene expression）　指将基因信息转化成功能基因产物的过程。包括mRNA的转录、RNA剪接、翻译和翻译后修饰等。基因表达的调节可控制细胞中蛋白质或非编码RNA的表达时间、位置和数量，并可对细胞结构和功能产生深远影响。

小分子RNA（small RNA）　指一类长度为20~30 nt的RNA分子，包括microRNA、非编码RNA、siRNA、piRNA、核仁小分子RNA（snoRNA）等，它们在RNA沉默和转录后基因表达的调节上发挥重要作用。

表观基因组在疾病研究中将环境因素纳入考虑，如研究癌症发生发展过程中的环境-基因交互作用，是当前热门的话题。在人类肿瘤中，DNA甲基化和组蛋白修饰模式与正常细胞相比都发生了明显的改变。癌细胞的表观遗传学异常表现在整体基因组低甲基化，肿瘤抑制基因的CpG岛启动子超甲基化，关键基因组蛋白编码改变,以及组蛋白H4单乙酰化和三甲基化的总体丧失。

二、基因组学的起源和发展

基因组和表观基因组中蕴含着包括疾病在内的信息,通过解读人的基因组和表观基因组,我们尝试使用遗传学知识对疾病的发生进行解释,以推动疾病诊断和疾病治疗。从30年前的人类基因组计划到目前后基因组时代的表观基因组计划,研究人员克服了一个个困难,但时至今日基因组学研究仍是一项艰巨的任务。在本节中,我们将追溯基因组学的起源和发展,走入基因组和后基因组研究这个不断发展的空间。

2.1 人类基因组计划

20世纪50年代,研究人员开始了解到不同生物之间基因组大小差异很大,同时也惊讶于不可以通过进化的复杂性来预测基因组的大小:虽然高等生物基因组大小整体上高于低等生物,但物种的C值(一个基因组中的DNA量)与其进化复杂性之间无严格对应关系,即C值悖论。

1977年,桑格(Frederick Sanger)完成了噬菌体ΦX174的全基因组测序,这也是人类第一次完成基因组测序。到了1985年,世界范围内不仅开展了对几种其他病毒的全基因组测序,还对大肠埃希菌、秀丽隐杆线虫等模式生物开展了部分基因组序列的测序与分析。在所有测序工作中,毫无疑问人类基因组计划是一项壮举。这不仅因为人类基因组测序工作量大——约有30亿碱基对,研究结果与人类息息相关,更因为人类基因组计划成了后续医学研究、生物学研究和一系列相关技术发展的枢纽。

1990年正式启动的人类基因组计划掀起了生物学研究的新浪潮,人类基因组计划的确建立在对DNA功能的好奇之上,但基因组学研究的结论并没有将一切人类疾病归因于基因,而是更多地将研究结果用于提供精确干预治疗的可能性。不仅如此,随着基因组学研究的进展,人们得到了很多意想不到的收获,比如通过基因组序列更精确地阐明物种进化、极大助力法医鉴定等。

提到人类基因组计划的成果,人们往往想到的是"一个人的基因组序列",然而实际上,人类基因组计划给出的序列范例是基于多个个体测序结果整合而来的,并希望以此反映整个人类物种基因组情况。人类基因组计划有三个最重要的成果。

首先,人类基因组计划揭示了一系列非人物种的测序结果,这方面的成果往往被人们忽略。人类基因组计划不仅提供了智人(*Homo sapiens*)的第一个参考基因组,还提供了第一个完整的细菌基因组——流感嗜血杆菌(*Haemophilus influenzae*)的基因组,第一个真核基因组——酿酒酵母(*Saccharomyces cerevisiae*)的基因组,以及几种模式生物——大肠埃希菌(*Escherichia Coli*)、秀丽隐杆线虫(*Caenorhabditis elegans*)、拟南芥(*Arabidopsis thaliana*)和黑腹果蝇(*Drosophila melanogaster*)等的基因组。

人类基因组计划带来的另一项成果是加速了相关技术的开发:带动了新一代测序技术的发展,降低了测序成本;能够采用不同的方式对不同来源的DNA进行采样;更快地处理更多的DNA物质;所需要的样本更少;推动其他学科如宏基因组研究的发展。

除此之外,人类基因组计划让科研工作者更深入地了解基因结构,包括人类基因组的精细结构、动力学和功能等。人们惊奇地发现,人类基因组比预期小得多,但也复杂得多,基因组中存在很多重复序列和转座因子[6],其功能也有待进一步研究。

我国的遗传学随着人类基因组计划的进行于20世纪90年代有了突飞猛进的发展。1998年,中国科学院遗传研究所成立,次年,我国正式注册参与国际人类基因组计划,完成人类3号染色体短臂上一个约30 Mb区域的测序任务,该区域约占人类整个基因组的1%。我国因此成为参加这项研究计划的6个国家中唯一的发展中国家。

2.2　后人类基因组计划

人类基因组计划的早期工作让人们认识到,基因组中存在非编码DNA。最初研究人员认为这些DNA是"垃圾DNA",对此,2001年的基因组序列草案和2003年发表的工作中并没有提出明确的见解。但是在人类基因组计划后期,研究人员以测序数据为基础开展研究,逐渐解析了超越单纯的序列信息的更多遗传密码,对基因组工作原理有更深入的了解。

国际人类基因组单体型图计划于2002—2005年开展,该计划绘制了人类基因组中常见的遗传变异图谱。作为频率高于1%的常见DNA变异,理论上每个个体约携带300万个SNP,人群中共携带超过1000万个SNP。但这些SNP在减数分裂过程中并不是随机分配的,而是根据其物理距离存在一定的连锁不平衡(linkage disequilibrium)特性,组成单体型。同一个单体型中的等位基因在遗传过程中同时出现在一条染色体上的概率高于随机出现在两条染色体上的概率,而其连锁的紧密程度可以根据遗传图距进行计算。单体型图谱是寻找遗传变异的重要资源,能从中找到参与物种驯化和地理差异的基因。2005年公布的第一张单体型图谱报道了来自4个不同群体的269个样本数据。5年后,后续研究报道了从11个不同种族人群中抽样的1184个个体数据,丰富了人类基因组信息。

由于连锁程度高的等位基因组成特定的单倍域(haplotype block)共同遗传,因此,在每个单倍域中选择几个标签SNP(tag-SNP)就可以验证整体上是否存在突变。由于当时全基因组测序太过昂贵,因此基于单体型图谱进行的全基因组关联分析(GWAS)使大样本量的全基因组水平遗传变异分析成为可能。

单体型研究的意义在于探索可以对不同表型人群进行筛选和区分的SNP标记,比如,患有高血压病的人群和正常人群可以根据一组特定的SNP来区分,某些癌症的易感患病风险可以由另一组SNP区分。一旦某些SNP与特定疾病关联,那么就可以有针对性地进行人群筛查,评估患病风险。除此之外,相关的单体型还可以为研究人员提供线索,揭示基因与疾病发生的因果关系;单体型图还定义了常见变异和罕见变异,粗略解释了常见变异与常见疾病之间的关系。可以说,从单体型图开始,基因组学才真正开始在生物医学中产生举足轻重的影响,帮助我们理解疾病,并推动现代精准医学的进展[6]。

随着测序成本的逐步降低,"千人基因组计划"于2008年1月正式启动,该计划第一阶段目标针对世界上14个种族共1000个人进行全基因组测序,绘制更加详尽和具有应用价值的人类基因组遗传多态性图谱。美国人类基因组研究所所长科林斯指出:"这一新计划可以使人类在基因组内发现疾病诱因的可能性增加5倍,在整个基因领域发现疾病的可能性增加至少10倍。"我国华大基因研究院作为联合发起单位,承担了400个黄种人样本的全基因组测序和分析工作,而且帮助完成了非洲人群的全部测序和分析任务。2012年11月,千人基因组计划发布了第一阶段1092人的基因数据,2015年10月发布了第二阶段累计2500人的基因数据。结合全基因组测序、外显子目标序列捕获和SNP分型等技术构建了变异图谱,最终绘制出了高分辨率和高精度的单体型图谱,其中包括3800万个单核苷酸变异位点、140万个插入或缺失位点,以及超过1.4万个大片段缺失。这些数据资源涵盖了不同种族人群基因组中携带率1%以上的突变,其中覆盖度达98%以上。千人基因组计划为未来个体化医疗时代的到来奠定了坚实的科学基础。

DNA元件百科全书计划(Encyclopedia of DNA Elements, ENCODE)是后基因组计划时期的另一项重要研究,它于2003年启动,其目的就是解码非基因区DNA的功能,鉴定人类基因组在多个物种中序列保守的功能元件,包括启动子、增强子、抑制子或沉默子、内含子、复制原点等功能已知和功能未知的序列。ENCODE计划在2012年圆满结束,共鉴定出对2万余个基因起到调控作用的400万个调控元件,及其在不同时空中的功能和产生差异表型的基础。ENCODE的公开发表使人类基因组"不再是一个空壳",而是成为研究遗传发育、生理功能和发病机制的科学基础。

三、基因和基因组检测技术的发展

随着人们在基因水平上对疾病认识的加深,瞄准"精准治疗"的临床检测需求日益增加,基因变异的检测技术和数据处理分析方案也随之飞速发展。从20世纪80年代的桑格测序(sanger sequencing)、Southern杂交,到90年代的基于聚合酶链反应(polymerase chain reaction,PCR)的探针筛查,再到21世纪的基因芯片、二代测序、三代测序,基因检测技术已发展出应对不同检测目的和检测通量的适宜方案,不仅能够高效地完成有限数量基因变异位点的分型,甚至可以迅速、经济地完成全基因组的测序,这些结果有助于我们提高检测效率、加速对未知位点的探索。本节中我们将通过基因检测技术的发展过程,介绍目前常用的临床和科研基因检测工具。

3.1 基因测序技术

至今为止测序技术已发展三代,从第一代测序的单条扩增片段的精确检测,到第二代测序的大规模平行测序,再到近年来新兴的单分子长读长的第三代测序,测序技术已取得了相当大的进步。它的发展使人们对生命遗传物质DNA的认识层次不断提高,从针对单一、局部的基因或基因片段的研究升级为对整个基因组的研究。特别是,针对精准医学,测序技术可以广泛应用于单基因突变检测、多位点变异检测、复杂疾病未知病因的基因组学筛查、表观修饰检测乃至部分染色体变异的检测中。下面将从各代测序技术的原理来展示测序技术的发展历程(图2-1)[7]。

3.1.1 一代测序

第一代测序技术以桑格测序为代表,该技术于1977年由桑格和库尔森(Alan Coulson)发明,并成功完成了噬菌体ΦX174全长5375个碱基对的序列测定,这是人类完成的第一个物种的全基因组测序[8],开启了对基因序列研究的篇章。随后,美国应用生物系统公司(Applied Biosystems,ABI,现被赛默飞世尔公司收购)结合荧光标记和毛细管电泳技术,开发了一系列不断优化的自动测序仪[9],

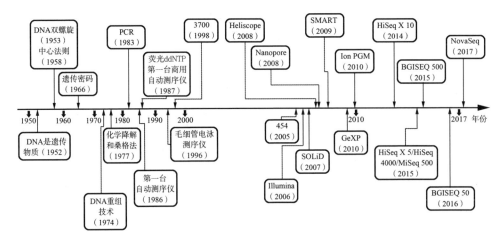

图 2-1 测序技术发展历程

将桑格测序推入商业化。结合鸟枪法 DNA 打断和序列拼接技术,桑格测序成功应用于 2001 年完成的首个人类基因组图谱的绘制,因此可以说桑格测序已成为近 30 年来应用最广泛的测序技术。

桑格测序的核心原理为双脱氧链终止法,即通过合成与单链 DNA 互补的核苷酸链来读取待测 DNA 分子的序列,合成的互补链在不同位置随机终止反应[10]。具体来看,在单链 DNA 合成过程中,除加入常规扩增所需的单向扩增引物、DNA 聚合酶、Mg^{2+} 和 dNTP(脱氧核糖核苷酸)外,还额外加入携带不同荧光标记的 ddNTP(双脱氧核糖核苷酸)。由于 ddNTP 中五碳糖的 3' 碳原子不含羟基(3'-OH),在 DNA 的合成过程中不能与下一个碱基的磷酸基团形成 3'-5' 磷酸二酯键,因而导致 DNA 合成反应的中断。该中断可能在任意一个碱基位置形成,因此扩增出一系列长度差在 1 bp 的 DNA 单链片段,这些单链片段通过毛细管电泳一一排布,并通过荧光检测仪读取终止位置的 ddNTP 所携带的荧光标记指示相应位置的基因序列,完成自动化测序。

桑格测序技术的优点为,测序读长长,能达到 800~1000 bp,且测序准确度高达 99.999%,是目前基因测序的金标准。其缺点为通量低、成本高,第一份人类基因组图谱的绘制共耗时 10 年时间,花费 27 亿美元。高昂的成本使得精准医学时代一代测序更多地用于少量特定靶点位置的检测,以及对二代、三代测序发现结果的验证。

此外,第一代测序的另一个代表性技术为马克西姆(A. M. Maxam)等在1977年发明的化学降解法测序[11]。该技术分别在不同的碱基上引入放射性同位素基团,然后通过降解核苷酸链形成一系列只相差1 bp的DNA短链,根据末端同位素标记进行序列测定。该方法由于不适合自动化检测、测序试剂对人体有较大伤害等原因,仅在20世纪70—80年代广泛流行,在90年代后逐渐退出历史舞台。

3.1.2 二代测序

第二代测序技术又称下一代测序技术(next generation sequencing, NGS),是在一代测序基础上发展出的一种大规模并行测序技术(massively parallel sequencing)。与一代测序不同的是,NGS摒弃了一代测序"一个模板,一条泳道"的策略,创新性地采用乳液PCR、桥式扩增或DNA纳米球等形式为每一条DNA模板建立独立的微环境,实现同时对百万条乃至数十亿条待测DNA模板的并行测序,因而使测序效率得到了指数级的提升,降低了单碱基测序成本[12]。一代测序时代完成一个人类基因组的测序需要3年时间,而目前使用NGS技术仅需3天的耗时、1000美元左右的价格即可以完成单个个体的全基因组测序。

商业化的二代测序主要包括罗氏公司(Roche)的454测序技术、因美纳公司(Illumina)的Solexa测序技术、赛默飞世尔公司(Thermo Fisher)的SOLiD测序技术、我国华大基因公司(Beijing Genomics Institute)的DNBSEQ测序技术,以及Ion Torrent测序技术。尽管不同测序技术存在着较大差异,但各技术的主要工作流程均包含样品准备(文库制备)、核酸测序和数据分析三个步骤。

454测序技术[13]

(1) 文库制备

利用喷雾法将待测DNA打断成300~800 bp的小片段,将断端补齐后在两端连接不同的接头。其中一条接头包含5'-生物素标记,可以将双链DNA片段固定在包被链霉亲和素的磁珠上,进而通过DNA变性将未被标记的DNA链分离洗脱,得到单链模板DNA(single strand template DNA, sstDNA)文库。

（2）乳液PCR

sstDNA的另一条接头用于与磁珠特异性结合和DNA扩增。将sstDNA文库、磁珠和PCR扩增体系混合成的水溶液注入高速旋转的矿物油表面，形成无数个油包水小液体，通过调整比例，使得每个油包水液滴只包含一颗磁珠和一条sstDNA，这样就可以并行进行独立的PCR反应扩增，这一步骤被称为乳液PCR。通过乳液PCR，单一磁珠上可以固定约100万个DNA克隆[14]，进行这一过程的目的在于实现将碱基的信号强度放大，以达到测序检测所需的信号要求。

（3）测序

将携带文库的磁珠放入Pico Tinter Plate（PTP）板的微孔中进行后续测序，PTP板中每个孔只能容纳一颗磁珠，每颗磁珠测得一条DNA读长。454采用边合成边测序（sequencing by synthesis，SBS）的方法，以磁珠上大量扩增出的单链DNA为模板，按照T、A、C、G的顺序依次循环，每次加入一种dNTP进行合成反应。如果该轮加入的dNTP能与待测序列互补配对，则会释放出焦磷酸基团。释放的焦磷酸在ATP硫酸化酶和萤光素酶的作用下将萤光素氧化成氧化萤光素，发出光信号。因此，当有一个碱基和测序模板进行配对，就会捕获到一分子的光信号；当两个或多个碱基与测序模板配对时，光信号随之改变。因此，通过高灵敏度CCD实时捕捉光信号的变化，就可以准确、快速地确定待测模板的碱基序列。该测序方法也被称为焦磷酸测序。454技术的平均读长可达400 bp，比其他二代测序技术长，然而它最主要的缺点是无法准确测量同聚物的长度。

Solexa测序技术

因美纳公司是目前占据最高市场份额的测序公司，公司至今为止推出了多代自动测序平台，包括Solexa、HiSeq、MiSeq、NovaSeq、MiniSeq、iSeq等。该公司技术的核心为边合成边测序技术，通过单分子阵列实现在小型芯片上DNA簇的形成，通过循环可逆阻断技术（cyclic reversible terminator，CRT）实现每次只合成一个碱基，再通过激发所添加碱基的荧光信号和读取信号，获得碱基信息[15]。具体步骤如下。

（1）文库制备

通过超声法将基因组DNA打断成300~500 bp的小片段,随机在片段的两端分别加上接头P5、P7,构建出双链DNA文库。

(2) DNA簇的形成——桥式PCR

DNA的扩增与测序在测序流动槽(flowcell)上完成,每个测序流动槽包含8个通道(lane),每个通道表面包含上亿个与P5或P7接头互补配对的单链引物。将构建好的文库上样到芯片时,经过变性的单链DNA与通道上的引物配对结合,经过一轮PCR反应,就会得到一端"固定"在芯片表面的互补DNA链。在后续扩增过程中,该DNA链的另一端随机与附近的另一种引物互补配对被"固定"住,形成DNA桥。经过30~35轮扩增,每个单分子得到了超过1000倍扩增,成为单克隆DNA簇。DNA簇产生之后,扩增子被线性化,测序引物随后杂交在目标区域一侧的通用序列上(图2-2)[16]。

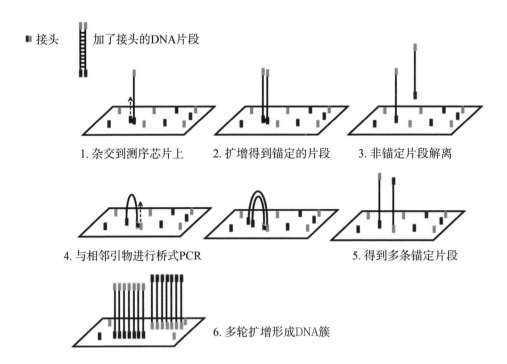

图 2-2 桥式 PCR 过程

（3）测序

采用边合成边测序的方法。向合成体系中加入DNA聚合酶、引物和带有4种不同荧光标记的dNTP。这些dNTP的3'-OH末端被化学基团保护，因而每个循环只能掺入单个碱基。在dNTP被添加到合成链上后，去除缓冲液及游离的dNTP，加入荧光激发试剂，并采用光学设备读取每条模板序列的荧光信号，即可得知该轮反应所聚合的碱基种类。随后，去除3'-OH末端的化学基团，恢复3'端黏性，开始下一轮的DNA合成和测序。待模板全部被合成为双链后，统计每轮采集的荧光信号就可以得知整个模板DNA片段的序列。

Solexa测序技术每次只添加一个dNTP，这一特点能够很好地解决同聚物长度的准确测量问题，但主要测序错误来源是碱基的替换。目前它的测序错误率为1%~1.5%，测序周期以人类基因组重测序为例，30×测序深度大约为1周。目前测序可以采取单向读长或配对末端双向读长，检测读长最长可达2×150 bp。

SOLiD 测序技术

SOLiD测序技术是赛默飞世尔公司于2007年开始投入市场的测序技术。与前两种方法不同的是，它不依靠DNA扩增的方法进行测序，而是采用了基于DNA连接酶的边连接边测序（sequencing by ligation，SBL）方法。它的主要原理和步骤如下。

（1）DNA文库构建及乳液PCR

DNA文库构建和乳液PCR方法与454技术基本相同，不过它采用了更小的磁珠（直径为454磁珠直径的1/20）进行扩增，并使用更高密度的测序芯片，因此在同一系统中能轻松实现更高的通量。

（2）连接酶测序

SOLiD采用边连接边测序的策略，连接反应底物为8碱基单链荧光探针。其中探针3'端第1、第2位为确定序列，共有8种序列排列组合，探针的5'端标记有不同荧光。当探针前两位与待测位置开头2 bp完全匹配时，探针会在Taq DNA连接酶的作用下连接到引物上，释放相应荧光信号，从而反映这两位碱基的序列。在记录下荧光信号后，通过化学方法在探针的第5和第6位碱基之间进

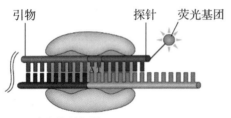
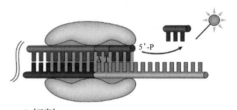

1.双碱基编码探针
探针上带有两个已知碱基的探针,
匹配的探针通过DNA连接酶结合到
引物上并通过荧光成像

2.切割
荧光基团与几个碱基一起从探针上
被切割下来,露出一个5'端磷酸基团

图2-3　SOLiD测序技术连接

行切割以移除荧光信号,暴露新的待测位置,开展下一轮的测序(图2-3)[12]。

　　值得注意的是,因为探针在每次连接反应后的切割位置为第5位,因此SOLiD法中每次测序的位置都相差5位,即第一轮第一次反应可以测得引物下游第1、第2位的序列,第二次是第6、第7位,第三次是第11、第12位……在测到末尾后将新合成的链变性、洗脱,重新用位移1位的引物进行第二轮测序,测定第0、第1、第5、第6位……以此类推进行5轮测序,完成所有位置的碱基测序。该技术每次同时测定两位碱基序列,每个位置的碱基均被检测了两次,因此原始测序准确性高达99.94%,而15×覆盖率时的准确性更是达到了99.999%,应该说是目前第二代测序技术中准确性最高的了。但在荧光解码阶段,鉴于其是双碱基确定一个荧光信号,因而一旦发生错误就容易产生连锁的解码错误。

DNBSEQ测序技术

　　这是2015年我国华大基因公司推出的一种新的测序技术,该技术在DNA文库构建和测序芯片上进行了很大的改进,在保证了测序质量的同时,提高了并行检测的通量,并将测序成本降低至以前的2/3,因而逐渐在市场上占有一席之地。

　　在DNA文库构建上,华大创新性地采用了滚环复制技术(rolling circle amplification,RCA)进行模板扩增,将基因组DNA打断后环化,通过滚环复制,保证每轮扩增均以原始DNA为模板,整个反应仅将模板数扩增2~3个数量级,避免了指数级扩增的PCR过程带来的错误富集。同时,复制的产物首尾相连缠绕形成一个 DNA 纳米球(DNA nanoball,DNB),纳米球进而固定在阵列化的硅芯片上,成为测序芯片的基底。DNBSEQ 技术为目前唯一一种能在溶液中实现模板富集的方法,结合了阵列化测序芯片和 DNB 测序技术,使得成像系统像素和测序芯片的面积得到最大化利用,降低了技术成本。

在测序方面,DNBSEQ 采用的也是边连接边测序的方法,不过其探针一次仅检测 1 个碱基序列,更好地避免了个别碱基测序错误带来的整体序列偏移。此外,华大资助开发了荧光图像识别和序列转换算法,实现了图像处理和碱基识别的实时化,数据处理速度处于同行业领先水平。

Ion Torrent 测序技术

Ion Torrent 是一种边合成边测序的技术,它是第一个不通过光学感应的二代测序平台[17]。与上述方法不同的是,Ion Torrent 不进行荧光信号的检测,而是创新性地检测 DNA 延伸过程中不同碱基结合到模板时释放的 H^+ 信号,将其转化为数字信号来判读 DNA 序列。该技术的发明人罗思伯格(Jonathan Rothberg)也是 454 技术的发明人,其建库方式与 454 基本相同。相比于其他测序技术,Ion Torrent 不需要昂贵的物理成像等设备,因而成本更低、测序仪体积更小,检测速度也相当快,整个上机、测序可在 2~3.5 小时完成。其缺点是芯片的通量不高,因此非常适合小基因组和外显子验证的测序。

二代测序技术的数据处理流程

序列读取只是二代测序的第一步,原始数据经过拼接、变异位点的筛选、注释、临床解释等过程,才能真正应用于精准医学的诊断和治疗。那么,我们是如何完成从测序到应用的过程的呢?

测序数据下机后首先进行数据预处理,预处理包括以下 4 个步骤。①数据清洗。即去除接头(adapter)和标签(barcode)序列,去除低质量的 Reads、去除包含过多 N 的 Reads,得到高质量的待测基因组数据。②进一步进行片段比对(mapping)。由于二代测序均为短读长测序,只有将其比对到基因组 30 亿的碱基对中的正确位置,才能进行后续的变异位点筛查。现在主流的比对软件的核心算法主要包含两大类:基于哈希表(hash-table)数据结构的比对算法(种子序列定位及延伸算法)和基于Burrows-Wheeler transform(BWT)索引数据结构的比对算法[18]。BWT算法因消耗内存小、计算速度快而被更广泛地应用,基于BWT的常见软件包括bowtie和BWA等。③对比对后的数据进行排序、标记重复片段、添加索引等。④变异筛查。此步骤通过软件自动化进行,筛查包括单位点突变和得失位(indel,指两个匹配的DNA序列间发生插入或缺失的位置)的发现判读。哈佛大学医学院开发的GATK best practice是目前认可度最高的全基因组重测序分析流程,尤其适用于人类研究。其具体流程如图2-4。

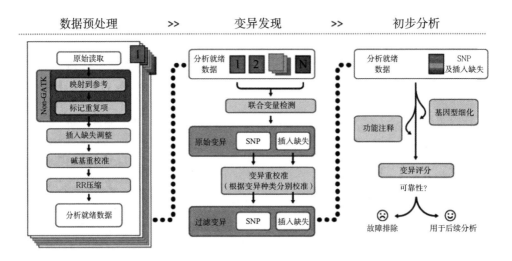

图2-4　GATK变异判读流程

3.1.3　三代测序

第三代测序技术指单分子读取技术。三代SMRT测序技术是single mole-cule real time的缩写。它的基本原理是监测带有不同荧光标记的聚合酶反应过程,从而判断DNA碱基序列。每一个反应池中只有一条DNA模板,因此称为单分子测序。聚合酶反应过程是连续不间断的,非常类似细胞中真实的聚合酶反应过程,因此称为实时测序。这就是单分子实时测序名字的来由。该技术通过优化的DNA聚合酶可以完成对单分子的扩增,平均读长为10~15 kb,最长可达2 Mb,为长读长测序平台。同时,三代测序有着更快的数据读取速度(10 bp/s),并可以实时显示测序结果。与二代测序不同的是,其文库准备不需要 DNA 打断及扩增步骤,在某些情况下,原始 DNA 或 RNA 分子可被直接用于测序。因此该方法特别适合 RNA 测序(RNA-seq)和无参考基因组物种的从头测序。三代测序实现了无需拼接的转录本分析,能更准确地报道新的基因转录本、分析基因融合事件等。

三代测序的典型代表为 PacBio 公司的 SMRT 和 Oxford Nanopore Technologies 纳米孔单分子测序技术[12]。PacBio SMRT 技术为单分子荧光测序。每张测序芯片上有 100 万个直径仅 70 nm 的零模波导孔(zero-mode waveguide,ZMW),每个 ZMW 内固定一个 DNA 聚合酶分子,聚合酶利用携带不同荧光标记的 dNTP 进行 DNA 复制,边合成边测序。SMRT 的关键是高活性的扩增酶和 ZMV 孔的强大信号读取能力,能将反应信号与周围游离碱基的强大荧光背景区别出来。另外,通过检测相邻两个碱基之间的测序时间,还可以反映碱基修饰情况。例如当碱基存在甲基化修饰时,聚合酶通过和合成的速度会减慢,表现为相邻两个信号之间的距离增大(彩图 1)。

与 SMRT 不同的是,Nanopore 单分子测序是基于电信号(而不是光信号)进行的。Nanopore 技术将人工合成的一种多聚合物的膜浸在离子溶液中,膜上布满了经改造的跨膜通道蛋白(纳米孔),在膜两侧施加不同的电压产生电压差,DNA 链在马达蛋白的牵引下,解螺旋通过纳米孔蛋白,当 DNA 碱基通过纳米孔时,不同碱基的带电性质不一样,通过电信号的差异就能检测出碱基类别,从而实现测序。纳米孔单分子测序也可以直接读出甲基化的胞嘧啶,而无需亚硫酸氢盐处理样品(图 2-5)。

纳米孔测序技术能够直接实时分析任意长度的 DNA 或 RNA 片段。其读长长度与制备的样本中 DNA 或 RNA 的长度直接相关,不受测序仪器的限制。用户可以根据实验选择恰当制备方法,影响读长序列长度。与其他技术不同的是,纳米孔测序的数据结果可以在检测的同时进行实时传输,立即用于解读和分析。

不过,三代测序的错误率较高。例如 SMRT 的单分子读取平均错误率为 11%,Nanopore 的读取错误率在 1%~10%。庆幸的是,三代测序的出错是随机的,并不会像第二代测序技术那样存在测序错误的偏向,因而可以通过对单条

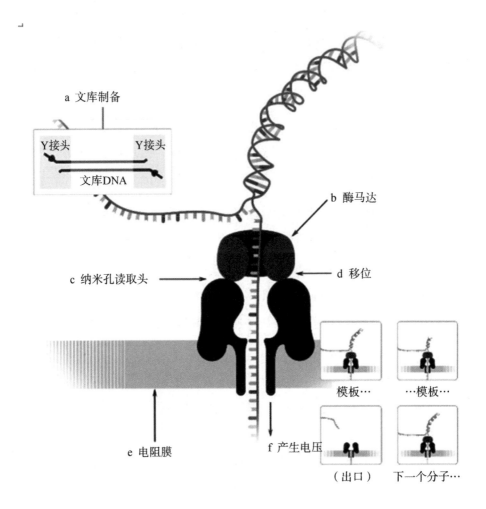

图2-5 纳米孔测序工作原理

纳米孔能处理呈现给它的DNA或RNA片段的整个长度。用户可以通过所使用的文库制备实验方案来控制片段长度。能够生成任意所需长度片段——从短片段到超长片段(如大于2 Mb的DNA片段和大于20 kb的RNA片段)。a. 文库制备。在片段的两端添加测序接头和马达蛋白。b. 酶马达通过纳米孔控制DNA链或RNA链的位置移动。一旦DNA或RNA通过,马达蛋白分离且纳米孔准备好接受下一个片段。c. 纳米孔读取头。DNA或RNA片段通过纳米孔的小孔,位移过程中电流的波动可用于确定DNA或RNA序列。d. 位移。模板链和互补链都携带马达蛋白,因此两条链都可以移动至纳米孔。e. 为确保信号清晰,通过电阻膜让所有电流必须通过纳米孔。f. 每个碱基通过纳米孔时会产生不同的电压。

DNA多次测序来进行有效的纠正,在测序平台中直接完成错误矫正。目前官方公布的SMRT准确度为99.999%,Nanopore为99.8%[19],基本满足日常科研和临床检测需求。

3.1.4 不同测序技术的应用

在DNA测序技术发展的40余年中,技术不断更迭,测序读长从长到短,再从短到长。目前,二代测序是应用最广的测序技术,三代测序技术方兴未艾。测序技术的每一次变革和突破,都对基因组学研究、疾病医疗研究、药物研发、育种等领域产生巨大的推动作用。从测序的检测目的上看,具体可以分为以下三种形式[20]。

（1）靶向测序（targeted next-generation sequencing，TNG）

靶向基因组中特定区域进行测序,可以包括单个或多个感兴趣的基因或染色体区段。通常针对已知的与特定表型相关的基因进行检测,在临床中较为常用。其缺点为,一旦靶标基因列表更新,前期的数据就无法补充新的靶基因相关数据。

（2）全外显子测序（whole exon sequencing，WES）

特异性地富集基因组中的整个外显子区进行测序,可以说是一种范围更广的靶向测序。外显子区（基因编码区）约占整个基因组的2%,且目前已知的致病突变中约有85%是在外显子内发现的,因此关注这些区域可以发现绝大多数功能变异位点。

（3）全基因组测序（whole genome sequencing，WGS）

针对整个基因组进行测序,包括全部基因区（外显子+内含子）和基因间区。前文我们提到,基因调控序列（非编码序列）在复杂性状和疾病中起着关键作用,因此测定这些信息对揭示复杂疾病或未知病因的疾病尤为重要。需要注意的是,利用三代测序技术进行全基因组的测序具有不需复杂序列拼接的优势。

WGS不易受到靶向测序或WES中靶基因捕获这一步骤中的技术偏差带来的影响,同时也可以通过非PCR扩增的建库方式提高对高GC区域的检测能力。据估计,WES对高GC区的不完全测序可导致单个外显子中漏掉多达400个致病突变[19]。相比之下,WGS提供了更均匀的覆盖度分布,并且能够更好地检测基因点突变、得失位和不同长度的拷贝数变异。不过,WGS成本较高,目前不适用于大范围的临床推广,而WES被认为是一种更具成本效益的替代方案。希望随着测序技术的进步和成本的降低,WGS能成为临床检测首选。当然,尽管一代桑格测序对于大规模基因组测序来说,成本高昂且效率低下,但它仍然是临床检测的金标准,在临床报告或科研中通过二代测序技术发现的新突变体仍需要通过该方法进行验证。

此外,测序技术也被广泛应用到病原微生物的检测中。以宏基因组测序为例,宏基因组学技术避开传统的微生物分离培养方法,直接从环境样品中提取总DNA或RNA,处理后建库测序,因此测得的基因数据中包括了可培养的和尚不可培养的微生物的遗传信息,对发现未知病原体起到重要作用。新冠病毒最早也是通过这种方式被鉴定出来的。

综上所述,面对未知疾病时,可以首选二代或者三代测序进行全基因组检测,以缩小临床测试范围,框定候选靶点区域。进一步通过外显子测序或靶向测序进行深度测序,并通过桑格法确定突变位点。最后,可以针对性地开发出基因芯片或扩增检测试剂盒,用于临床诊断。

3.2 基因芯片技术

基因芯片又称为DNA微阵列(DNA microarray),主要通过杂交法进行基因测序分型。具体来看,在固相支持物上原位合成寡核苷酸探针,或者直接将大量DNA探针以显微打印的方式有序地固化于支持物表面,然后与标记的样本杂交,通过检测杂交信号可得出序列信息。基因芯片可以针对不同类型的突变或修饰开展检测,例如可以进行基因点突变、甲基化修饰、染色体结构变异、拷贝数变异等多种检测;也可以针对不同尺度的突变开展检测,例如可以进行全基因组检测或针对特定基因集的靶位点检测。

国际人类基因组单体型图计划就是通过全基因组SNP分型芯片检测完成的。该计划1期数据中75%来自因美纳公司SNP Genotyping系列微珠芯片分型

结果,这也是目前市场占有率最高的芯片。Infinium Global Screening Array-24
(GSA)芯片是面向全球人群的基因分型芯片,一张芯片可以同时检测24个样本
约70万个标记位点,整个检测仅需3天,检测及后续填充准确率高达99.98%。
相较测序技术,芯片实现了更经济的人群遗传学研究、遗传研究成果转化、变异
筛选和精准医疗,因此GSA系列芯片已经成为应用最广的基因组SNP芯片,也
是目前能够实现对全基因组进行筛查的、成本最低的基因分型技术。针对我国
人群也有Human OmniZhongHua-8芯片和Asian Screening Array(ASA)芯片,单
张芯片可对8个样本、每个样本超过90万个位点同时进行检测,特异性地覆盖中
国人特有的常见变异和稀有变异。

比较基因组学杂交技术(array-based comparative genomic hybridization,
aCGH)芯片是一种用于检测拷贝数变异的芯片。该技术分别用红色和绿色两种
荧光标记实验样本和对照样本,通过对比与芯片探针杂交后红绿两种荧光的比
值,分析实验样本相比对照样本来说DNA拷贝数是增加还是减少。随着探针密
度的升高,aCGH的检测精确度远高于染色体核型分析和FISH,是目前产前诊断
中微重复微缺失检测的常规技术。

3.3 基于PCR的基因检测技术

当我们只需要检测特定"突变"是否存在时,基于质谱平台的MassARRAY
技术和基于荧光检测实时定量PCR(real-time PCR)就闪亮登场。

MassARRAY飞行质谱检测系统是美国基纳公司(Agena)发明的基于基质辅
助激光解吸电离飞行时间质谱技术,能够实现SNP分型、甲基化定量和基因表达
定量等检测。以基因分型为例,MassARRAY利用单一延伸引物进行基因分型:
扩增包含待测位点的短片段,然后与单一延伸引物杂交,该引物的3'末端位于
SNP上游1 bp,通过双脱氧终止法使单一引物延伸一个碱基就终止,进而通过质
谱精准区分引入的碱基的重量,实现基因分型。基纳公司已推出一系列CYP诊
断试剂盒,配合MassARRAY系统,只需要6个步骤就可以诊断药物代谢酶基因
CYP2D6、*CYP2C19*或*CYP2D6*的常见SNP。MassARRY芯片可以实现单孔多位

点的基因分型,适合大量样本的高通量检测[21]。

实时定量PCR是一类将PCR技术与荧光标签检测技术结合的基因分型检测方法,常用的包括TaqMan技术、高分辨率熔解曲线分析(high resolution melting analysis,HRMA)等。TaqMan技术采用一对分别与待测SNP的不同等位型互补配对的荧光探针进行分型。探针的5'端连接淬灭基团,3'端末位分别与两种待测SNP配对,并连接不同的荧光基团。在扩增中,探针3'端末位碱基与SNP完全匹配时,Taq DNA聚合酶发挥5'→3'外切酶活性,将完全匹配的探针5'端的淬灭基团切掉,导致荧光基团释放,发出荧光。因此根据荧光类型即可判断出待测位点SNP的基因型。目前市场上已有多种基于TaqMan技术的检测试剂盒面世,如美国的应用生物系统公司针对220种以上药物代谢酶的2000多个基因多态性开发出的具有高度特异性和综合性的TaqMan试剂盒、对阿尔茨海默病相关的载脂蛋白ApoE基因多态性的检测试剂盒等,赛默飞世尔等公司也可以提供基于客户需求定制的TaqMan qPCR SNP分型试剂盒,以配合灵活的检测需求。

高分辨率熔解曲线分析是基于扩增产物的熔解温度差异而进行分型的方法。该方法对跨SNP区域进行PCR扩增,并将在反应体系加入DNA饱和荧光染料LcGreen或EvaGreen。该染料可以与双链DNA结合发出荧光,但不与单链DNA结合,因此在双链DNA产物解链时会发生荧光变化。对含有待测SNP位置的扩增产物进行升温变性,并在每0.1~0.5℃采集一次荧光信号,记录产物熔解曲线图,基于携带不同SNP的扩增产物的熔解温度存在差异,即可进行分型。此法的缺点为通量较低,单孔仅能对单位点进行基因分型,但因灵活性较高、仪器和试剂价格低廉成为临床检测的新宠儿。凯杰公司(Qiagen)基于HRM法开发的therascreen® K-ras 7位点突变检测试剂盒(KRAS RGQ PCR Kit)已分别于2013年、2014年被美国FDA通过用于指导阿法替尼(吉泰瑞)和帕妥木单抗(Vectibix)的应用,推进了非小细胞肺癌和转移性结直肠癌的精准用药。

四、基因检测在精准医学中的应用

4.1 基因检测应用于遗传疾病研究

4.1.1 短指(趾)症致病基因的发现

人类家族性A1型短指(趾)症在1903年被首次报道,是发现的第一个符合孟德尔遗传规律的常染色体显性遗传病,也作为经典案例纳入遗传学和生物学的教科书。患者呈现指(趾)骨发育畸形,中间指(趾)节缩短,甚至与远端指(趾)节融合。全球科研工作者致力百年,希望找到该病的致病基因,却屡遭失败。2000年,在上海交通大学贺林院士带领下,研究团队对两个家系39个个体进行基因连锁分析,把A1型短指(趾)症致病基因定位于2号染色体长臂的特定区域。2001年,团队发现并克隆了导致疾病的*IHH*基因,首次将*IHH*基因控制骨骼发育的动物研究结论延伸到了人类。在进一步的研究中,团队还通过测序*IHH*基因第2号外显子片段,找到了直接导致疾病发生的点突变位点,为揭秘人类骨骼疾病起到了重要作用。

4.1.2 复杂遗传病的疾病遗传分析

传统遗传病的致病基因分析方法为基于家系的连锁分析,这种方法对于单基因疾病非常有效,但对于常见的、由多基因+环境共同作用引起的复杂疾病探究能力有限。因此,遗传关联研究成为探索复杂遗传易感基因的主要方法,通过对比基因突变在相关表型的病例和对照中的频率差异,筛选疾病相关基因。统计效力的计算表明,这种方法在检测弱遗传效应方面比连锁研究更好。

2005年以来,科学家先后通过全基因组关联分析的方法找出了糖尿病、冠心病、精神分裂症和多种肿瘤的关联基因或易感基因。截至2020年8月底,全基因组关联分析数据库(GWAS Catalog)已经收录了3955个研究中136 287个阳性关联位点(表2-1)。

表2-1　常见疾病表型的GWAS研究结果

疾病或性状	GWAS位点数	遗传解释度
1型糖尿病	41	约60%
胎儿血红蛋白	3	约50%
老年黄斑部退化	3	约50%
2型糖尿病	39	20%~25%
克罗恩病	71	20%~25%
LDL/IIDL水平	95	20%~25%
身高	180	约12%

4.2 基因检测应用于疾病诊断

4.2.1 高风险胎儿无创产前诊断

　　产前诊断,又称宫内诊断,是指直接或间接对胎儿的遗传物质进行检测以诊断其是否携带异常基因或存在染色体异常,以指导生育、降低严重遗传病患儿的出生率。在传统孕期检测中,当超声学、血清学检测发现异常时,需要采用介入性手术获得胎儿细胞,进行细胞培养后的核型分析或染色体微阵列分析。由于介入性手术为"有创"手术,会带来一定的流产和感染风险,虽然致流产风险只有0.5%~1%,但也给孕妇和家属带来了一定的心理负担,使得一些家庭错过产前诊断的时机。

　　高风险胎儿的无创产前检测(NIPT)技术成为连接传统产前筛查和介入性产前诊断的重要桥梁。该方法需取 12^{+0}~22^{+6} 孕周的孕妇外周血5~10 mL,分离母体外周血血浆中的游离DNA片段(包括胎儿游离DNA)并进行二代测序,结合序列比对,就可以得出游离DNA的染色体来源,计算胎儿患染色体非整倍体的风险。此技术能同时检测21三体、18三体及13三体,还可发现其他染色体非整倍体及染色体缺失、重复。NIPT只需要采集孕妇的血液而不需对胎儿进行直接的细胞采集,因此被称为"无创"检测。根据大数据估算,目前NIPT对21三体的检测准确率为99%,假阳性率为0.1%,对18三体、13三体的检测准确率达90%以上,与传统血清学筛查相比体现出较大的优势。

4.2.2 新生儿遗传病快速诊断

出生缺陷是指婴儿出生前发生的身体结构、功能或代谢异常,我国出生缺陷的发生率约为5.6%(2018年统计数据)。一些结构性疾病可以通过产前影像学等途径诊断,然而许多遗传病如先天性代谢疾病、复杂神经类疾病、免疫性疾病等在新生儿中的表型并不明显或不典型。以先天性代谢疾病为例,苯丙酮尿症、先天性甲状腺功能异常的患儿若1岁以内及时治疗,其有效率可达97%和99.6%,但若产生严重器官损害后才进行治疗,则会造成不可逆转的伤害。同时,新生儿疾病进展非常迅速,治疗窗口期十分短暂。毫不夸张地说,对重症新生儿的诊断和治疗是一场与时间的赛跑,为新生患儿尤其是危重病儿提供快速的分子诊断至关重要。

经过复旦大学附属儿科医院分子诊断中心的努力,在2017年建立了利用Ion Torrent全外显子测序技术的快速检测方案,从血液采集到出具临床报告仅需24小时,并应用该方案对数例临床危重疑难症患儿进行了检测,这是高通量测序在临床应用上的一大飞跃,将极大推进基因检测技术在急症医学上的应用。

4.2.3 复杂性状辅助诊断

国内外有很多公司或医疗机构推出了针对大众的"基因体检",知名的公司包括23andMe、华大基因、WeGene等。这些体检基于GWAS的研究结果,针对肿瘤相关易感基因(如 *BRCA1* 和 *BRCA2*、*ERCC2*、*GSTM1*、*XRCC1*、*CYP2E1*、*MTHFR*、*KRAS*、*HER2* 等)、心血管疾病易感基因(*ACE*、*AGT*、*APOE* 等)、代谢疾病相关基因(*LPL*、*VDR*、*APOB* 等)的特定基因变异或拷贝数变异展开检测,预测疾病发生风险,也有一些公司推出了关于乙醇代谢、叶酸代谢、营养素代谢等的基因检测(表2-2)。虽然疾病的发生不仅仅由单个基因影响,但是基因体检能够提示可能存在的风险,帮助调整生活模式,指导进行全身体检的频率。例如,携带肝癌高风险基因的人群要避免过量饮酒、高脂饮食、熬夜等不良生活习惯,并在40岁后增加肝脏超声诊断的频率等。然而,也有些关于身高、智商、天赋甚至是皱纹形成风险、皮肤保湿能力等基因的体检筛查,对于这些检查,建议大家

表2-2 代谢疾病检测基因示例

疾病名称	代谢通路	易感基因
糖尿病	脂质代谢通路	*LPL*
	葡萄糖摄入与脂肪酸氧化	*ADIPOQ*
	维生素D相关通路,与促进胰岛β细胞功能有关	*VDR*
高脂血症	脂质代谢通路	*APOB*
		LPL
痛风	脂质代谢通路	*APOE*
	嘌呤合成通路	*MTHFR*
肥胖	脂质代谢通路	*LEP*
	糖脂代谢通路	*UCP2*
		FTO

谨慎选择。

值得注意的是,由于复杂疾病的发病过程中基因变异解释度有限,其发生也受到环境等多方面因素的共同影响,因此,如何整合遗传和非遗传因素的共同作用进行个体化的疾病预测成为精准医学中的重要攻关项目,也有许多公司投入疾病诊断的人工智能系统开发。

美国硅谷的Cognoa公司在2017年公布了一套应用于儿童孤独症(自闭症)早期筛查的手机APP,基于在线问卷和视频分析完成孤独症的筛查。用户通过软件回答15~20个与孩子行为有关的问题后系统会自动生成筛查报告,个别无法准确判断结果的可由父母上传的一两段孩子日常生活视频,经过专业儿科医生进行判断和预诊,这对孤独症的检测是一次革命性的改变。近年来,孤独症发病率逐渐升高,在我国的发病率约1%,患病人数超过200万。由于患病儿童通常在3岁前无明显特征,很多父母在未发现孩子有明显异常的情况下,不会"杞人忧天"地带孩子去做孤独症筛查,导致诊疗的滞后性。Cognoa的出现极大地方便了父母,也提高了孤独症的早诊率。

4.3 基因检测应用于个体化用药指导

贺林院士提出"药物也有百家姓",这是因为不同个体对药物的反应不同,在相同药物剂量下,有些个体可以得到有效治疗,有些个体治疗无效,甚至有些个体会出现不同程度的药物不良反应。药物基因组学研究即通过寻找与药物反应个体差异相关的基因变异,来帮助医生确定药物处方和剂量,实现精准治疗。影响个体化用药的主要变异集中发生在药物代谢酶编码基因、药物转运蛋白编码基因和药物作用靶点编码基因上,特别是,代谢酶P450的基因约占其中的34%,其基因变异在药物代谢调控中发挥着尤为重要的作用。为了全面、系统地了解中国人群携带的药物相关基因的多态性图谱,秦胜营团队于2000年起在我国东、西、南、北四个区域选取人群样本,对重要药物相关基因进行了系统性遗传变异研究,建立了相关的基因变异数据库,发现了我国不同地域人群基因变异频率的差异,并揭示了多个中国人群特有的基因变异位点,为我国个体化用药的发展奠定了坚实的基础[59–61]。

4.3.1 华法林的个体化用药指导

华法林是一种应用广泛的抗凝药物,主要用于血栓性疾病的防治。华法林的有效治疗窗十分狭窄,一旦血药浓度高于治疗窗上限则可能引起出血,威胁患者生命,因此在用药时需要对该药物代谢过程及血药浓度进行密切监测。药物基因组学研究发现,代谢酶CYP2C9及华法林的作用靶点维生素K环氧化物还原酶复合物亚基1(VKORC1)的基因多态性与华法林的血药浓度显著相关,可以基于个体携带的等位基因型(*CYP2C9 *2*、*CYP2C9*3*等位型,*VKORC1* 1639A>G)及性别、体重、吸烟等个人表型对患者用药后的血药浓度进行估算。美国FDA等多家机构发布了针对高加索人群的华法林用药指导公式,我国中南大学湘雅医院等研究团队也提出了增加*ORM1* rs17650分型的中国人群特异性华法林指导公式,以更好地适应我国人群的药物代谢特异性。具体内容详见第六章。

4.3.2 *HLA-B*1502*与卡马西平用药反应

卡马西平是一种常见的精神性药物,是治疗口腔颌面部三叉神经痛、舌咽神经痛和癫痫发作的首选药物。药物基因组学研究发现,中国人群高频携带的

*HLA-B*1502*等位基因与卡马西平药物导致的严重皮肤不良反应显著关联,该等位型携带者服用卡马西平后有很高风险出现重症多形性红斑(Stevens-Johnson syndrome,SJS)或中毒性表皮坏死松解症(toxic epidermal necrolysis,TEN),严重时导致不可逆的皮肤溃烂。因为*HLA-B*1502*等位基因在亚裔人群中携带频率较高,因此治疗指南建议在该等位型高流行率人群中用药时开展基因分型检测,如结果阳性(携带该等位基因)则尽可能避免使用卡马西平。*HLA-B*1502*同样也与其他一些药物,包括苯妥英钠、奥卡西平和拉莫三嗪等治疗后发生严重皮肤不良反应的风险相关。这是抗癫痫药物治疗中最典型的药物基因组学应用。

目前,药物基因组学指导的个体化用药相关基因检测已经应用于心血管疾病、糖尿病、肿瘤、精神神经疾病等的药物治疗中。开发基于基因型的个体化用药指导检测可以显著提高药物疗效,降低用药风险。美国FDA至今已批准了约200多种药物在药品说明书上标注药物基因组学信息;我国建立了"国家药品不良反应监测系统",实时收集医院报送的严重药物不良反应病例报告,还会根据我国人群基因多态的种类和分布频率,发布针对我国人群的用药指导和药物预警。

五、总结

除上述应用外,基因组检测技术也被广泛应用于肿瘤的诊断和靶向治疗的选择。例如通过检测肺癌患者的肿瘤组织中是否携带*EGFR*或*K-ras*的基因突变、是否存在*ALK-EML4*融合基因等,以此对患者的治疗方案进行指导。研究显示,与常规化疗相比,对携带特异性突变的患者进行靶向治疗可将患者的无进展中位生存期提高8~10个月。

在病原微生物的发现上,宏基因组的基因组检测技术在新冠病毒的发现和鉴定中起到了关键作用。复旦大学张永振团队首先从一名患者的肺泡灌洗液样本中提取到病毒,利用宏转录组测序技术准确地测定了病毒的全基因组序列,上传到GenBank,并指出了它和SARS病毒的相似度[22],随后中国疾病预防控制中心谭文杰团队分析了病毒的变异位点和进化树[23]。我国科研单位对于新冠病毒的迅速发现与测序是后续开发快速、有效的核酸检测试剂盒的基础,是对患者准确诊断和有效控制疫情的基础,得到了各国政府和WHO的高度评价。

总而言之,应用基因检测技术,我们进行了疾病致病基因的定位,实现了临床遗传病早期诊断,指导了特异性的药物开发,并进行着精准的个体化用药指导。可以说,基因检测在精准医学中发挥着不可或缺的作用。

参考文献

[1] 翟中和,王喜忠,丁明孝.细胞生物学(第3版)[M].北京:高等教育出版社,2007.

[2] Pennisi E. Genomics. ENCODE project writes eulogy for junk DNA[J]. Science, 2012, 337 (6099): 1159, 1161.

[3] de Koning A P, Gu W, Castoe T A, et al. Repetitive elements may comprise over two-thirds of the human genome[J]. PLoS Genetics, 2011, 7(12): e1002384.

[4] Zarrei M, MacDonald J R, Merico D, et al. A copy number variation map of the human genome [J]. Nature Reviews Genetics, 2015, 16(3): 172–183.

[5] Bird A. Perceptions of epigenetics[J]. Nature, 2007, 447(7143): 396–398.

[6] Maelicke A. Genomics and postgenomics[J]. Nachrichten Aus Der Chemie, 2000, 48(6): 793–795.

[7] 黄树嘉.测序技术发展历程.https://www.jianshu.com/p/6122cecec54a. 2017.

[8] Sanger F, Coulson A R. A rapid method for determining sequences in DNA by primed synthesis with DNA polymerase[J]. Journal of Molecular Biology, 1975, 94(3): 441–448.

[9] Mardis E R. DNA sequencing technologies: 2006–2016[J]. Nature Protocols, 2017, 12(2): 213–218.

[10] 杨金水.基因组学(第4版)[M].北京:高等教育出版社,2019.

[11] Maxam A M, Gilbert W. A new method for sequencing DNA[J]. PNAS, 1977, 74(2): 560–564.

[12] Goodwin S, McPherson J D, McCombie W R. Coming of age: ten years of next-generation sequencing technologies[J]. Nature Reviews Genetics, 2016, 17(6): 333–351.

[13] Margulies M, Egholm A, Altman W E, et al. Genome sequencing in microfabricated high-density picolitre reactors[J]. Nature, 2005, 437(7057): 376–380.

[14] Shendure J, Porreca G J, Reppas N B, et al. Accurate multiplex polony sequencing of an evolved bacterial genome[J]. Science, 2005, 309(5741): 1728–1732.

[15] Guo J, Xu N, Li Z, et al. Four-color DNA sequencing with 3′-O-modified nucleotide reversible

terminators and chemically cleavable fluorescent dideoxynucleotides［J］. PNAS, 2008, 105 (27): 9145−9150.

［16］DMLapato. Cluster Generation［EB］. 2015. https://commons. wikimedia. org/wiki/File: cluster_Generation.png.

［17］Rothberg J M, Hinz W, Rearick T M, et al. An integrated semiconductor device enabling non-optical genome sequencing. Nature, 2011, 475(7356): 348−352.

［18］生信小撰. 二代测序的比对算法浅析［EB］. 2019. https://zhuanlan.zhihu.com/p/66910669.

［19］Dervan A, Shendure J. Chapter 3: The State of Whole-Genome Sequencing［M］// Ginsburg G S, Willard H F. Genomic and Precision Medicine (Third Edition). Boston: Academic Press, 2017, 45−62.

［20］Katsanis S H, Katsanis N. Molecular genetic testing and the future of clinical genomics［J］. Nature Reviews Genetics, 2013, 14(6): 415−426.

［21］Noor N, Shapira A, Edri R, et al. 3D Printing of Personalized Thick and Perfusable Cardiac Patches and Hearts［J］. Advanced Science, 2019. 6(11): 1900344.

［22］Wu F, Zhao S, Yu B, et al. A new coronavirus associated with human respiratory disease in China［J］. Nature, 2020, 579(7798): 265−269.

［23］Lu R, Zhao X, Li J, et al. Genomic characterisation and epidemiology of 2019 novel coronavirus: implications for virus origins and receptor binding［J］. Lancet, 2020, 395(10224): 565−574.

（怀聪,孙一丹,王卓,乔中东,师咏勇）

第三章

蛋白质组学技术发展与精准医学

一、蛋白质组学概述

1.1 蛋白质组学基本概念

蛋白质(protein)是构成生命的基础物质,是构成细胞的基本有机物,也是生命活动的主要承担者。基因经过选择性转录、翻译、加工修饰等过程,产生参与多种生物过程的蛋白质。蛋白质组学(proteomics)就是对蛋白质功能的大规模系统研究,将极大地帮助我们理解和分析"后基因时代"的基因功能[1]。蛋白质组学从整体的角度分析细胞内动态变化的蛋白质组成、表达水平和修饰状态,了解蛋白质之间的相互作用与联系,揭示蛋白质功能与细胞的生命活动规律。正如DNA技术克隆的简便化给分子生物学带来革新那样,蛋白质组学研究,也使我们对蛋白质的生化过程和作用机制有了更直观、更深入、更系统的认识。

1.2 蛋白质组学发展历程

20世纪90年代中期,由于基因组学无法完全满足人们深入了解疾病的需求,科学家提出了"后基因组计划",蛋白质组学就是其中重要的研究内容。

蛋白质组学最初的提出可以理解为基因组学的延续,1994年,澳大利亚麦夸里大学的两位科学家威尔金斯(Wilkins)和威廉斯(Williams)在意大利召开的第一次国际蛋白质组学专题研讨会上提出蛋白质组(proteome)一词,源于蛋白质(protein)与基因组(genome)两个词的结合,意为一种基因组全部蛋白质的存在及其活动方式。

蛋白质组学的问世时间虽然很短,但已经在细胞增殖分化、异常转化、肿瘤形成等方面取得了可观的研究成果。蛋白质组的分离研究已经从传统的普通双向凝胶电泳,发展到多维色谱分析。蛋白质组鉴定分析从最早依赖于普通的数据库比对,发展到现在的以质谱技术为核心的一系列检测分析方法,例如毛细管电泳–质谱联用新策略,更可以直接鉴定全蛋白质组混合酶解产物。此外,蛋白质相互作用研究、高通量和高精度的蛋白质相互作用检测技术也得到了迅速发展。高通量技术方面,例如蛋白质芯片和蛋白质组生物信息学,已在蛋白质组研究领域得到广泛应用,使得蛋白质组学进入系统生物学研究模式阶段,并将成为未来生命科学最令人激动的新前沿领域之一。

1.3 蛋白质组学研究内容

蛋白质组学的研究内容主要有三个方面:①表达蛋白质组学,主要是研究差异样品间蛋白质表达量的变化,可以鉴定信号转导中的特殊蛋白,以发现药物相关靶点;②结构蛋白质组学,主要是蛋白质表达模型的研究,包括蛋白质氨基酸序列分析及空间结构的解析种类分析和数量确定;③功能蛋白质组学,主要是蛋白质功能模式的研究,包括蛋白质功能及蛋白质之间的相互作用。

1.4 蛋白质组学研究意义

蛋白质组学分析为检测基因组表达提供强有力的证据,蛋白质直接负责生物体的功能和表型。正如1992年诺贝尔奖获得者费希尔(Edmond Fischer)所指出的,基因组测序使我们能够预测可能产生的蛋白质,但不能预测在何处、何时或在何种水平上产生。它也没有考虑基因重排、RNA剪接和编辑,以及蛋白质翻译后修饰所产生的巨大多样性。仅仅有DNA序列,我们无法得知蛋白质的生理功能,而蛋白质组学分析为分析细胞中蛋白质的复杂性和多样性提供了一种直接的方法。蛋白质组学告诉我们,基因组的哪个部分是有功能的,在什么水平上发挥作用,给出了基因功能的代谢和发育变化的全面图像,而仅在RNA水平上分析基因表达就忽略了翻译和翻译后调控。因此,蛋白质组学不仅仅是一次科学的技术革新,更为真正理解基因组表达迈出了重要一步。通过对人体不同组织和器官中蛋白质组变异的分子细节研究,我们能更清楚地识别人类生物学和疾病过程中的蛋白调控机制,推动疾病的诊断标志试剂盒和靶向药物的开发,促进精准医学的发展[2]。

二、蛋白质组学研究技术

2.1 蛋白质组学研究技术发展历程

蛋白质组学研究技术简单分为两类,第一类是蛋白质组的分离技术,如双向凝胶电泳(2DE)、双向荧光差异凝胶电泳(2D-DIGE)、等点聚焦电泳(IEF)、多维高效液相色谱(MD-HPLC)、蛋白质鉴定-生物质谱技术,等等。第二类是蛋白质组的鉴定技术,主要有传统的Edman降解法分析蛋白质中的氨基酸组成、氨基酸组成成分分析。质谱技术使得蛋白质组的鉴定更加灵敏、准确、高通量、自动化,成为当前蛋白质组学技术的支柱。

2.2 蛋白质组学关键研究技术

2.2.1 蛋白质组学分离技术

双向凝胶电泳

双向凝胶电泳(2DE)由史密西斯(Smithies)和波利克(Poulik)在1956年发明,在法雷尔(Farrell)改进后,建立起双向凝胶电泳体系。目前实验室常用聚丙烯酰胺制备凝胶,成为双向聚丙烯酰胺凝胶电泳(two dimensional polyacrylamide gel electrophoresis),其对蛋白的分离原理是：第一向进行等电聚焦,蛋白质沿着pH梯度进行分离,蛋白质迁移至各自的等电点处；第二向,根据各蛋白质的分子量,通过聚丙烯酰胺垂直的方向电泳进行分离。双向电泳技术包括蛋白质样品制备、等电聚焦、在平衡液中平衡胶条和 SDS-PAGE 电泳等步骤。

样品制备是双向凝胶电泳的第一步,其成功与否是决定双向电泳成败的关键。由于双向电泳所分析样品的多样性,没有一种通用的制备方法适用于各种样品,但有几条共同的原则需要遵循：①尽可能溶解全部蛋白质,打断蛋白质之间的非共价键结合,使样品中的蛋白质以分离的多肽链形式存在；②避免蛋白质的修饰作用和蛋白质的降解作用；③避免脂类、核酸、盐等物质的干扰作用；④考虑蛋白质样品与第一向电泳的相容性。

双向凝胶电泳是常用的对全蛋白质组的分析方法,但其存在分离能力有限、具歧视效应、操作程序复杂等缺陷。对于分析动态范围大、丰度低及疏水性蛋白质的研究,往往很难得到满意的结果。

双向荧光差异凝胶电泳

双向荧光差异凝胶电泳(two-dimensional fluorescence difference gel electrophoresis,2D-DIGE)是双向凝胶电泳的一种改进形式,它使人们可以在同一凝胶上同时比较两个或三个蛋白质样品。每个样品中的蛋白质都用不同颜色的荧光染料共价标记,这些染料对电泳过程中蛋白质的相对迁移没有影响。样品共有的蛋白质显示为具有固定荧光信号比率的"斑点",而样品之间不同的蛋白质具有不同的荧光比率。借助适当的成像系统,双向荧光差异凝胶电泳能够可靠地检测出 0.2 fmol 的蛋白质,并且在 20 000 倍的蛋白质浓度范围内,使蛋白质差异低至±15%。因此,差异电泳与数字图像分析相结合大大改善了蛋白质组变异的统计评估。

多维高效液相色谱

从生物样本中提取的蛋白质组学样本复杂性很高,仅仅通过普通分离技术无法达到满意的分离效果,多维高效液相色谱(multidimensional HPLC,MD-HPLC)应运而生。多维高效液相色谱是通过不同分离原理的液相色谱的串联使用,提高分离系统的峰容量和分辨率,从而实现复杂样品的充分分离。该系统具有快速、高效、自动化程度高,以及容易与质谱等其他技术联用等优势,因此成为蛋白质组学相关分析技术中研究应用的热点。

蛋白质鉴定-生物质谱技术

质谱(mass spectrum, MS)初始仅仅用于小分子挥发物质的分析,随着新的离子化技术的出现,各种新的质谱技术开始应用于生物大分子的研究,例如:①电喷雾电离质谱;②基质辅助激光解吸电离质谱;③快原子轰击质谱;④离子喷雾电离质谱;⑤大气压电离质谱。其基本原理是:先将样品分子离子化,然后根据不同离子的质荷比(mass-to-charge ratio, m/z)差异进行分离并确定蛋白质的相对分子质量。根据蛋白质酶解后得到的肽质量指纹图谱、肽序列标签和肽阶梯序列,可以检索蛋白质数据库或核酸序列数据库。质谱分析用于蛋白质等生物活性分子的研究具有以下优点:灵敏度很高,能为亚微克级试样提供信息;能有效地与色谱联用,适用于复杂体系中痕量物质的鉴定或结构测定;具有准确性、易操作性、快速性及普适性。

用于鉴定蛋白质的质谱法主要有3种,即肽质量指纹图谱法、串联质谱法和梯形肽片段测序法。肽质量指纹图谱(PMF)是用特异性的酶解或化学水解的方法将蛋白质切成小片段,然后用质谱检测各产物肽的相对分子质量,将得到的蛋白酶解肽段质量数在相应数据库中检索,寻找相似肽指纹谱,从而绘制“肽图”。近年来,随着蛋白质数据库信息的快速增长和完善,PMF技术已成为蛋白质组研究中较常用的鉴定方法,它在蛋白质组学中最接近高通量。显而易见,分子质量的精准度是PMF的关键指标所在,但蛋白质的翻译后修饰可能会使PMF的质量数与理论值不符,这就需要与序列信息适当结合。

串联质谱法也称碰撞诱导解离法(CID),是串联质谱法的一个过程,是利用待测分子在电离及飞行过程中产生的亚稳离子,通过分析相邻同组类型峰的质量差,识别相应的氨基酸残基,其中亚稳离子碎裂包括自身碎裂及外界作用诱导碎裂。此外,具有源后衰变功能的质谱也能对肽链测序,但存在部分缺陷。与PMF相比,串联质谱的肽序列图稍稍有些复杂,在鉴定蛋白质时,需要将读出的部分氨基酸序列与其前后的离子质量和肽段母离子质量相结合,这种鉴定方法称为肽序列标签(PST)。

另外一种肽序列质谱测定法是梯形肽片段测序法,该法与Edman降解法有相似之处,是用化学探针或酶解使蛋白质或肽从N端或C端逐一降解下氨基酸残基,产生包含质量差异仅为1个氨基酸残基质量的一系列肽段,因此名为梯形,经质谱检测,由相邻肽峰的质量差可得知相应氨基酸残基。但由于酶解速度不一,易受干扰,故效果不甚理想。目前,酶解、液相色谱分离、串联质谱及计算机算法的联合应用已成为鉴定蛋白质的发展趋势。

2020年12月,谷歌公司旗下的深思(DeepMind)研发的AlphaFold2人工智能系统在国际蛋白质结构预测竞赛(CASP)上取得了惊人的准确度,多数预测模型与实验测得的蛋白质结构模型高度一致。如今,以"深度学习"技术为代表的人工智能无疑已经高度融入生命科学与技术领域,并且极大地推动了生命科学领域的发展。

2.2.2 蛋白质互作用分析技术

蛋白质芯片

蛋白质芯片又称蛋白质阵列或蛋白质微阵列,是一种体外检测相互作用的方法。其基本原理是以蛋白质分子作为配基(探针蛋白),将其有序地固定在固相载体(滴定板、滤膜或玻璃片等)的表面,形成微阵列,然后用带有荧光标记的蛋白质(或其他分子)与之作用,经漂洗将未结合的成分洗去,再经荧光扫描等监测方式,测定芯片上各点的荧光强度,最后,通过荧光强度分析蛋白质与蛋白质之间相互作用的关系,达到测定各种蛋白质功能的目的。

酵母双杂交

酵母双杂交系统是当前广泛用于蛋白质相互作用组学研究的一种重要方法。其原理是当诱饵蛋白与猎物蛋白(靶蛋白)特异结合后,诱饵蛋白结合于报告基因的启动子,启动报告基因在酵母细胞内表达,如果检测到报告基因的表达产物,则说明两者之间有相互作用,反之两者之间没有相互作用。将这种技术微量化、阵列化后可用于蛋白质之间相互作用的大规模研究。在实际工作中,人们还根据需要发展了单杂交系统、三杂交系统和反向杂交系统等。最初双杂交系统限于可溶性蛋白质的研究,后来又设计出SOS蛋白介导的双杂交系统等,可以研究膜蛋白的功能,丰富了酵母双杂交系统的功能。此外,酵母双杂交系统的作用也已扩展至对蛋白质进行鉴定。

表面等离子共振技术

表面等离子共振(SPR)技术是研究蛋白质之间相互作用的新方法。该技术是将诱饵蛋白作为配基,固定在几十纳米厚的金属膜表面,然后加入含目标蛋白(猎物蛋白)的溶液,诱饵蛋白与猎物蛋白相互作用形成的复合物固定在金属膜表面,会使金属膜与溶液之间界面的折射率上升,导致共振角度改变,由此可检测出蛋白质间的相互作用。该技术具备不需标记引物或染料、测定快速且安全等优点。

2.2.3 空间蛋白质组学

蛋白质的亚细胞定位受到严格控制,并与健康和疾病状态下的蛋白质功能息息相关。为了识别蛋白质的定位及其在亚细胞水平上的动力学特征,空间蛋白质组技术应运而生,这对于全面了解细胞生物学至关重要。随着显微技术和质谱技术的长足进步、机器学习算法在数据分析中的应用与完善,空间蛋白质组学研究技术日臻成熟。人类蛋白质组学研究揭露了更复杂的蛋白质生化特征,包括单细胞变异、动态蛋白质易位、多变互作网络,以及多区室定位蛋白质等。利用比较空间组学,一些疾病的机制也得以揭示。空间转录组学正与细胞生物学、医学研究融合在一起,为无偏倚地、系统地洞察分析细胞生物学过程铺平了道路[3]。

通常,有三种互补的方法用于空间蛋白质组学:分离细胞器的质谱分析,蛋白质–蛋白质相互作用网络分析,蛋白质定位的全蛋白成像。

基于质谱技术的细胞器谱分析

质谱可用来识别蛋白质并定量其在高度复杂混合物中的丰度。空间蛋白质组学的传统生化方法是通过亚细胞分离来富集某种特定的细胞器,然后用质谱来鉴定峰组分中的蛋白质(彩图2a)。对于具有特征性大小、密度和形状的均质室腔,可以实现实质性的富集(如突触囊泡)。尽管细胞器分离方法仍在普遍使用,但现在人们普遍认识到,由于其内在的异质性和重叠的物理性质,大多数亚细胞间隔并没有明确的界线。因此,检测靶细胞器富集部分中的蛋白质不足以证明其特定的细胞器关联。定量质谱的出现在这方面取得了很大进展,适当的实验设计可以帮助其以一种无偏见的方式区分是细胞器成分还是非特定的背景(彩图2b)。这些细胞器谱分析方法已经应用于单个细胞器,更重要的是,应用于整个细胞,得到全面的高分辨率细胞器图(彩图2c-e)。

蛋白质–蛋白质相互作用网络分析

此处利用抗体介导的亲和纯化质谱(affinity purification-mass spectrometry, AP-MS)实验,这种技术可用于明确蛋白质与蛋白质的相互作用(流程见彩图3a)。从概念上讲,蛋白质的相互作用组是一种局部空间蛋白质组,因为蛋白质必须在同一位置进行相互作用。在对同一系统中足够多的诱饵蛋白进行分析后,所绘制的相互作用最终形成一个相互连接的网络,提供蛋白质亚细胞定位的信息(彩图3b)。到目前为止,在哺乳动物细胞中最大规模的相互作用组学研究总共使用了几千个"诱饵"[4,5]。然而,完整覆盖蛋白质组及系统性空间解释的相互作用仍然匮乏。这种方法已经成功地用于绘制单个细胞器的蛋白质组地图。基本策略是识别已知驻留在靶细胞器中的几个蛋白质的相互作用伙伴。由于细胞器蛋白质体的整体复杂性通常比整个细胞蛋白质体的复杂性低12个数量级[2,6],因此即使只有几个"诱饵",也可以获得一个综合的关联网络。阐明藻类蛋白核的组成就是一个很好的例子。蛋白核是叶绿体中一个对二氧化碳浓度和同化至关重要的无膜隔间。经高通量绿色荧光蛋白(GFP)标记及成像识别蛋白核局部蛋白后,仅38个诱饵用于AP-MS[7]。这项研究不仅揭示了蛋白核分子结构的许多细节,也展现了结合AP-MS与正交成像技术的协同作用(彩图3c-f)。

蛋白质定位的全蛋白成像

成像空间蛋白质组学是一种在蛋白质组学分析之前不需要裂解细胞或者物理分离室间或细胞器,就能在其本身的细胞环境中看到蛋白质的技术(彩图4)。

原位蛋白使得多模式细胞器分布的蛋白质变得可追踪。事实上,大规模成像研究已经揭示了许多蛋白质定位于多个细胞区室[8]。此外,越来越清楚的是,基因相同的细胞群体的蛋白表达水平和蛋白定位在不同环境下,例如在细胞分化期间、在对环境刺激的反应中及药物治疗后,表现出变异性。这种现象被称为"两段策略",表明细胞群体中单个细胞对压力的反应存在内在的变异性,这是一种风险扩散策略,提供了长期的群体适应优势。以成像为基础的技术可以通过捕获单细胞分辨率下的蛋白质空间分布来研究这种变异。

成像需要蛋白质的可视化,这通常通过使用亲和试剂如抗体,或通过融合荧光蛋白的表达来实现。产生抗体和转基因蛋白质既昂贵又耗时,因此限制了蛋白质组学的广泛应用。不过,亲和试剂和融合荧光蛋白提供了用以"拉拽"的蛋白质特异性把手,这就为后续蛋白质相互作用研究和复合物分析创造了条件。

三、蛋白质组学在精准医学中的应用

精准医学的中心目标是根据患者独有的诊断或是病理生理学特征,在恰当的时间为合适的患者提供准确的治疗。因此,实现精准诊疗的关键在于开发高特异性精准生物标志物及针对基于疾病异常生化通路靶点的精准药物[9]。人类基因组及不同病原菌的测序为探索蛋白质组打好了坚实基础,打开了蛋白质组学研究的大门。通过一系列蛋白质组学研究,新的生物诊断标志物不断被发现,新型靶向药的开发也不断加速。蛋白质组学的作用是增进我们对疾病的基本理解,并将这些知识转化为可靠的生物标志物,用于疾病早期诊断、靶向药物开发,以及靶向治疗的安全性和有效性评价。当然,这需要对蛋白质组学平台进行充分且必要的评估,以期获得媲美甚至超越传统临床化验的分析性能。在疾病早期诊断中,能越早应用这些新工具与分析,就越有利于患者的预后。

3.1 蛋白质组学在线粒体相关疾病研究中的应用

　　线粒体在细胞能量代谢、生物合成和细胞死亡的调控中起关键作用。线粒体还参与三羧酸循环、脂肪酸和氨基酸氧化、钙离子稳态调节等重要生理过程。鉴于线粒体在维持生命稳态中的重要作用，靶向线粒体在疾病病理机制研究与药物开发中具有重要研究意义[10]。此外，自然衰老过程被认为与线粒体功能和功能障碍密切相关[11]。线粒体蛋白质组学正是从整体角度，分析线粒体的蛋白质组成、表达水平与修饰状态等的动态变化，旨在阐明线粒体内全部蛋白质的表达模式和功能模式，包括蛋白质的表达与存在方式（修饰方式）、结构与功能及蛋白质相互作用等，从而在蛋白质水平探索线粒体生理功能与相关疾病的联系。通过线粒体蛋白质组学可系统研究正常和病变组织中线粒体蛋白分布与表达的差异，从而为研究线粒体相关疾病的分子机制和研发以线粒体为靶点的药物奠定理论基础。近年来，人类基因组测序的完成、串联质谱和蛋白质数据库的发展加速了线粒体蛋白质组学的研究[12]。

3.1.1 线粒体功能与恶性肿瘤发生关联研究

　　目前，大量恶性肿瘤性疾病蛋白质组学研究都集中在某种特异肿瘤类型和生物学变化方面。恶性肿瘤由异质细胞组成，通常在临床观察到的肿瘤异质性既来自遗传因素，也来自肿瘤细胞对环境的适应性变化。蛋白质组学可用于表征这种异质性并用于癌症亚型分析。例如，已经通过线粒体的定量蛋白质组学研究了人类卵巢癌细胞及其抗紫杉醇的细胞亚系，发现了8种差异表达的蛋白质，例如mimitin和14-3-3ζ/δ[13]。此外，蛋白质组学已被应用于乳腺癌的亚型分析[14]。在能量代谢方面，恶性肿瘤细胞代谢由有氧呼吸转变为有氧糖酵解，这种现象被称为瓦尔堡效应（Warburg effect）。有氧糖酵解速率增加对增殖性癌细胞是有益的，因为这为它们提供了合成代谢中间体。此外，由于对线粒体氧化磷酸化产生ATP的依赖性降低，在低供氧条件下癌细胞可以受益。瓦尔堡有氧糖酵解在癌细胞的线粒体中仍然有效，不过，虽然线粒体通常未被破坏，但其功能会改变或被降低[15]。恶性转化是通过癌基因和抑癌基因的联合作用而发展起来的，但是，在某些情况下，新陈代谢的改变可能在肿瘤发生中起主要作用[16]。例如,已在人类癌症中发现了几种核编码的TCA循环酶的突变,例如异柠檬酸脱氢酶2(IDH2)、琥珀酸脱氢酶亚基和富马酸水合酶(FH)。IDH2在单个等位基因的活动位点突变可产生新态活性,其中α-酮戊二酸被还原为合成代谢物2-羟基戊二酸(2-HG)。尽管尚不清楚2-HG的确切致癌机制,但提供了线粒体TCA循环酶突变与癌性合成代谢产物之间联系的实例。

3.1.2 线粒体功能与神经退行性疾病关联研究

线粒体在与衰老相关的神经退行性疾病的发病机制中起着重要作用,包括常见的阿尔茨海默病、帕金森病、肌萎缩侧索硬化(ALS)和其他罕见的遗传性神经退行性疾病[17]。由于人脑组织通常仅在人去世后才能获得,因此这些疾病的大多数蛋白质组学研究均基于遗传小鼠模型。包括针对这些疾病的小鼠模型在内的综述,已经论证了蛋白质组学在神经退行性疾病研究中的贡献,以及这些疾病中蛋白质聚集与线粒体功能障碍之间的关系。基于将患者细胞(如成纤维细胞)重编程为诱导多能干细胞(iPSC),然后分化为不同类型的神经元,为产生神经元模型的可能性开辟了新途径。然而,正如阿尔茨海默病的iPSC技术模型所显示的,该策略仍然存在很大局限性[18],因此,以线粒体为重点的人类神经退行性疾病的蛋白质组学研究就有了很大的研究价值——虽然使用人体组织或细胞培养物进行研究仍然受到方法和技术上的限制。

随着线粒体蛋白质组提取、分离和鉴定技术的发展,目前既能对整个线粒体蛋白质组进行分析,也可针对膜间隙或基质亚区间蛋白质组进行分析,进一步完善线粒体蛋白质组学的"目录"。蛋白质组学的发展为我们提供了大量线粒体基因和蛋白质信息,通过结合临床特征,有利于发现与疾病相关的基因和蛋白质,为我们系统研究线粒体与人类疾病的关系奠定基础。

3.2 蛋白质组学在疾病精准诊断中的应用

肺癌是全球癌症发病率和死亡率最高的疾病,五年生存率不到20%。肺腺癌(LUAD)是非小细胞肺癌(NSCLC)最常见的组织学亚型,约占肺癌的40%[19]。尽管几种致癌驱动物靶向疗法和免疫检查点免疫疗法取得了显著成就,但由于关键致癌信号通路中缺乏已知的基因突变,或者由于难以靶向致癌突变(例如 *KRAS* 突变),没有可用的靶向治疗选择的 LUAD 患者比例仍然很高[20]。此外,在肺癌患者中观察到,对靶向疗法的内在和获得性耐药也很常见[21]。由于蛋白质是细胞的功能执行者,LUAD 的蛋白质组和信号转导(磷酸化蛋白质组)的深入表征将为全面了解该疾病的分子机制和开发新的治疗方法奠定基础。

在一项最新的研究中,以 103 名中国 LUAD 患者的综合蛋白质组学特征鉴定了与临床和分子特征相关的三种亚型,并筛选了潜在的预后生物标志物和药物靶点[22]。研究人员使用蛋白质组学、磷酸化蛋白质组学,以及从 103 个 LUAD 肿瘤及其配对的非癌性相邻组织(non-cancerous adjacent tissue,NAT)中收集的基因组学数据进行了多组学联合分析。其中蛋白质组学数据的进一步分析揭示了不同基因型亚组中与 LUAD 相关的分子特征及其相关的临床结果[22]。主成分分析(PCA)显示,肿瘤与 NAT 蛋白质组之间有清晰的界线,表明在 LUAD 发生和发展过程中蛋白质组学异常。其中一些与临床结局(以总生存时间衡量)密切相关。值得注意的是,7 种先前报道的肺标签蛋白的基因(*AGER*、*SFTPA2*、*CAC-NA2D2*、*LAMP3*、*SCGB1A1*、*SFTPB* 和 *SFTPC*)在肿瘤中失去了表达。此外,肿瘤中多种肺富集蛋白表达较高的患者似乎具有更好的预后结果。

蛋白质组学数据证实 HSP 90β 是 LUAD 的预后标志物,并确定了一组蛋白质(如 IMPDH2、GAPDH、PSMB2 等)作为潜在的药物靶点,已知其中许多靶点与癌症发展有关。值得注意的是,IMPDH2 是免疫抑制剂霉酚酸的靶点。最近的研究表明,IMPDH2 在促进多种类型的癌症中起重要作用,包括小细胞肺癌[23]和胶质母细胞瘤[24]。GAPDH 是肿瘤中瓦尔堡效应的关键酶,靶向它的药物已显示出对结直肠癌等癌症的潜在治疗效果[25]。通过蛋白质组学的应用,不仅拓宽了我们对 LUAD 的理解和认识,更为加速基础研究向临床精确诊断和治疗的转化提供了机会,但是蛋白质组学的实际应用,现阶段仍然存在一些局限性。

糖尿病肾病是慢性肾脏病变(chronic kidney disease,CKD)的一种重要类型,是导致终末期肾衰的常见原因,也是 1 型糖尿病的主要死因。糖尿病肾病的发生往往伴随着复杂的病理生理过程,因此,它的早期检测与诊断对于患者预后至关重要。

尿白蛋白是用于诊断和治疗糖尿病肾病的蛋白质生物标志物之一,尽管该生物标志物仍是治疗的标准,并且微量白蛋白尿被认为可以指示潜在的肾脏损害,但它并不是糖尿病中真正预测肾脏疾病进展的指标,不能可靠地用于追踪机体对治疗的反应。

有研究利用蛋白质组学技术,鉴定了抗 M 型磷脂酶 A2 受体自身抗体,可以诊断出 70% 的原发性膜性肾病[26]。而更多的糖尿病肾病相关研究也通过蛋白质组学发现了其他诊断标志物和治疗靶点。因此,应用蛋白质组学探索构建诊断治疗的组合(panel)前景广阔。针对糖尿病肾病患者,结合尿白蛋白的检测与蛋白质组学标志,更能够促进精确早期诊断。然而在实践中,临床患者处于不同疾病状态,会给蛋白质组技术的应用带来挑战。例如,对于糖尿病肾病患者,某一时刻的尿白蛋白组学检测可能是这一时刻不同变量之间的组合效应(包括年龄、性别、饮食和昼夜变化等变量),这就给结果带来了不确定性。此外,蛋白质组学技术有着不同的分离、分析方法,到底采取何种组合策略,是需要在实践中不断优化调整的。

近年来新出现一种慢性肾病的危险评分系统 CKD273,它是利用蛋白质组学技术构建的一种多维尿蛋白质组分类器,由 273 个蛋白片段组成,可以预测肾功能恶化。美国 FDA 最近也鼓励进行将 CKD273 作为糖尿病肾病的诊断和风险预测的生物标志物的深入研究[27]。

3.3 蛋白质组学在精准药物开发中的应用

人们已经认识到,我们越了解有效药物的分子机制,就越能意识到这些药物作用靶点的复杂系统性。作为一种高效、高通量的方法,蛋白质组学在药物靶点识别中的广泛应用增进了对这些药物分子机制理解的信心。蛋白质组学将为我们提供研究精准药物靶点的优越技术平台。

目前,蛋白质组学方法论已进入药物开发流程的多个阶段:①鉴定与疾病过程有关的生物标志物或激酶;②验证蛋白质以诊断或预测疾病;③验证敏感性、特异性和预测性值。药物开发中使用的蛋白质组学检测方法涵盖了以免疫组织化学进行蛋白质定位、蛋白质印迹和反相蛋白质阵列（用于定量蛋白质及检测翻译后修饰）等最新技术等领域。药物开发不再仅限于使用大型化学分子库的高通量筛选的化学家。功能表型定义了药物靶点鉴定的范例。信号转导级联反应驱动细胞增殖、死亡、免疫、存活，以及转录和翻译反应。这些过程和所涉及的蛋白质已成为主要药物靶点，因为它们通常在癌症和其他疾病中失调。这些蛋白质不仅可以驻留在肿瘤细胞中，也可以驻留在肿瘤微环境的基质或免疫细胞中。

1949—2014年，美国FDA共批准了150种抗癌药物，其中61种是细胞毒性药物，89种是靶向治疗药物[28]。靶向治疗药物仍然是抗癌药物开发的重点。但是，癌症治疗的多数药物已出现耐受，因此必须扩大我们对蛋白质相互作用和表观遗传学的认知深度，拓宽药物开发领域蛋白质组学的应用程度。

开发用于预测药物反应的生物标志物是癌症治疗的主要挑战之一。在癌症基因组中，体细胞突变是一种常见现象，并且包括多种诱变模式，例如小插入、染色体重排和核苷酸取代。最终，异常的基因组产生了一个突变的转录组，结果，表达的突变蛋白质可能有助于癌细胞的致癌性。蛋白质组学方法已成功用于鉴定新基因，并重新定义各种基因组中现有基因模型的注释。该策略对于从肿瘤蛋白质组的突变蛋白、剪接变体和融合蛋白中鉴定肽具有特殊价值。这些候选蛋白质可能是癌症耐药性的潜在生物标志物，因为它们对化学耐药性肿瘤蛋白质组具有特异性，并具有特殊的治疗作用。近年来，蛋白质组学策略已用于研究化学抗药性的机制，并用于预测化学抗药性。

乳腺癌是女性最常见的恶性疾病，是仅次于肺癌和结肠癌的第三大罹患肿瘤。在乳腺癌中，人类表皮生长因子受体2（HER2／neu）的编码基因扩增已被广泛认为是疾病结局和对治疗反应的危险因素。现有的组学数据和HER2／neu阳性分子图谱均显示，HER2、EGFR和PI3K网络中关键蛋白的一些蛋白质组学改变似乎对靶向治疗效果产生了显著影响。在基因表达变化的验证中，包括TFF3、DACH1、RGS5和GHR在内的26个基因与乳腺癌的复发相关。TFF3编码的蛋白质,不仅与他莫昔芬耐药性和ER阳性乳腺癌的转移有关,而且在用芳香化酶抑制剂治疗的过程中还表现出生长和生存促进作用。使用全外显子组测序发现乳腺癌细胞系在获得多西他赛耐药性的过程中的体细胞基因组变化,其结果表明,在具多西他赛耐药性的细胞系中,重要转录因子E2F4的编码基因拷贝数丢失,表达被下调了[29]。肺癌是世界范围内主要的死亡原因之一。有研究者使用定量蛋白质组学(6-plex TMT)结合定制的Affymetrix GeneChip进行了一项初步的蛋白质组学研究,以比较肺腺癌和肺鳞状细胞癌,最终确定了在鳞状细胞癌中始终过量表达两种蛋白质MCT1和GLUT1,它们可能是肺腺癌和肺鳞状细胞癌药物靶点的潜在预后生物标志物[30]。通过使用液相色谱-质谱-质谱联用(LC-MS / MS)分析与基于下一代RNA测序的鉴定和表征结果,比较肺腺癌肿瘤与邻近的非肿瘤组织,Kim等在4个基因(*LTF*、*HDLBP*、*TF*和*HBD*)中鉴定出4个错义突变,其中两个是肺癌特异的[31]。肝癌是全世界第六大癌症。为了鉴定肝细胞癌(HCC)的生物标志物,纳米液相色谱-质谱-质谱联用(nanoLC-MS / MS)和同位素二甲基标记的鸟枪法蛋白质组学已用于分析HCC患者和正常对照者尿液中的蛋白质表达谱[32]。

总之,使用蛋白质组学方法发现的某些蛋白标志物可能具有巨大的潜力,可用于癌症的分子分型和预测对化学疗法的反应。这有助于阐明对基础生物学的新颖见解,并为后续精准药物开发和预后生物标志物研究奠定基础。

3.4 蛋白质组学在信号通路研究中的应用

细胞中各种信号转导分子相互识别、相互作用并进行转换和传递,从而构成了信号通路,细胞内信号通路比较复杂,并且相互交叉、相互关联。蛋白质在新陈代谢、生长发育过程及细胞信号转导中具有重要作用。细胞中的各种信号转导途径与生物学过程密切相关,而蛋白质在信号转导过程中起着重要作用。蛋白质组学是研究细胞信号通路的有效方法之一,它可以系统地进行蛋白质组学分析,并探索与机体的生理特性,以及与疾病的发生和发展有关的功能蛋白的表达。如今,蛋白质组学已成功应用于多种信号通路基础研究中。

例如，Woo等[33]用脂多糖刺激原代野生型和Nur77-/-小胶质细胞，并通过质谱检测蛋白质提取物。该方法共鉴定出2004种蛋白质，其中，静止状态和激活状态下表达有差异的蛋白质在野生型小胶质细胞中有749种，在Nur77-/-小胶质细胞中有677种。信号通路分析表明，脂多糖处理的Nur77-/-小胶质细胞中蛋白表达差异显著存在于小胶质细胞激活的重要信号通路中，包括Toll样受体信号通路、MAPK信号通路、FcγR介导的吞噬作用和趋化因子信号通路，并且发现，Nur77可能是vav1和ERK1/2信号通路的上游蛋白。这项研究为了解Nur77对脂多糖激活的小胶质细胞的作用机制提供了新的见解。

Wang等[34]的研究指出，雷帕霉素复合物2（mTORC2）在哺乳动物细胞增殖过程中起关键作用。为了更好地了解mTORC2的功能和潜在的分子机制，他们建立了Rictor（mTORC2的特定成分）表达水平被下调的稳定细胞系，并研究了细胞蛋白质组的定量变化，结果观察到，Rictor的编码基因被敲低细胞中，有101种蛋白质表达下调，有50种蛋白质表达上调。他们建立了由Rictor/mTORC2调控的蛋白质-蛋白质相互作用网络，表明Rictor/mTORC2参与了以上过程。敲低Rictor的编码基因影响了多个细胞黏附相关分子的表达，例如整合素α5（ITGA5）、转化生长因子-β1诱导的转录物1蛋白（TGFB1I1），以及赖氨酰氧化酶同源物2（LOXL2）等。进一步的研究表明，Rictor/mTORC2可能通过AKT调节细胞黏附分子的表达来调节细胞黏附和侵袭。综合以上数据，研究者绘制了受Rictor/mTORC2调控的蛋白质组图，揭示了该通路通过调节细胞黏附和迁移促进肾癌细胞侵袭的作用机制，进一步展现了蛋白质组学技术在生物信号通路研究中的重要作用。

四、总结

蛋白质是生命体生理功能的执行者，也是机体病理状态下产生显著变化的重要信号分子物质，而且这种生物信号往往是由多个蛋白质相互作用共同实现的。围绕蛋白质分离、蛋白质相互作用及蛋白质标记成像技术等关键领域,科学家构建了蛋白质组学研究技术体系。蛋白质组学研究使人们丰富了对恶性肿瘤、细胞能量代谢紊乱等重要疾病发生机制的认识,并为筛选精准药物分子靶点,实现恶性肿瘤、神经退行性疾病和代谢系统紊乱等重大疾病的精准诊疗提供了重要支撑。

参考文献

[1] Pandey A, Mann M. Proteomics to study genes and genomes[J]. Nature, 2000, 405 (6788): 837–846.

[2] Uhlén M, Fagerberg L, Hallström B M, et al. Proteomics. Tissue-based map of the human proteome[J]. Science, 2015, 347 (6220): 1260419.

[3] Lundberg E, Borner G H H. Spatial proteomics: a powerful discovery tool for cell biology[J]. Nature Reviews Molecular Cell Biology, 2019, 20 (5): 285–302.

[4] Hein M Y, Hubner N C, Poser I, et al. A human interactome in three quantitative dimensions organized by stoichiometries and abundances[J]. Cell, 2015, 163 (3): 712–723.

[5] Huttlin E L, Bruckner R J, Paulo J A, et al. Architecture of the human interactome defines protein communities and disease networks[J]. Nature, 2017, 545: 505–509.

[6] Christoforou A, Mulvey C M, Breckels L M, et al. A draft map of the mouse pluripotent stem cell spatial proteome. Nature communications, 2016, 7, doi: 10.1038/ncomms9992.

[7] Mackinder L C M, Chen C, Leib R D, et al. A spatial interactome reveals the protein organization of the algal CO_2-concentrating mechanism[J]. Cell, 2017, 171 (1): 133–147, e14.

[8] Thul P J, Åkesson L, Wiking M, et al. A subcellular map of the human proteome[J]. Science, 2017, 356 (6340), doi:10.1126/science.aal3321.

[9] Khatri V P, Petrelli N J. Precision Medicine[J]. Surgical Oncology Clinics of North America, 2020, 29(1): xv‐xvi.

[10] Tocchi A, Quarles E K, Basisty N, et al. Mitochondrial dysfunction in cardiac aging[J]. Biochimica et Biophysica Acta, 2015, 847(11): 1424–1433.

[11] Sun N, Youle R J, Finkel T. The mitochondrial basis of aging[J]. Molecular Cell, 2016, 61(5): 654–666.

[12] Pfanner N, Warscheid B, Wiedemann N. Mitochondrial proteins: from biogenesis to functional networks[J]. Nature Reviews Molecular Cell Biology, 2019, 20: 267–284.

[13] Chen M, Huang H, He H, et al. Quantitative proteomic analysis of mitochondria from human ovarian cancer cells and their paclitaxel-resistant sublines[J]. Cancer Science, 2015, 106(8): 1075–1083.

［14］Tyanova S, Albrechtsen R, Kronqvist P, et al. Proteomic maps of breast cancer subtypes［J］. Nature communications, 2016, doi: 10.1038/ncomms10259.

［15］Kim A. Mitochondria in Cancer Energy Metabolism: Culprits or Bystanders?［J］. Toxicology Research, 2015, 31(4): 323-330.

［16］Hirschey M D, Deberardinis R J, Diehl A M E, et al. Dysregulated metabolism contributes to oncogenesis［J］. Seminars in Cancer Biology, 2015, 35(Suppl): S129-S150.

［17］Butterfield D A, Palmieri E M, Castegna A. Clinical implications from proteomic studies in neurodegenerative diseases: lessons from mitochondrial proteins［J］. Expert Review of Proteomics, 2016, 13(3): 259-274.

［18］Mungenast A E, Siegert S, Tsai L H, et al. Modeling Alzheimer's disease with human induced pluripotent stem (iPS) cells［J］. Molecular and Cellular Neuroscience, 2016, 73: 13-31.

［19］Herbst R S, Morgensztern D, Boshoff C. The biology and management of non-small cell lung cancer［J］. Nature, 2018, 553 (7689): 446-454.

［20］Dang C V, Reddy E P, Shokat K M, et al. Drugging the 'undruggable' cancer targets［J］. Nature Reviews Cancer, 2017, 17(8): 502-508.

［21］Rotow J, Bivona T G. Understanding and targeting resistance mechanisms in NSCLC［J］. Nature Reviews Cancer, 2017, 17(11): 637-658.

［22］Xu J Y, Zhang C, Wang X, et al. Integrative proteomic characterization of human lung adenocarcinoma［J］. Cell, 2020, 182 (1): 245-261.e17.

［23］Huang F, Ni M, Chalishazar M D, et al. Inosine monophosphate dehydrogenase dependence in a subset of small cell lung cancers［J］. Cell Metabolism, 2018, 28(3): 369-382. e5.

［24］Kofuji S, Hirayama A, Eberhardt A O, et al. IMP dehydrogenase-2 drives aberrant nucleolar activity and promotes tumorigenesis in glioblastoma［J］. Nature Cell Biology, 2019, 21(8): 1003-1014.

［25］Yun J, Mullarky E, Lu C, et al. Vitamin C selectively kills KRAS and BRAF mutant colorectal cancer cells by targeting GAPDH［J］. Science, 2015, 350(6266): 1391-1396.

［26］Alicic R Z, Rooney M T, Tuttle K R. Diabetic kidney disease: challenges, progress, and possibilities［J］. Clinical Journal of the American Society of Nephrology, 2017, 12(12): 2032-2045.

［27］Tofte N, Lindhardt M, Adamova K, et al. Early detection of diabetic kidney disease by urinary proteomics and subsequent intervention with spironolactone to delay progression (PRIORITY): a prospective observational study and embedded randomised placebo-controlled trial［J］. The Lancet Diabetes & Endocrinology, 2020, 8(4): 301-312.

［28］Sun J, Wei Q, Zhou Y, et al. A systematic analysis of FDA-approved anticancer drugs［J］. BMC Systems Biology, 2017, 11(Suppl 5): 87.

［29］Hansen S N, Ehlers N S, Zhu S, et al. The stepwise evolution of the exome during acquisition of docetaxel resistance in breast cancer cells［J］. BMC Genomics, 2016, 17(1): 442.

［30］Stewart P A, Parapatics K, Welsh E A, et al. A pilot proteogenomic study with data integration identifies MCT1 and GLUT1 as prognostic markers in lung adenocarcinoma [J]. PloS One, 2015, 10(11): e0142162.

[31] Kim Y I, Lee J, Choi Y J, et al. Proteogenomic study beyond chromosome 9: new insight into expressed variant proteome and transcriptome in human lung adenocarcinoma tissues [J]. Journal of Proteome Research, 2015, 14(12): 5007−5016.

[32] Huang C H, Kuo C J, Liang S S, et al. Onco-proteogenomics identifies urinary S100A9 and GRN as potential combinatorial biomarkers for early diagnosis of hepatocellular carcinoma [J]. BBA Clinical, 2015, 3: 146−151.

[33] Woo J, Han D, Wang J I, et al. Quantitative proteomics reveals temporal proteomic changes in signaling pathways during BV2 mouse microglial cell activation [J]. Journal of Proteome Research, 2017, 16(9): 3419−3432.

[34] Wang Hao, Shao X, He Q, et al. Quantitative proteomics implicates Rictor/mTORC2 in cell adhesion [J]. Journal of Proteome Research, 2018, 17(10): 3360−3369.

（孙竞,李力星,万春玲）

第四章
代谢组学技术发展与精准医学

一、代谢组学概述

1.1 代谢物

代谢物（metabolite），也称为中间代谢产物，是指在机体代谢过程中产生或消耗的物质。代谢物通常是指生物小分子（分子质量介于50~1500 D），生物大分子并不包括在内，这些小分子可以是内源性代谢物（也就是由机体产生的），也可以是外源性代谢物（比如通过服用药物制剂产生的代谢物）。代谢物能够行使多方面的生物学功能，例如，在糖酵解和氧化磷酸化过程中，代谢物能够在酶促反应中作为催化表观遗传学修饰和转录调控的辅因子或者底物等。人类的代谢物约有20 000余种[1]。

1.2 代谢组

代谢组（metabolome）是指在一个生物样品中特定时间点上的所有小分子化学物质（即代谢物）的完整集合。这一概念最早是由Oliver等人提出的[2]。所述生物样品可以是单个细胞、某个组织或者组织提取物，也可以是整个生物体。根据所研究的生物样品的不同,代谢组内小分子的数量不尽相同。

与其他"组",比如基因组(genome)和蛋白质组(proteome)相比,代谢组构成成分更加复杂。首先,基因组由4种核苷酸组成,蛋白质组是由20种氨基酸组成,代谢组则是包含生物样品中所有的代谢物。氨基酸、磷酸糖、核苷酸和它们的前体物和降解产物,都可以被称为代谢物。其次,代谢组是动态的。图4-1描述了生物体内主要发生的代谢过程,由于细胞内不断发生化学反应,代谢组内的代谢物的分子量和浓度是在不断变化的。外在因素也会对代谢组造成影响,Kim[3]等人的一项研究指出,用餐时间和取样时间都会对尿液和血液样本中的代谢物造成影响。

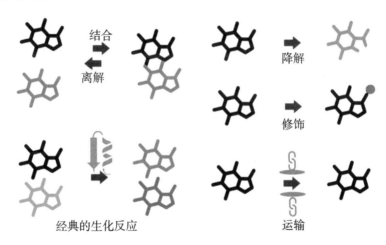

图4-1 生物体内主要发生的代谢过程

1.3 代谢组学

代谢组学(metabolomics)是继系统生物学领域中基因组学和蛋白质组学之后新近发展起来的,是可以同时定性、定量分析某一生物体或者生物系统在某一特定的生理时期内所有低分子量代谢物的一门学科[4],是研究"在新陈代谢过程中,生物体内代谢物的变化规律,揭示机体生命活动代谢本质"的科学,它关注生物体或者生物系统所有代谢物的变化,并且通过分析体液代谢物的组成来确定生物体系的系统生化谱和功能调控规律[5]。

需要注意的是,本章中所指的代谢组学一词,实际上是指英文 metabolomics。关于 metabolomics 和 metabonomics 之间的差异,虽然科研界没有一个定论,但比较流行的观点是,metabolomics 一词更关注细胞或者器官水平的内源性代谢物,metabonomics 则包含了环境因素(包括饮食和毒素)、疾病过程和外源性基因造成的代谢水平上的影响。

代谢组学自从起源之时就广受科研界的瞩目,其研究对象为样本中分子质量为 50~1500 D 的生物小分子,能够研究包括人类、微生物和各类实验动植物在内的多种研究对象,样本有体液(血液、唾液、精液、脑脊液、淋巴液、组织液等)、组织和排泄物(尿液、汗液、粪便等)。

我们为什么要研究代谢组学呢？代谢组学在所有组学中,是最能够深度研究表型的组学[5]。Rickeberg[6]等人提出了一个被普遍接受的观点:基因组(DNA)是最基础的遗传物质,基因组学告诉我们物种或者机体可能发生的事;转录组学告诉我们具体是怎么发挥作用的;蛋白质是物种个体具体表现形式,是最接近表型的;代谢组学告诉我们机体具体发生了什么(图4-2)[7]。

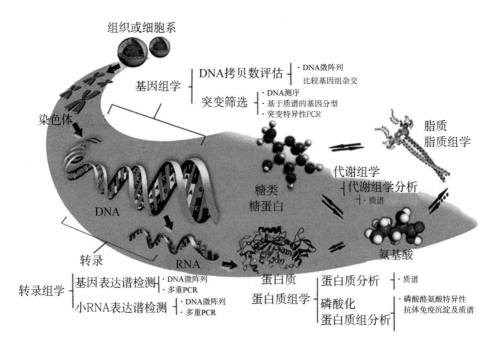

图4-2   各类组学的研究对象和相关的分析方法

代谢组学研究具有以下特性和优势:①生物体液的代谢产物分析能够更直接、更准确地反映生物体的病理生理状态;②基因和蛋白质表达的有效微小变化会在代谢物上得到放大,使检测更容易;③代谢组学的代谢物信息库简单,远没有全基因组测序及大量表达序列标签的数据库那么复杂;④代谢物的种类少,要远小于基因和蛋白质的数据,比物质的分子结构要简单得多;⑤代谢产物在各个生物体系中都是类似的,所以代谢组学研究采用的技术更容易在相关领域通用,也更容易被人接受。

目前代谢组学中有4种常用的分析平台:磁共振(NMR)、气相色谱-质谱联用(GC-MS)、液相色谱-质谱联用(LC-MS)、高效液相色谱(HPLC)。近年来还发展出快速蒸发电离质谱(REIMS)iKnife手持式代谢组分析技术和基于解吸电喷雾电离质谱成像(DESI-MSI)技术的空间代谢组学技术,用于疾病的诊断和研究。多种分析仪器的快速发展,促进了代谢组学数据的积累,这些数据不仅仅能为生物小分子功能提供指示,也能推动我们理解代谢物间生化、时间、空间的关系。代谢组学广泛应用并与基因组学、转录组学、蛋白质组学等联系日益紧密,多组学联动分析提供了多维度的信息;代谢组学自身也在不断发展分化,出现了靶向代谢组学、非靶向代谢组学、代谢轮廓、代谢轨迹等方面的研究。

二、代谢组学的起源与发展

2.1 代谢组学的起源

代谢组在预测疾病中的应用最早可追溯到公元前2000—前1500年,传统中医医生那时就开始使用蚂蚁来评估糖尿病患者尿液中的葡萄糖水平。同样,在古埃及和古希腊,医生通过尿液的味道来诊断疾病。

近代代谢组学研究最早始于威廉姆斯(Roger Williams),他在1948年使用纸层析法发现尿液和唾液中的代谢特征与精神分裂症等疾病具有联系,从而提出了一个设想,即个体可能具有可以反映出生物样品构成的"代谢谱"[8]。技术的进步使得代谢物的研究从定性转为定量,Horning[9]等在1971年研究证明GC–MS可用于测量人尿液和组织提取物中的化合物后,提出了"代谢谱"这一概念。

2.2 代谢组学的发展

"代谢组"一词最早是Oliver等人于1998年提出[2]。NMR技术也在同时开始急速发展。Nicholson研究小组于1985年利用NMR技术分析大鼠的尿液,于1999年提出了代谢组学的概念,并在疾病诊断和药物筛选等方面做了大量的研究。

2.3 代谢组学相关数据库及计划

代谢组学的分析技术进步、样本类型多样化、样本数量的增加,带来了大规模和更多样性的代谢组学数据。代谢组学数据库能更好地归纳大数据背后的普遍规律和生物学机制,在数据挖掘、多组学联合分析等方面都有着重要的作用。

当前,代谢组学研究中涉及的数据库大致可划分为两个层次:存储原始检测数据的原始数据库,存储代谢物及代谢通路相关信息的代谢物库。产生最早且发展相对成熟的是代谢物库。早期的代谢物库主要是存储各种代谢物的基本信息,包括代谢产物的简介、化学式、分子量、化学分类、化学性质、所在的代谢通路和质谱图等。用户可以将待鉴定物质的信息与库中代谢物的信息进行一一比对,对目标物质进行定性及代谢通路搜索。其中Human Metabolome Database（HMDB）、Kyoto Encyclopedia of Genes and Genomes（KEGG）、Metabolite Link（Metlin）、The Golm Metabolome Database（GMD）和The Small Molecule Pathway Database（SMP-DB）等代谢物库是该类数据库的代表,发展相对成熟,应用广泛。从2005年开始,加拿大埃德蒙顿市艾伯特大学科学家一直致力于研究"人体代谢组计划",该计划包含了8000个天然产生的代谢物数据库(人体内参与化学反应的小分子)、1450种药物、1900种食物添加剂,以及在尿检和血液检测中出现的2900种毒素。同年,美国斯克利普斯研究所的帕蒂（Gary J Patti）和休兹达科（Gary Siuzdak）建立了代谢组数据库Metlin,到目前为止已经有超过240 000种代谢物。

2010年以来,随着精准医学和生物信息学的发展,在一些国际组织的倡导和大力推动下,原始数据库开始出现。这类数据库在建立、完善、标准化和推广上都存在很多困难,都依赖于全世界科研观念和技术的发展。基因组数据库建设的成功先例对此类数据库的发展有一定的促进和借鉴作用。原始数据库的出现和标准化建设为更多的科研工作者提供了交流合作的机会,也是进一步提高数据利用率和挖掘深度的有效途径,将大大促进代谢组学技术的进步,也会为各种组学的整合分析以及组学与其他学科的交叉研究奠定数据基础。因此,虽然这类数据库建设和完善难度较大,却是组学发展的必然趋势。2010年以来,欧洲和美国的多个机构逐步建立一系列原始数据库并组建专业团队,致力于维护和推广应用。当前,有代表性的四大库是美国国立卫生研究院的 Metabolomics Workbench,欧洲生物信息研究所的 Metabolights、Metabolic Phenotype Database(MetaPhen,属于 MetabolomeExpress 的一部分)和 Metabolomic Repository Bordeaux(MeRy-B)。其中,前两种应用较为广泛,且接受多种仪器平台和多个物种的数据。Metabolomics Workbench 还允许对公开可用的数据进行探索性的统计分析。Metabolights 更侧重于数据管理,且数据递交的标准更严格。MetaPhen 和 MeRy-B 的规模较小,且专注于植物代谢组学。MeRy-B 以氢-1磁共振(^{1}H-NMR)数据为主,MetaPhen 则侧重于 GCMS 数据(表4-1)。

表4-1 代谢组学主要数据库及主要性能比较

数据库名称	网址	性能			
		质谱分析	磁共振光谱	代谢通路	结构信息
The Human Metabolome Database(HMDB)	www.hmdb.ca	√	√	√	√
Kyoto Encyclopedia of Genes and Genomes(KEGG)	www.genome.jp/kegg			√	√
Metabolite Database(Metlin)	metlin.scripps.edu	√			√
The Small Molecule Pathway Database(SMPDB)	smpdb.ca			√	√
Bio Cyc	www.biocyc.org			√	√
Spectral Database for Organic Compounds(SDBS)	sdbs.db.aist.go.jp	√		√	√

（续表）

数据库名称	网址	性能			
		质谱分析	磁共振光谱	代谢通路	结构信息
Metabolomics Workbench	www.metabolomicsworkbench.org	√		√	√
MetaboLights	www.ebi.ac.uk/metabolights	√		√	√
Metabolome Express	www.metabolome-express.org	√		√	

三、代谢组学最新的方法和技术

3.1 代谢组学样品制备

代谢组样本来源极其广泛,可以是各种生物样品,包括人体的尿液、唾液、血清、脑脊液等,各种组织器官及其代谢产物,各种动植物、微生物和人工培养的细胞系等。由于代谢组极其灵敏,代谢产物易受环境的影响,且不同代谢产物的浓度和化学性质差异较大,因此样品制备的好坏对实验后续结果影响很大。本小节总结了几条普适性的原则,可以以此建立属于自己的样品制备原则。

3.1.1 样品制备原则

用于代谢组检测的样品从生物体内取出后应尽快冷冻在液氮或者干冰中,因样品长期暴露室温下会导致其中多种代谢物浓度明显改变。然而,有时样品需要进行前处理,这时样本必须保持在4 ℃环境下并尽快处理。比如组织样品需要尽快用胰蛋白酶处理以分离细胞,并用4 ℃预冷的PBS冲洗以去除培养基成分。对于小于5 mm的组织,清除血液或其他杂质后可以直接冷冻到液氮里。细胞样本可以用4 ℃的甲醇或乙腈处理。对于不含蛋白质的液体成分如尿液等,可以直接冷冻到-80 ℃,但对于含有蛋白质的样品,如唾液、血清、血浆和组织提取物等,必须通过提取分离或过滤等手段除去蛋白质等大分子后再冷冻。另外,可加入0.1%的叠氮化钠防止微生物的污染。对于微生物样品,由于其代谢率非常高,因此应尽快处理,以防止代谢产物发生变化。一般使用-50~-20 ℃

的甲醇预处理,然后离心及萃取相关代谢产物。需要注意的是,样品尽量分装成小管,以防反复冻融造成代谢物损失。在提取代谢产物前,组织或细胞需打成匀浆(<10 μm)以提高代谢物得率。一般在液氮里研磨或使用加液氮的匀浆机[10-12]。

需要注意的是,与基因及蛋白质相比,代谢物处于生命活动的下游,动态波动性大,因此需要更多的生物学重复来增加数据的可靠性和说服力。如植物样品建议8次生物学重复,模式动物及微生物样品建议10次生物学重复,临床样品建议30次以上生物学重复。

3.1.2 代谢产物的提取

极性代谢物一般采用酸处理、超滤法或加热法来淬灭酶活性,从而最大限度地减少脂质和大分子成分的损失。此外,为了避免杂质或过多的盐分残留对光谱产生干扰,应采用易于去除的溶剂,如纯水、三氯乙酸和碳酸氢铵、高氯酸或可以真空干燥的有机溶剂等。在产物提取过程中,需要严格监控提取缓冲液的pH。比如,对于NMR分析,控制pH至关重要,因为氨基酸、有机酸和磷酸化化合物对pH非常敏感,较小的pH改变就可以改变它们的化学位移和(或)自旋偶合,从而在光谱上产生非常明显的差异。许多代谢物在NMR数据库中的数值是在特定pH下测量出来的,因此,在样本提取过程中需要将所有样品的pH调整到标准值附近(±0.05),然后再进行NMR分析[13,14]。

提取低极性代谢产物,如甘油酯、鞘脂和胆固醇等,需要使用甲醇或氯仿-甲醇(2:1)混合液。甲醇可以更好地萃取出磷脂和鞘脂类物质,而氯仿-甲醇混合液可以更好地萃取中性脂[15]。

3.2 代谢组学常用技术

代谢组是一门技术驱动的学科,目前使用的主要技术包括磁共振技术、气相色谱-质谱联用、液相色谱-质谱联用和高效液相色谱技术等。

3.2.1 磁共振技术

磁共振(nuclear magnetic resonance,NMR)是对各种有机物和无机物的成分、结构进行定性分析的有力工具之一,也可以进行化合物的定量分析。其原理是原子核自旋时产生的磁矩会在外加强磁场中旋转,当吸收适当频率的电磁辐射时,原子核磁矩可在所产生的磁诱导能级之间发生跃迁。在磁场中,这种带核磁性的分子或原子核吸收的能量等于它从低能级向高能级跃迁时两个能级的能量之差时,会产生共振谱;不同的原子核在给定的外加磁场中,只吸收某一特定频率射频场提供的能量,这样就形成了一个磁共振信号,因此可用于测定分子中某些原子的数目、类型和相对位置[16]。NMR谱按照测定对象可分为:¹H-NMR谱(测定对象为氢原子核)、¹³C-NMR谱及氟谱、磷谱、氮谱等。由于生物代谢物主要由碳氢组成,所以在代谢组研究中,以¹H-NMR谱和¹³C-NMR谱应用最广[17]。图4-3展示了近15年基于NMR的代谢组相关研究论文,可以看出论文数量稳步增加,这预示着NMR与LC-MS和GC-MS相比有着独特的优势。

NMR谱相较于其他方法表现出诸多优点:①NMR样品只需要简单的预处理,如尿液和血清样品经过简单处理即可上机,自动化程度高;②样品需要量少,特别是对生物样品的需求量小,仅要求数百微升;③无损伤性,不会破坏样品的结构和性质;④检测时间短,绘制一张体液的一维图谱大概仅需要10分钟时间;⑤可在接近生理条件下进行实验,可在一定的温度和缓冲液范围内选择实验条件;⑥可以进行实时和动态的检测,一次检测可产出信息量丰富的图谱,这些图谱

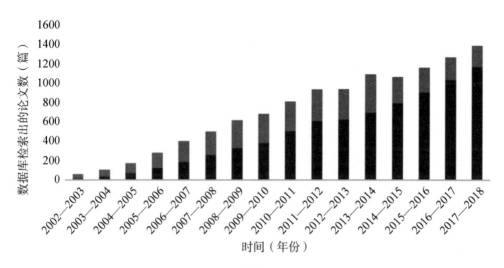

图4-3 以 metabolomics and NMR(深色)或 metabonomics and NMR(浅色)为关键词搜索数据库,发现基于NMR的代谢组研究论文逐年增加

具有可追溯性和还原性;⑦混合物中不同代谢物的NMR响应系数一致,属于无偏向检测技术;⑧所产生数据为定性和绝对定量数据,准确率高;⑨整体操作有全球统一的标准操作规程,稳定性高,可实现全球结果跨区域的数据交流合作[17]。

基于该技术的代谢组学研究存在两个瓶颈。首先,与质谱相比,其灵敏度较差。但是近些年来,由于磁场频率的提高(1000 MHz)、低温探头及微量探头的应用,灵敏度有了很大的改善。其次,磁共振图谱中多种内源性代谢物谱峰重叠严重,影响了对代谢物的定性及定量分析。如很多生物样品的磁共振图谱可包含高达5000多个响应信号[18]。对于分析者来说,如何从大量的磁共振图谱数据中获取有意义的信息是一项具有挑战性的工作。基于示踪剂的NMR工作流程见下图[19]。

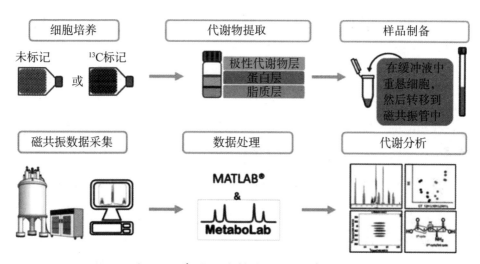

图4-4 基于示踪剂的NMR工作流程

细胞培养物在含有¹³C或¹⁵N标记的前体培养基中生长。通常情况下,需要1000万~2000万个细胞。离心收集悬浮液中的细胞,使用甲醇、氯仿-甲醇或水萃取获得代谢物;在将样品转移到磁共振管之前,将其真空干燥并重新悬浮在缓冲液中。采用不同的磁共振图谱,通常包括¹D-¹H-NOESY和²D-¹H、¹³C-HSQC等进行化合物的分析。

3.2.2 气相色谱-质谱联用

气相色谱-质谱联用(gas chromatography coupled to mass spectrometry, GC-MS)是一种结合气相色谱法和质谱法的特性鉴别不同物质的分析方法。气相色谱法(GC)是一种已使用了50多年的分离技术,分析物被结合在柱子的表面,然后根据其挥发性使用温度梯度依次洗脱各种成分。这之后再使用质谱（MS）检出信号。一种常用的检测方法是火焰电离检测法（flame ionization detection，FID），它的响应信号与被分析物的碳含量成正比，这对于被分析物的定量非常有用。GC-MS的优势是，除了能在离子色谱图中检测出被分析物的峰外，还可以获得更多的信息，如检出待分析物的质量及特征性的碎片模式等。目前，GC-MS因其出色的分离能力、高灵敏度和重现性好等特点，成为代谢组研究中最重要的手段之一[20]。

　　代谢组非常复杂，包含数千种代谢物，这些代谢物在化学多样性、极性和分子量方面差异很大，其浓度在细胞内也有很大差异，从mg/mL级别到pg/mL级别都有，因此，目前，没有一个单一的样品制备策略能够涵盖任何样品类型中的所有代谢物。GC-MS通常用于分析非极性化合物，例如有机化合物和疏水性天然产物，但是非极性化合物必须进行衍生化才可结合到色谱柱上。GC-MS测定的常见化合物包括氨基酸、有机酸、脂肪酸、嘌呤、嘧啶、糖和芳香族化合物等在内的代谢物。但这些代谢物的极性强、挥发性低，需要将这些物质进行预处理并衍生化成相应的挥发性衍生物，才能适合气相色谱的测定范围[20]。由于只有非常敏感的检测器才能在非常低的浓度下检测到这样的代谢物，因此通常需要进行预浓缩。预浓缩步骤包括固相萃取（solid phase extraction，SPE）、固相微萃取（solid phase microextraction，SPME）、液-液萃取等[21]。预处理过程主要包括代谢淬灭、细胞浓缩、代谢物提取等。衍生化能改善分离结构近似的化合物时的选择性，克服载体和柱壁对高极性、低挥发性样品的吸附，从而有效改善样品的峰形，选择特殊的衍生化方法还可用来拆分某些较难分离的手性化合物。常用的衍生化试剂分为硅烷化、酰化和烷基化三类，其中应用广泛的是硅烷化试剂和酰化试剂[21]。

　　代谢产物经衍生化后过柱分离出相应的代谢产物，再电离后经质谱区分不同的化合物。其中，电子电离（electron ionization，EI）是基于GC-MS的代谢组学研究中最常用的电离形式。它是一种硬电离技术，通常采用标准的70 eV的高能电子与气相原子或分子相互作用，产生离子。EI具有非选择性电离的特点，只要样品气化,都能够离子化,离子化效率高且碎片较丰富,而丰富的碎片离子能够提供分子结构中一些重要的官能团信息[22]。另外,化学电离(chemical ionization,CI)也是一种常用的处理方法,相较于EI方法,该方法电离产生的碎片较少,但能产生准分子离子,有利于相对分子质量的测定。当分子以带电离子形式存在时,质谱仪就能根据其质荷比(m/z)来区分代谢物。其精度用质量分辨率和分辨力(resolving power,RP)来衡量。质量分辨率定义为在质谱中观察到的两个相邻离子在峰的全宽半质量(full width half mass,FWHM)下的分离度。RP定义为标称质量(nominal mass,m)除以质量差(Δm)。RP可以确定峰值的中心和质量误差。质量误差是指给定离子的观测质量和理论质量之间的差值;质量误差越小,分子式的可信度越高,有助于进行初步鉴定。高质量分辨率和高质量准确度的结合,能够准确地识别分子的质量,从而能够解决质量非常接近的离子的识别难题,提高分子的鉴定能力[23]。

GC-MS技术具有分辨率高、灵敏度高、易于定性等优点,但只能用于分离和鉴定低分子量(50~600 D)和挥发性化合物。对于极性、热敏性、非挥发性代谢物的检测,需要在分析前使用化学衍生法,预处理较为烦琐。彩图5展示了GC-MS的一般流程。依据研究问题确定采集的样品类型,进行代谢产物的提取,然后通过衍生化准备上机样品,得到的衍生化合物通过质谱峰区分相应的化合物,进行后续的生物信息学分析和生物学意义的解释。

3.2.3 液相色谱-质谱联用

液相色谱-质谱联用(liquid chromatography coupled with single-stage mass spectrometry,LC-MS)将液相色谱(或高效液相色谱技术)的物理分离能力与质谱的质量分析能力相结合,是目前使用最广泛的代谢组检测技术。其原理是通过在高压下流过的流动相将含有代谢产物的样品溶液泵送到固定相(LC柱),固定相和流动相之间的化学相互作用导致代谢物具有不同的迁移速率。从LC柱洗脱后,将流出物导入质谱仪。其中LC柱流出物被雾化、去溶剂化和离子化,从而产生带电粒子。然后,这些带电粒子在电磁场的作用下,在高真空中通过一系列质量分析器迁移。目标特定质荷比的前体离子(或母离子)通过第一个四极杆排除了所有其他质荷比粒子。进入碰撞室后,目标质荷比离子通过与惰性气体碰撞而碎裂成产物离子(或子离子),就可以用电子倍增器对分离的产物离子进行定量。离子从前体到产物离子的转变对目标化合物的结构具有高度特异性,因此可以分离不同的代谢产物(彩图6)[24]。

LC-MS技术比GC-MS技术具有更大的优势,前者不需要对样品进行烦琐的衍生化预处理,非常适用于热不稳定、不易挥发、不易衍生和分子量较大的物质,且LC技术良好的分离能力与MS相结合,使LC-MS技术对检测样品的浓度和纯度要求明显降低。LC-MS技术的这种灵活性与普适性,使得它成为代谢组研究中功能最全面,也最常用的技术平台[25]。

3.2.4 高效液相色谱

高效液相色谱(high performance liquid chromatography, HPLC)作为最通用的分离方法,可以分离多种极性化合物。HPLC与传统液相色谱的区别在于其操作压力要高得多(50~350 bar),而普通液相色谱通常是依靠重力作用使流动相通过色谱柱。典型的HPLC色谱柱直径为2.1~4.6 mm,长度为30~250 mm。同时HPLC柱采用较小的吸附剂颗粒(平均粒径为2~50 μm)。这使得HPLC比传统的液相色谱具有更高的分辨率[26]。

HPLC采用高压泵强力注射流动相,其储液器中装有溶剂,由于溶剂会移动,所以被称为流动相。一个系统中通常至少有两个储液器,每个储液器最多可容纳1000 mL溶剂。目前大多数HPLC都是全自动的,由计算机精确地控制进样量。其工作过程为自动进样器将含有待检测物质的溶剂引入相流中,将样品带入高压(最高400 MPa)色谱柱中,柱中含有实现物质分离所需的特定填料,被称为固定相。样品在色谱柱中停留的时间取决于固定相、待分析的物质和所用溶剂相互作用的强弱。当样品通过色谱柱时,由于分析物的极性不同,它在两相之间以不同的速率相互作用,与固定相相互作用较少或与流动相相互作用较多的分析物会更快地流出色谱柱。当分离的化合物带从高压柱中洗脱出来时,通过检测器检出信号,这些信号再发送到计算机,由计算机生成色谱图[27]。

与传统的色谱仪相比,HPLC检测的优点很多,如分辨率和灵敏度极高,可以鉴定出浓度低至万亿分之一的化合物,且分析速度快,十几分钟到几十分钟就可以上机完成检测;重复性好,定量精度高;应用范围广泛,适用于分析沸点高、分子大、极性强、热稳定性差的化合物。其缺点是价格昂贵,要使用各种填料柱,容量小,分析生物大分子和无机离子比较困难,流动相消耗大且有毒性的居多[27]。

3.2.5 代谢组常用技术比较

代谢组常用的技术及分析仪器种类繁多,其灵敏度和覆盖面的广度各不相同。NMR是代谢组中最常用的分析平台之一。它因在绝对定量中的可靠性和实用性而广受欢迎,但是相对其他技术NMR的检测灵敏度较低,仅限于测量毫摩尔(mmol)至微摩尔(μmol)浓度的物质[28]。质谱平台(如LC-MS)可以检测纳摩尔(nmol)至皮摩尔(pmol)浓度的代谢物,可以检出更多的代谢物。但是,质谱平台容易出现故障,相对于NMR来说,通过质谱技术往往难以量化代谢物的浓度。GC-MS比LC-MS的灵敏度低,但一般地说,气相色谱更稳健,重现性更高。GC-MS有时可用于识别和量化代谢组,因为它的精确度和重复性均高于NMR或LC-MS[29]。图4-5比较了不同代谢组检测平台的相对灵敏度。表4-2比较了不同平台的优缺点。

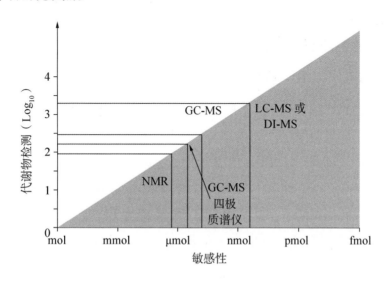

图4-5 代谢组检测平台的相对灵敏度比较

表4-2　代谢组各个平台优缺点的比较

平台	优点	缺点
NMR	无损的多参数和动态监测技术;样品需求量少,前处理较简单,对于复杂的生物样本比较合适;检测时间短,保证样品在检测时间内维持原有性质;有丰富的分子结构和动力学信息,同时完成定性分析和定量分析,数据后处理简单灵活	灵敏度低,500 Hz的检测限理论为10 μmol;检测动态范围有限,很难同时检测一个样品中含量相差很大的物质;检测的化合物数量有限
GC-MS	重现性好,技术成熟;分辨率和灵敏度高;有成熟的商业数据库,结构定性可靠	样品处理过程烦琐;检测物质谱较窄,主要是挥发性物质和可衍生化的具有活性氢基团的物质
LC-MS	分析范围广,分离能力强,灵敏度和分辨率高于其他平台;样本前处理简单,重现性好;可分析物质较广,包括不稳定,不易衍生化,难挥发和分子量大的代谢物	没有成熟的商业数据库,可鉴定的化合物有限
HPLC	分析范围广,挥发性和非挥发性、低分子量和高分子量的代谢物都可检出;效率高,灵敏度高,分析速度快,载液流速快,通常15~30分钟分析完一个样品;色谱柱可反复使用,样品不被破坏,易回收	待检测物质需在室温下稳定,在液相中可溶;对溶剂和设备要求高,需要梯度压力,比较昂贵

3.3　代谢组学研究方法

3.3.1　非靶向代谢组学和靶向代谢组学

目前没有任何一种分析技术能够对所有感兴趣的代谢物进行准确的鉴定和定量。根据研究目的的不同,代谢组学可分为两种不同的类型:非靶向代谢组学(untargeted metabolomics)和靶向代谢组学(targeted metabolomics)。非靶向代谢组学是指采用LC-MS、GC-MS和NMR技术,无偏向性地检测细胞、组织和器官中所有小分子代谢物的动态变化,并通过生信分析筛选差异代谢物,对差异代谢物进行通路分析,揭示其变化的生理机制。靶向代谢组学是针对特定类的代谢物进行分析,特定代谢物特异性信号被用来精确地确定已知的内源性代谢物的相对丰度和浓度。两者各有优缺点,经常联合使用,用于差异代谢产物的发现和定量、对后续代谢分子标志物进行深入的研究和分析,这在疾病研究、动物模型验证、生物标志物发现、疾病诊断、药物研发、药物筛选、药物评估、临床研究、植物代谢研究、微生物代谢研究中发挥重要的作用[21]。彩图7和图4-6分别展示了非靶向代谢组学和靶向代谢组学的分析流程[30]。表4-3展示了两者的区别。

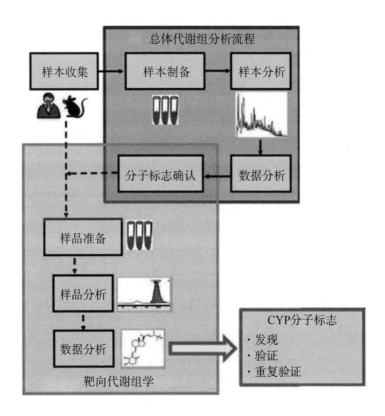

图4-6　以细胞色素P450(CYP450)作为生物标志物进行靶向代谢组学分析的流程

表4-3　非靶向代谢组学和靶向代谢组学的比较

	目的	功能
非靶向代谢组	发现差异代谢物,寻找分子标志	可以定性,相对定量
靶向代谢组	注重目标代谢产物,一般以通路为主	定性定量同时进行,可以检测浓度

3.3.2 代谢组数据分析原则

在非靶向代谢组学中,质谱仪以全扫描模式收集数据,以覆盖小分子代谢物的预期质量范围。数据为一系列连续时间点采集的全扫描质谱(一个扫描事件通常持续2~10毫秒)。因此,一个LC-MS数据文件可以看成一个3D结构,其中成千上万的窗格(每个窗格代表一个2D全扫描质谱)被连接在一起。为了有效地挖掘质谱数据,目前仪器提供商及相关科研人员开发了一系列数据处理工具,包括噪声过滤、基线校正、归一化、峰值选择、峰值整合和比对等相关软件。这些软件可以扫描出色谱运行中的所有"真实信号",并生成一个二维数据矩阵。通过将质量信息和保留时间信息相结合成特征标识,LC-MS数据的三维结构被压缩到二维空间[31]。仪器提供商开发的软件会随其质谱操作平台提供,但是这种软件一般只能处理同一平台上产生的数据文件,且不允许修改或优化数据挖掘算法,只能改变一些参数(如m/z或保留时间窗口和响应容差)。这类软件可以提供多变量统计选项,如主成分分析、判别分析,以及标记识别功能,如数据库搜索和公式预测等。免费的软件包括MZmine[32]、MetAlign[33]和XCMS[34]等。这些程序可以分析各种质谱仪产生的数据,并将其转换为通用格式(如netCDF或mzXML)。MZmine集成了一个图形界面;XCMS基于R语言运行,在数据提取和数据挖掘方面非常灵活。另外,许多研究人员也开发了私有的Matlab脚本来分析数据。

质谱数据在分析之前,必须进行数据质量评估。评估标准包括:①数据集或样本中的缺失值不应超过设定的阈值,如40%;②删除特征少于20%的样本;③质控峰应通过预先确定的标准,如大部分峰(70%以上的峰)的变异系数小于30%;④只有当多变量(S-plots,负荷图,VIP值或图)和单变量(方差分析,t检验,$P < 0.05$)检验表明它们有助于样本分组时,才应将其视为潜在的标记;⑤这些标记应在质控样品中显示出稳定的信号[35]。

代谢物峰的识别和鉴定是代谢组学分析最关键的过程,也是后续差异代谢物寻找和生物学意义阐释验证的基础。这个过程包括确定m/z或time(质谱)或ppm标度(磁共振)上对应于特定代谢物的位置。峰定量是根据信号的面积或高度计算代谢物(绝对或相对)量的基本过程。代谢物的鉴定通常依赖于推导原子组成,在网络光谱数据库中进行搜索,用本章2.3中介绍的软件工具和数据库来帮助鉴定代谢物。类似的数据库和工具也可用于磁共振谱。然而,光依靠网络数据库定性还远远不够,代谢组学定性和定量最精确的方法是,使用已知代谢物浓度的标准品,制作标准曲线,就能获得该物质的绝对含量。成熟的代谢组学公司和机构平台都有自建的标品数据库,标品库中种类越多,得到的结果就越可信。

四、代谢组学在精准医学中的应用

精准医学的目标是考虑个体在环境、生活方式、遗传和表型等方面上存在的差异,个性化设计疾病预防和临床护理策略。精准医学的实现在很大程度上依赖于系统生物学和包括代谢组学在内的各组学的发展。

目前,代谢组学越来越多地被用于诊断疾病、了解疾病机制、确定新的药物靶点、定制药物治疗方案和监测治疗结果等多个精准医学相关领域。基因组学是依据基因和遗传风险评分给出机体内可能发生了什么,代谢组学则是依据代谢谱和代谢上的表型指示机体中正在发生什么。因此,代谢组学不仅能鉴定内源性代谢物(基因组的下游代谢物)和外源性代谢物(外界环境来源的代谢物)相关的疾病代谢物,也能够为疾病的产生机制给出根源性的解释[36]。

代谢组学对精准医学的贡献极大,主要表现在以下三个方面。

(1)提供疾病预防、治疗、诊断的标志

目前代谢组学在此领域内最成功案例就是新生儿筛检,基于质谱技术的新生儿筛检不仅能帮助疾病诊断甚至能预测疾病的发生,也能够帮助医生给出最佳的治疗方案(例如酶替代疗法或者控制饮食)[37]。

(2)疾病的分型及人群的分层

例如代谢组学在孤独症研究中的应用,Smith等人通过分析18~48月龄的孤独症患儿和正常儿童的血浆氨基酸组成,鉴定出可用于准确诊断一部分孤独症患儿的生物标志物,为孤独症谱系障碍(ASD)诊断和个体化干预提供了依据[38]。

（3）监测药物反应和个体化给药

由于药物代谢与种族、年龄、性别、体重、饮食及其他生理因素相关，仅仅依靠表型来预测个体对药物的反应有很大挑战。由于代谢组学能考虑所有表型、环境和生理上的因素，所以运用代谢组学能实时监测药物反应并调整用药剂量[39]。

4.1 代谢组学与代谢性疾病

在过去的几十年中，代谢组学取得了显著的进展，这些进展系统地揭示了多种代谢性疾病，如2型糖尿病和肥胖症的基本机制，且发现了一系列与这些疾病相关的生物标志物并建立了相关的风险预测模型。代谢性疾病如肥胖症和2型糖尿病等是由遗传、代谢和环境（饮食和生活方式）之间复杂的相互作用导致的。目前，临床上使用的一些检测方法非常昂贵，并不适合疾病大规模筛查，例如，绝大多数的缺血性心脏病（ischemic heart disease，IHD）是由于冠状动脉中存在粥样不稳定斑块，目前临床上使用正电子发射断层成像（positron emission tomography，PET）等技术进行检测。因此，利用基于血液的代谢组学分析来识别亚临床动脉硬化和早期可能的心血管疾病具有很高的临床价值。目前在临床上，经常使用体液，如血液和尿液来估计患者罹患糖尿病的风险，以及识别血脂异常、高胰岛素血症、葡萄糖不耐受和高血压病等心血管疾病[40]。基于代谢组技术，人们已经发现了一系列与动脉粥样硬化、心力衰竭、肥胖症、2型糖尿病、妊娠糖尿病、宫内生长迟缓和先兆子痫（妊娠毒血症）等代谢性疾病相关的分子标志物，包括脂肪酸、TCA循环中间体、碳水化合物、氨基酸、胆碱和胆汁酸等[41]。

心力衰竭（heart failure，HF）简称"心衰"，是由各种病因导致的心脏功能减退，使心脏排血量减少，不能满足身体各组织器官需要，从而引起的一系列临床症状和体征。心衰是一个严重的全球性公众健康问题，是大部分心血管疾病发展的最终阶段，发病率高，危害性大，预后不良。目前全世界有超过2600万人患有心衰，在中国，心衰的患病率为0.9%，估计有400万~500万心衰患者。随着年龄的增长，心衰的患病率显著上升。有研究显示，年龄每增加10岁，心衰的发病率增加一倍[42]。心衰会经历一个特征明显的代谢重塑过程，包括线粒体功能和氧化性能量代谢普遍减少,心脏增加无氧葡萄糖代谢(糖酵解)补偿能量代谢过程。代谢组学发现,心衰患者体内 L-C 酰基肉碱、乳酸和循环支链氨基酸(branched-chain amino acid,BCAA)含量升高。此外,最近的研究发现,衰竭的心脏可能会增加对酮体作为氧化能量来源的依赖,以补偿线粒体脂肪酸氧化的减少,因此心衰患者体内的循环酮体(如 β 羟丁酸和乙酰乙酸)通常会减少[43]。

对于糖尿病及动脉粥样硬化,也通过代谢组技术发现了一些有用的分子标志物。如 Tang[44]等人发现,三甲胺-N-氧化物(trimethylamine-N-oxide,TMAO)是糖尿病、动脉粥样硬化和卒中事件的重要预测因子。膳食中的磷脂酰胆碱和肉碱通过宿主肠道微生物组产生三甲胺(trimethylamine,TMA),这种 TMA 随后被释放到血液中,然后被肝脏氧化成 TMAO。TMAO 可能通过干扰胆固醇的反向运输,来促进动脉粥样硬化的发展,随后增加心血管事件的风险。此外,最近的研究表明,通过用 3,3-二甲基-1-丁醇以非致死性方式抑制细菌的 TMA 酶,干扰肠道微生物组将膳食中的胆碱或肉碱转化为 TMA 的能力,可降低动脉粥样硬化模型小鼠中的循环 TMAO 水平,延缓动脉粥样硬化病情进展[45]。另外,Wang 等在一个独立的大型临床队列中发现,三种重要的代谢物即胆碱、TMAO和甜菜碱与脑血管疾病(CVD)的发展密切相关,且 2 型糖尿病患者尿液中 TMAO水平明显增加[46]。这些研究表明,TMAO 可以作为诊断动脉粥样硬化及 CVD 的新型生物标志物。这些发现也体现了代谢组学的力量,表明利用代谢组学,可以发现复杂的分子过程,最终改善我们对疾病发生发展过程的理解[47]。

4.2 代谢组学与肿瘤系统疾病

癌症的预后很大程度上取决于癌症被发现时的阶段和分子亚型。因此,临床上需要在发病早期甚至癌前病变阶段快速准确地检测出肿瘤。作为基因、RNA 和蛋白质表达的终点,小分子代谢物可以反映基因-蛋白质-环境相互作用的结果,从而准确地代表了代谢表型的各种类型的癌症。因此,针对相关分子标志物的研究有可能实现针对癌症的早期诊断;针对同种癌症不同个体使用分子标志物预测患者的预后,可以指导个体化治疗,显著提高生存率。

到目前为止,研究者已经发现了一系列的癌症相关代谢分子标志物,如2-羟基戊二酸(2-hydroxyglutarate,2-HG)在急性髓系白血病、乳腺癌、肾癌、肝内胆管癌、甲状腺乳头状癌等多种癌症中都出现了显著的上升[48]。表4-4列出了已被报道的2-HG作为各种癌症生物标志物的案例。

表4-4　目前已被报道的2-HG在各种癌症中的表型

疾病类型	血清	组织	尿液	细胞系	参考文献
急性髓系白血病(预后)	上调				[49]
三阴性乳腺癌		上调			[50]
肾细胞癌				上调	[51]
肝内胆管癌	上调	上调			[52]
甲状腺乳头状癌		上调			[53]

另外,脂肪酸是一种最近发现的与癌症相关的生物标志物。研究发现血清中不饱和游离脂肪酸的含量可以作为早期结直肠癌的诊断指标。一项营养干预研究发现,相对于Omega-6花生四烯酸来说,血液中较高水平的Omega-3脂肪酸、二十碳五烯酸和二十二碳六烯酸与乳腺癌的发病风险降低有关[54]。另一个研究发现,丝氨酸和甘氨酸是癌细胞转移过程中的原料之一,甘氨酸分解与癌细胞快速增殖相关,且甘氨酸和丝氨酸饮食限制可以抑制癌细胞的进展;人胰腺癌患者血液中,支链氨基酸包括亮氨酸、异亮氨酸和缬氨酸等含量较高[55]。

癌症的诊断和预后的分子标志物需要具有灵敏度高和特异性强的特点,目前可以通过多个组合型分子标志物联合进行预测,受试者工作特征(receiver operating characteristic,ROC)曲线可以达到80%以上。一项研究表明,血清中的C16:1、C18:2、C20:4和C22:6比例可以很好地区分早期结直肠癌患者与健康人。其ROC曲线下面积(area under curve,AUC)可以达到0.926,灵敏度为84.6%,特异度为89.8%[56]。最近的一项代谢组学研究发现,谷氨酸、胆碱、脱水-d-葡糖醇、甜菜碱和甲基胍可以将胰腺癌(pancreatic cancer,PC)患者与其他患者区分开来,其灵敏度高达97.7%,特异性为83.1%;并在独立人群验证中发现AUC = 0.835,灵敏度和特异性分别为77.4%和75.8%[57]。这些研究的高预测效能预示着这些分子标志物具有作为检测早期PC的潜能。一项包括400名急性髓系白血病患者和446名健康人对照组的研究鉴定出了6种血清葡萄糖代谢标志物,且体外研究结果表明,糖酵解的增强有助于降低对抗白血病剂阿拉伯呋喃糖胞苷(Ara-C)的敏感性,而抑制糖酵解可抑制急性髓系白血病中的细胞增殖[58]。

4.3 代谢组学与药效及不良反应

药物治疗反应和疾病易感性的个体间差异在临床上很常见。目前,代谢组学已越来越多地应用于评价临床药物的治疗效果及不良反应。其原理是通过将患者的代谢谱即药物代谢组学(pharmacometabonomics)与其治疗反应相关联,以提前预测人群的疾病易感性,从而对患者进行分层治疗。

阿司匹林具有强效镇痛、解热、消炎和抗血小板作用,是应用很广泛的药物之一。然而,约有25%的高危患者使用阿司匹林治疗无效,即对阿司匹林有抵抗。Yerges-Armstrong等比较了阿司匹林药效组和阿司匹林抵抗组患者在阿司匹林治疗前与治疗后个体的代谢组变化,发现在用药后两组患者的肌苷水平均升高,但是,阿司匹林抵抗组的肌苷水平要高于阿司匹林药效组[59]。另外一个研究发现了阿司匹林干预前后产生差异的19种代谢物,并在独立人群中验证出4种代谢物即丙氨酸、牛磺酸、甘氨酸和5-羟色胺(又称血清素)的变化与药物反应相关。随后通过体内激动剂诱导的血小板聚集试验和38名健康受试者的独立队列发现,在基线5-羟色胺水平较高的受试者中,血小板聚集被抑制的程度较低。因此,基线5-羟色胺水平是决定患者对阿司匹林治疗不同反应的潜在预测标志[60]。

他汀类药物是经典的羟甲基戊二酰辅酶A还原酶抑制剂,广泛用于降低血浆中的低密度脂蛋白胆固醇(LDL-C),从而降低罹患心血管疾病的风险。然而,部分人会出现氨基转移酶增高及肌溶解等不良反应。此外,辛伐他汀的治疗效果存在明显的个体差异。Kaddurah-Daouk[61]等人用靶向脂质组学比较了药效较好组和无应答组的基线和用药后的脂质谱,发现在药效较好组有13种饱和脂肪酸或单不饱和脂肪酸增加,15种多不饱和脂肪酸减少。进一步分析发现,n-6和n-3脂肪酸的基线浓度与LDL-C水平降低呈正相关,DG-n6和FA-n3的水平与治疗结果呈正相关。PE缩醛磷脂的基线水平与治疗后的C反应蛋白(C-reactive protein,CRP)变化呈正相关。这些结果表明,基线血脂标志物是预测辛伐他汀治疗效果的潜在生物标志物。同时,他们观察到在随机选取的心血管患者中,几种原发性和继发性胆汁酸的基线血浆水平较低,与辛伐他汀治疗过程中对LDL-C的降低效果密切相关。由于次级胆汁酸来源于肠道微生物群,因此该结果阐明了肠道微生物群在影响辛伐他汀疗效中的潜在作用[62]。另一个非靶向代谢组学分析研究发现,基线时尿苷、黄嘌呤、2-羟基戊酸、琥珀酸、硬脂酸水平较低,假尿苷、半乳糖酸水平较高,这些指标与辛伐他汀治疗后LDL-C的降低相关[63]。上述研究发现的代谢物不仅可以成为评价辛伐他汀治疗效果的潜在预测因子,而且揭示了辛伐他汀疗效差异的新机制。

高血压病是常见慢性疾病之一,全球约有10亿人受其影响。虽然目前已有多种降血压药物,但只有40%左右的高血压病患者血压得到有效控制。而且降血压药物的疗效在不同个体甚至不同种族之间存在很大差异[64]。阿替洛尔(Atenolol)属于β受体阻滞剂家族,是经典的抗高血压病药物,具有明显的种族和个体差异。Wikoff[64]等利用气相色谱-飞行时间质谱联用(gas chromatography-time-of-flight-mass-spectrometer, GC-TOF-MS)代谢组学平台研究了阿替洛尔在白种人和黑种人中的代谢组变化,共纳入272名高血压病受试者,收集他们在基线和阿替洛尔治疗后9周的血浆样本进行代谢组学分析。发现白种人和黑种人在阿替洛尔治疗后的血压降低程度上存在显著差异,且白种人的饱和脂肪酸、单不饱和及多不饱和游离脂肪酸减少。此外,一项研究利用非靶向代谢组学方法在白种人和黑种人受试者群体中对阿替洛尔、氢氯噻嗪等降血压药物的个体变异进行了代谢组学评估,研究者发现,在阿替洛尔治疗的受试者中,5-甲氧基色胺的基线水平与白种人受试者的血压变化呈负相关,而黑种人受试者基线的7种代谢物与之相关。花生四烯酸和另一种未知代谢物(223548)的基线水平与氢氯噻嗪治疗的白种人参与者的血压变化呈正相关,而黑种人参与者的代谢物(223548)与血压变化呈负相关。在基线代谢组学特征的基础上,构建多变量模型来预测所有接受阿替洛尔或氢氯噻嗪治疗的参与者的降血压反应,在发现和验证数据集的多变量模型中都获得了统计学上的显著结果,并且在受试者数量增加的模型中观察到预测能力增加。随后的分析发现,在降血压药物治疗后,白种人和黑种人参与者的一些代谢途径共同或单独发生了改变,暗示了药物治疗不同结果的机制[65]。

4.4 新生儿遗传代谢病快速筛查

我国每年1600万左右出生人口中,有40万~50万的儿童患有遗传代谢病,也被称为先天性代谢缺陷(inborn errors of metabolism,IEM)。遗传代谢病是指由于基因突变引起酶缺陷、细胞膜功能异常或受体缺陷,从而导致机体生化代谢紊乱,造成中间或旁路代谢产物蓄积,或终末代谢产物缺乏,引起一系列临床症状的一组疾病,包括氨基酸、有机酸、糖、脂肪、激素等先天性的代谢缺陷,如苯丙酮尿症、糖原累积症等。常见的临床表现有:神经系统异常、代谢性酸中毒、肝功能不全、携带特殊气味、耳聋等,在新生儿期发病者可表现为急性脑病,造成痴呆、脑瘫甚至昏迷、死亡等严重并发症。遗传代谢病的早期诊断至关重要,因为许多患儿对靶向治疗反应良好。而串联质谱技术大大提高了筛查效率,实现了一次检测多种疾病的可能,其高灵敏性、高特异性和高通量的特点使之成为新生儿群体筛查的革命性技术。目前相关的商业 LC-MS 平台能一次检测包含氨基酸代谢缺陷、有机酸代谢缺陷和脂肪酸氧化障碍在内的48种遗传代谢病[66]。

虽然IEM是遗传性疾病,是以常染色体隐性或X连锁隐性方式传播的(如杜氏肌营养不良),但"一个基因一个酶一个病"的模式并不绝对。事实上,仅靠基因组可能不足以解释人类代谢性疾病的复杂性。另外,代谢产物来源于中间的生物过程,它连接了基因功能、非遗传因素和表型。因此,代谢表型可以为基因功能、诊断和预后的生物标志物及疾病的发病机制提供新的见解。人类代谢组数据库(Human Metabolome Database,HMDB)中报告了与147种IEM相关的247

种代谢物的结构和功能信息,以及各种IEM涉及的202条代谢途径,因此,目前的代谢组学筛查还不能完全覆盖所有的遗传代谢病。事实上,复杂的IEM代谢组学研究的最佳方法是将非靶向方法与靶向方法相结合,前者意味着跨越代谢组的广度,后者意味着测量特定的代谢物。这种策略有利于识别生物标志物与特定表型的相关性。基因组与代谢组学数据的整合代表了当前改善IEM诊断和预后的方向,其目标是识别代谢活性位点及疾病表型相关基因,从而得出疾病特定的生物学过程[67]。例如,枫糖尿病的诊断至少应基于以下几点:①鉴定基因DBT[编码二氢硫辛酰胺支链酰基转移酶2]、BCKDHB[编码BCKA脱羧酶(E1)β亚单位]或BCKDHA[编码BCKA脱羧酶(E1)α亚单位]的致病变异;②测定高含量的异亮氨酸、亮氨酸、缬氨酸;③检测支链2-氧代酸[68]。总之,基于质谱的代谢组学目前被用于许多已发表的IEM研究并广泛应用于临床实践,但是非靶向代谢组学以及与基因组相结合的多组学诊疗技术还需进一步发展[69]。

五、总结

◂◂◂◂◂◂◂◂◂◂

代谢组学不仅加深了研究者对代谢物变化和机体生理功能的理解,也改变了我们对疾病的认知。基于代谢组学,研究者不再寻找单一疾病生物标志物,而是寻找更复杂和动态的代谢标志物。目前,代谢组学检测平台和技术发展迅速,具备了用于常规临床实践、指导临床决策的潜力。未来,代谢组学将借助大数据和人工智能技术全面评估个体的新陈代谢水平,为防治人类疾病提供数字化"听诊器"。

参考文献

[1] Giovane A, Balestrieri A, Napoli C. New insights into cardiovascular and lipid metabolomics [J]. Journal of Cellular Biochemistry, 2008, 105(3): 648-654.

[2] Oliver S G, Winson M K, Kell D B, et al. Systematic functional analysis of the yeast genome[J]. Trends in Biotechnology, 1998, 16(9): 373-378.

[3] Kim K, Mall C, Taylor S L, et al. Mealtime, temporal, and daily variability of the human urinary

and plasma metabolomes in a tightly controlled environment[J]. PLoS One, 2014, 9(1): e86223.

[4] Rochfort S. Metabolomics reviewed: a new 'omics' platform technology for systems biology and implications for natural products research[J]. Journal of Natural Products, 2005. 68(12): 1813–1820.

[5] Dunn W B, Broadhurst D, Begley P, et al. Procedures for large-scale metabolic profiling of serum and plasma using gas chromatography and liquid chromatography coupled to mass spectrometry[J]. Nature Protocols, 2011, 6(7): 1060–1083.

[6] Riekeberg E, Powers R. New frontiers in metabolomics: from measurement to insight [J]. F1000Research, 2017, 6: 1148.

[7] Wu R Q, Zhao X F, Wang Z Y, et al. Novel molecular events in oral carcinogenesis via integrative approaches[J]. Journal of Dental Research, 2011, 90(5): 561–572.

[8] Williams R J, Kirby H. Paper chromatography using capillary ascent[J]. Science, 1948, 107 (2784): 481–483.

[9] Horning E C, Horning M G. Human metabolic profiles obtained by GC and GC/MS[J]. Journal of Chromatographic Science, 1971, 9(3): 129–140.

[10] Vuckovic D. Current trends and challenges in sample preparation for global metabolomics using liquid chromatography-mass spectrometry [J]. Analytical and Bioanalytical Chemistry, 2012, 403(6): 1523–1548.

[11] Fiehn O. Metabolomics by gas chromatography-mass spectrometry: combined targeted and untargeted profiling[J]. Current Protocols in Molecular Biology, 2016, 114: 30.4.1–30.4.32.

[12] Snytnikova O A, Khlichkina A A, Sagdeev R Z, et al. Evaluation of sample preparation protocols for quantitative NMR-based metabolomics[J]. Metabolomics, 2019, 15(6): 84.

[13] Prasannan C B, Jaiswal D, Davis R, et al. An improved method for extraction of polar and charged metabolites from cyanobacteria[J]. PLoS One, 2018, 13(10): e0204273.

[14] Gupta P, Gupta S, Pruthi V. Techniques for Detection and Extraction of Metabolites [M] // Singh V, Singh A K, Bhargava P. Engineering of Microbial Biosynthetic Pathways. Singapore: Springer, 2020.

[15] Jia M, Peng Z, Yang K, et al. A high-throughput targeted metabolomics method for the quantification of 104 non-polar metabolites in cholesterol, eicosanoid, and phospholipid metabolism: application in the study of a CCl_4-induced liver injury mouse model[J]. Analyst, 2020, 145 (10): 3575–3591.

[16] Zia K, Siddiqui T, Ali S, et al. Nuclear magnetic resonance spectroscopy for medical and dental applications: a comprehensive review[J]. European Journal of Dentistry, 2019, 13(1): 124–128.

[17] Emwas A H, Roy R, McKay R T, et al. NMR spectroscopy for metabolomics research[J]. Metabolites, 2019, 9(7): 123.

[18] Nicholson J K, Wilson I D. Opinion: understanding 'global' systems biology: metabonomics

and the continuum of metabolism[J]. Nature Reviews Drug Discovery, 2003, 2(8): 668-676.

[19] Saborano R, Eraslan Z, Roberts J, et al. A framework for tracer-based metabolism in mammalian cells by NMR[J]. Scientific Reports, 2019, 9(1): 2520.

[20] Beale D J, Pinu F R, Kouremenos K A, et al. Review of recent developments in GC-MS approaches to metabolomics-based research[J]. Metabolomics, 2018, 14(11): 152.

[21] Dias D A, Koal T. Progress in metabolomics standardisation and its significance in future clinical laboratory medicine[J]. EJIFCC, 2016, 27(4): 331-343.

[22] Kondyli A, Schrader W. High-resolution GC/MS studies of a light crude oil fraction[J]. Journal of Mass Spectrometry, 2019, 54(1): 47-54.

[23] Dodds J N, May J C, McLean J A. Correlating resolving power, resolution, and collision cross section: unifying cross-platform assessment of separation efficiency in ion mobility spectrometry[J]. Analytical Chemistry, 2017, 89(22): 12176-12184.

[24] Chaleckis R, Meister I, Zhang P, et al. Challenges, progress and promises of metabolite annotation for LC-MS-based metabolomics[J]. Current Opinion in Biotechnology, 2019, 55: 44-50.

[25] Evard H, Kruve A, Leito I. Tutorial on estimating the limit of detection using LC-MS analysis, part I: Theoretical review[J]. Analytica Chimica Acta, 2016, 942: 23-39.

[26] Blum F. High performance liquid chromatography [J]. British Journal of Hospital Medicine (Lond), 2014, 75(2): C18-21.

[27] Ilisz I, Orosz T, Péter A. High-performance liquid chromatography enantioseparations using macrocyclic glycopeptide-based chiral stationary phases: an overview[J]. Methods in Molecular Biology, 2019, 1985: 201-237.

[28] Wishart D S. Computational strategies for metabolite identification in metabolomics [J]. Bioanalysis, 2009, 1(9): 1579-1596.

[29] Goldansaz S A, Guo A C, Sajed T, et al. Livestock metabolomics and the livestock metabolome: a systematic review[J]. PLoS One, 2017, 12(5): e0177675.

[30] Tracy T S, Chaudhry A S, Prasad B, et al. Interindividual Variability in Cytochrome P450-Mediated Drug Metabolism[J]. Drug Metabolism & Disposition, 2016, 44(3): 343-351.

[31] Katajamaa M, Orešič M. Data processing for mass spectrometry-based metabolomics[J]. Journal of Chromatography A, 2007, 1158(1-2): 318-328.

[32] Katajamaa M, Miettinen J, Orešič M. MZmine: toolbox for processing and visualization of mass spectrometry based molecular profile data[J]. Bioinformatics, 2006, 22(5): 634-636.

[33] Lommen A. MetAlign: interface-driven, versatile metabolomics tool for hyphenated full-scan mass spectrometry data preprocessing[J]. Analytical Chemistry, 2009, 81(8): 3079-3086.

[34] Smith C A, Want E J, O'Maille G, et al. XCMS: processing mass spectrometry data for metabolite profiling using nonlinear peak alignment, matching, and identification [J]. Analytical Chemistry, 2006, 78(3): 779-787.

[35] Buendia P, Bradley R M, Taylor T J, et al. Ontology-based metabolomics data integration with

quality control[J]. Bioanalysis, 2019, 11(12): 1139-1155.

[36] Wild C P, Scalbert A, Herceg Z. Measuring the exposome: a powerful basis for evaluating environmental exposures and cancer risk[J]. Environmental and Molecular Mutagenesis, 2013, 54 (7): 480-499.

[37] Wishart D S. Emerging applications of metabolomics in drug discovery and precision medicine [J]. Nature Reviews Drug Discovery, 2016, 15(7): 473-484.

[38] Smith A M, King J J, West P R, et al. Amino acid dysregulation metabotypes: potential biomarkers for diagnosis and individualized treatment for subtypes of autism spectrum disorder [J]. Biological Psychiatry, 2019, 85(4): 345-354.

[39] Kaddurah-Daouk R, Weinshilboum R, Pharmacometabolomics Research Network. Metabolomic signatures for drug response phenotypes: pharmacometabolomics enables precision medicine[J]. Clinical Pharmacology & Therapeutics, 2015, 98(1): 71-75.

[40] Pflueger M, Seppänen-Laakso T, Suortti T, et al. Age-and islet autoimmunity-associated differences in amino acid and lipid metabolites in children at risk for type 1 diabetes[J]. Diabetes, 2011, 60(11): 2740-2747.

[41] Abu Bakar M H, Sarmidi M R, Cheng K K, et al. Metabolomics-the complementary field in systems biology: a review on obesity and type 2 diabetes[J]. Molecular BioSystems, 2015, 11(7): 1742-1774.

[42] Zhang Y, Zhang J, Butler J, et al. Contemporary epidemiology, management, and outcomes of patients hospitalized for heart failure in china: results from the china heart failure (China-HF) registry[J]. Journal of Cardiac Failure, 2017, 23(12): 868-875.

[43] Uddin G M, Zhang L, Shah S, et al. Impaired branched chain amino acid oxidation contributes to cardiac insulin resistance in heart failure[J]. Cardiovascular Diabetology, 2019, 18(1): 86.

[44] Tang W H, Hazen S L. Microbiome, trimethylamine N-oxide, and cardiometabolic disease[J]. Translational Research, 2017, 179: 108-115.

[45] Wang Z, Roberts A B, Buffa J A, et al. Non-lethal inhibition of gut microbial trimethylamine production for the treatment of atherosclerosis[J]. Cell, 2015, 163(7): 1585-1595.

[46] Wang Z, Klipfell E, Bennett B J, et al. Gut flora metabolism of phosphatidylcholine promotes cardiovascular disease[J]. Nature, 2011, 472(7341): 57-63.

[47] Tang W H W, Hazen S L. The contributory role of gut microbiota in cardiovascular disease[J]. Journal of Clinical Investigation, 2014, 124(10): 4204-4211.

[48] Losman J A, Kaelin W G, Jr. What a difference a hydroxyl makes: mutant IDH, (R)-2-hydroxyglutarate, and cancer[J]. Genes & Development, 2013, 27(8): 836-852.

[49] Wang J H, Chen W L, Li J M, et al. Prognostic significance of 2-hydroxyglutarate levels in acute myeloid leukemia in China[J]. PNAS, 2013, 110(42): 17017-17022.

[50] Kanaan Y M, Sampey B P, Beyene D, et al. Metabolic profile of triple-negative breast cancer in African-American women reveals potential biomarkers of aggressive disease [J]. Cancer

Genomics Proteomics, 2014, 11(6): 279–294.

[51] Shim E H, Livi C B, Rakheja D, et al. L-2-Hydroxyglutarate: an epigenetic modifier and puta-tive oncometabolite in renal cancer[J]. Cancer Discovery, 2014, 4(11): 1290–1298.

[52] Borger D R, Goyal L, Yau T, et al. Circulating oncometabolite 2-hydroxyglutarate is a potential surrogate biomarker in patients with isocitrate dehydrogenase-mutant intrahepatic cholangio-carcinoma[J]. Clinical Cancer Research, 2014, 20(7): 1884–1890.

[53] Rakheja D, Boriack R L, Mitui M, et al. Papillary thyroid carcinoma shows elevated levels of 2-hydroxyglutarate[J]. Tumor Biology, 2011, 32(2): 325–333.

[54] Yang M, Soga T, Pollard P J. Oncometabolites: linking altered metabolism with cancer[J]. Journal of Clinical Investigation, 2013, 123(9): 3652–3658.

[55] Mayers J R, Wu C, Clish C B, et al. Elevation of circulating branched-chain amino acids is an early event in human pancreatic adenocarcinoma development[J]. Nature Medicine, 2014, 20 (10): 1193–1198.

[56] Zhang Y, He C, Qiu L, et al. Serum unsaturated free fatty acids: a potential biomarker panel for early-stage detection of colorectal cancer[J]. Journal of Cancer, 2016, 7(4): 477–483.

[57] Xie G, Lu L, Qiu Y, et al. Plasma metabolite biomarkers for the detection of pancreatic cancer [J]. Journal of Proteome Research, 2015, 14(2): 1195–1202.

[58] Chen W L, Wang J H, Zhao A H, et al. A distinct glucose metabolism signature of acute my-eloid leukemia with prognostic value[J]. Blood, 2014, 124(10): 1645–1654.

[59] Yerges-Armstrong L M, Ellero-Simatos S, Georgiades A, et al. Purine pathway implicated in mechanism of resistance to aspirin therapy: pharmacometabolomics-informed pharmacoge-nomics[J]. Clinical Pharmacology & Therapeutics, 2013, 94(4): 525–532.

[60] Ellero-Simatos S, Lewis J P, Georgiades A, et al. Pharmacometabolomics reveals that serotonin is implicated in aspirin response variability[J]. CPT Pharmacometrics & Systems Pharmacol-ogy, 2014, 3(7): e125.

[61] Kaddurah-Daouk R, Baillie R A, Zhu H, et al. Lipidomic analysis of variation in response to simvastatin in the Cholesterol and Pharmacogenetics Study [J]. Metabolomics, 2010, 6(2): 191–201.

[62] Kaddurah-Daouk R, Baillie R A, Zhu H, et al. Enteric microbiome metabolites correlate with response to simvastatin treatment[J]. PLoS One, 2011, 6(10): e25482.

[63] He X, Zheng N, He J, et al. Gut microbiota modulation attenuated the hypolipidemic effect of simvastatin in high-fat/cholesterol-diet fed mice[J]. Journal of Proteome Research, 2017, 16 (5): 1900–1910.

[64] Wikoff W R, Frye R F, Zhu H, et al. Pharmacometabolomics reveals racial differences in re-sponse to atenolol treatment[J]. PLoS One, 2013, 8(3): e57639.

[65] Rotroff D M, Shahin M H, Gurley S B, et al. Pharmacometabolomic assessments of atenolol and hydrochlorothiazide treatment reveal novel drug response phenotypes[J]. CPT Pharmaco-

metrics & Systems Pharmacology, 2015, 4(11): 669–679.

[66] Ebrahimi-Fakhari D, Van Karnebeek C, Münchau A. Movement disorders in treatable inborn errors of metabolism[J]. Movement Disorders, 2019, 34(5): 598–613.

[67] Graham E, Lee J, Price M, et al. Integration of genomics and metabolomics for prioritization of rare disease variants: a 2018 literature review[J]. Journal of Inherited Metabolic Disease, 2018, 41(3): 435–445.

[68] Campanholi D R R, Margutti A V B, Sliva W A, et al. Molecular basis of various forms of maple syrup urine disease in Chilean patients[J]. Molecular Genetics & Genomic Medicine, 2021, 9(5): e1616.

[69] Mussap M, Zaffanello M, Fanos V. Metabolomics: a challenge for detecting and monitoring inborn errors of metabolism[J]. Annals of Translational Medicine, 2018, 6(17): 338.

（周伟,蒋碧轩,贾伟）

第五章
微生物组学技术发展与精准医学

一、微生物组学概述

　　人在出生后会有多达千余种的共生微生物进入体内,这些微生物及其遗传信息的总和被称为"微生物组",也称"宏基因组"。人体微生物组因其海量的生物信息被认为是人类的第二基因组。随着对基因组信息和功能研究的深入,科学家们已开始意识到,仅依靠人类基因组并不能完全掌握人类疾病与健康之间的关系。基因遗传变异仅占基因序列的一小部分,而这些变异并不能完全解释个体之间明显的疾病表型变异,"第一基因组"及"第二基因组"可能共同决定或改变了人体健康状态[1]。在人类基因组计划完成后,美国国立卫生研究院启动了针对"第二基因组"的"人类微生物组计划"(Human Microbiome Project,HMP),旨在通过获得独特的数据资源解析微生物菌群结构变化对人类健康的影响[2]。随着高通量测序技术的快速发展、微生物组研究工具的不断开发,人类掀起了微生物组学研究热潮,众多国际顶级学术期刊先后发布这一领域的重要成果。在HMP取得阶段性成果的基础上,美国联邦政府于2016年启动了"国家微生物组计划"(National Microbiome Initiative,NMI),开展大规模人群微生物群落信息研究,将HMP的研究结果进行临床转化,从"第二基因组"中寻找更加精准的疾病预警分子标记,尝试从共生微生物内环境层面了解反映人体健康程度和慢性疾病状况的因素。当前微生物组的研究已不再局限于传统意义上微生物菌群结构及疾病相关性的研究,而是开始对其信号分子和其在疾病中的调节机制进行研究[3]。

人体微生物组在人体生理平衡和疾病演化过程中扮演了重要的角色,参与体内许多重要的生理功能活动,如宿主的适应性免疫、细胞增殖、血管生成、神经信号转导,以及维生素、氨基酸、胆固醇和激素的合成代谢等。肠道微生物系统是人体最庞大和最重要的微生态系统,被视为人体的重要"器官",也是人体微生物组的主要构成部分。此外,口腔、皮肤、阴道等均参与了人体微生物组的构成。人体共生胃肠道微生物达1000种以上,数量是成人体细胞和生殖细胞种类数的10倍,编码约990万个基因,是人类基因数的150多倍[4,5]。这些种类丰富的胃肠道微生物群落通过参与消化和免疫等重要的生理过程,维持着体内的生理平衡和外源性物质的代谢。人体菌群的组成和多样性受到外界及自身许多因素的影响,比如个人药物使用、所处地理特征、年龄大小等因素,不同宿主个体间微生物类群的相对丰度和菌群种类存在很大差异[6]。多项研究发现,微生物群落的组成及其功能改变与多种临床疾病和人体健康状况有关,如炎症性肠病、代谢综合征、肥胖症、神经紊乱、心血管疾病和癌症等[7-10]。人体微生物检测是一种无创检测方法,可通过粪便等方便地检测,易于在临床进行推广和易被患者接受。此外,与人类基因组相比,微生物组具有更大的可塑性,这或许可以成为目前某些医学治疗难题的突破口[11]。了解个体间微生物菌群差异将促进人们对疾病的危险因素的了解和潜在生物标志物的发现,为临床微生物相关疾病的治疗提供巨大帮助。

美国国家科学研究委员会提出了精准医学的具体概念[12],引起了世界范围内临床研究者的广泛关注和共鸣,开启了精准医学治疗模式的时代。精准医学是以个体化医疗为基础,将个体的遗传基因、生活环境、习惯差异考虑在内的疾病预防与治疗的新的理念方法。精准医学区别于传统的基因组医学,后者主要利用患者的个体基因组信息进行疾病诊疗,是精准医学的重要组成部分,而精准医学不仅涉及基因组学、代谢组学,还包括了个体生活方式、肠道菌群等环境信息[13]。早期的精准医学主要基于基因组学检测,发现疾病易感基因的异常,从而对肿瘤开展预防、诊断和治疗,如检测乳腺癌易感基因(Breast Cancer Susceptibility Gene, BRCA)突变用于预防性诊断乳腺癌,利用单克隆抗体对检测为 HER2 阳性的乳腺癌患者进行治疗等。随着各种组学检测技术和研究手段的发展,研究者们逐渐认识到,在临床治疗中,简单地依赖基因序列检测无法满足治疗的精准要求,为了提高临床治疗中个体化应用水平,需要探索更多影响精准医学的相关因素。随着精准医学研究和实践的快速发展,精准医学的诊疗范围从既往局限在人体基因组上的疾病易感基因的检测,扩大到对与人类健康相关的多类别基因进行全面检测。2016 年 11 月 20 日,一项发表于国际杂志《药理科学趋势》(Trends in Pharmacological Sciences)上的研究报告提出,机体的微生物组对疾病状态和患者对治疗的反应都有重要的影响,在人类健康和疾病中扮演着重要的角色[11]。人体微生物组的监测结果不仅从人的内环境层面反映出人体的健康或者慢性疾病的状况,还可基于此对个体饮食、生活习惯进行差异化指导,达到个体化精准医疗目的。可以说,现在人类微生物组学的研究已经到了一个关键的拐点,我们正在从描述和调查过渡到理解机制,并在此基础上开发临床干预措施[14]。相信随着人类微生物组学的不断深入,通过大规模人群人体微生物组筛查,制备"微生物图谱",将可以促进微生物组学与精准医学的结合并用于医疗卫生和健康管理等领域。因此,微生物组学的研究对于今后精准医学的研究与应用非常重要,可能成为即将到来的热潮。

二、 微生物组学的起源和发展

◄◄◄◄◄◄◄◄◄◄◄◄◄◄◄◄◄◄◄◄◄◄◄◄◄◄◄◄◄◄◄

　　微生物组学的研究始于人类体表或体内多种细菌的基因组测序。自 2007 年"人类微生物组计划"启动后,2010 年,《科学》(Science)杂志刊登了美国国立卫生研究院开发的对自然环境中的微生物进行大规模、高通量基因测序的标准化方法,并将一段时期内至少形成900种人类伴生菌参考基因组序列作为研究目标。目前,已公布的与人类宿主有关的细菌基因组序列分析结果有178个。人类微生物组项目已经进行了10年、两个阶段,全球各国投在人类微生物组研究方面的资金已超过17亿美元,在美国、中国、欧盟、加拿大、韩国和日本等均有相关项目开展,而且与微生物组学研究相关的个人领导的研究项目也在持续高速地增加中(图5-1)[15]。

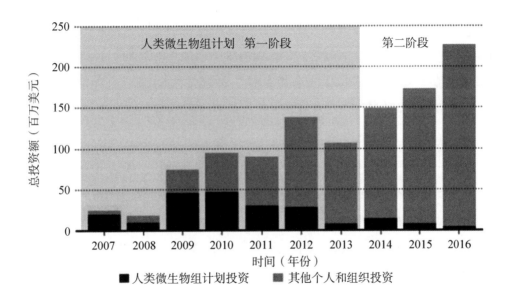

图5-1 2007—2016年人类微生物组学研究科研资金投入情况

在人类微生物组计划的第一阶段(HMP1),研究者们主要致力于确定在没有明显疾病的情况下,人群中是否存在共性的"健康的"微生物群落标准信息。通过对两个基线成年人群的群体研究,现已初步建立了人体典型的微生物组成,同时产生了丰富的共享资源,包括大量分离物、个体和种群中的微生物群落的核苷酸序列,全身各部位微生物群落的取样和测序标准方案,微生物群落分析和流行病学分析的分析方法等。这些取得的数据和开发的工具已被相关领域的研究者们在超过100种疾病的研究中广泛使用。人类微生物组计划的第二阶段

（HMP2）成果也已于2019年5月刊登于《自然》杂志，HMP2旨在讨论宿主与微生物之间的相互作用，主要在包括妊娠和早产、炎症性肠病和糖尿病前期的三个纵向队列中进行，通过对多种样本的多组分分析，包括微生物群落的组成分析、代谢谱分析、表达谱分析和蛋白谱分析，全面地观察随着时间的推移微生物对宿主免疫、代谢和动态分子活性的影响。

微生物群体就像一个重要人体"器官"，不仅是人类适应外在环境和维持人体健康和衰老的重要参与者、主导者，而且是外源性药物代谢的重要参与者。研究表明，所有健康成年人都具有大致相同的肠道细菌，构成了核心微生物群，但在个体内部和个体之间也表现出显著的差异，这可能是由饮食习惯、种族、宿主遗传和药物使用导致[16]。改变一个人的遗传基因是非常困难的，但改变人体微生物则相对较容易。因此，它们是理想的干预靶点，未来针对个体的微生物组学研究和应用将成为精准医学发展的重要分支，将推动疾病分级诊断、营养健康等个体化精准医疗领域的快速发展。

人体微生物组学的研究，从最初实验室细菌培养（费时、费力、阳性率低），到如今第二代、第三代测序技术的普及，获得长足进展。运用宏基因组测序技术使精准医学的实现成为可能。近10年来，人体微生物组学研究得到了国内外的广泛重视，其在人体免疫、代谢、发育、营养等方面举足轻重的作用使之成为研究的热点。2015年2月，习近平总书记批示科技部和国家卫计委，要求国家成立中国精准医学战略专家组，开启了中国的精准医学计划。以微生物群落结构与功能为研究对象，采用系统生物学研究手段，建立基于微生物群落大数据预警系统，将有望实现基于人类"第二基因组"的疾病精准医学。加快开发集高效能宏基因组数据库搜索、对比、分析、可视化等功能为一体的大数据分析处理系统，深度整合当前已发布的各种微生物群落大数据信息，可为构建我国疾病相关微生物群落数据库奠定基础。另外，利用国内丰富的临床资源和人才优势，标准化临床信息及生物学样本的采集流程，完善疾病相关微生物群落数据库及标准化数据分析流程，将进一步加快我国在这一研究领域的优势地位。2012年和2013年，由华大基因支撑的MetaHIT在《自然》杂志发表了糖尿病、肥胖症与肠道菌群相关的文章;上海交通大学赵立平教授、彭永德教授及张晨虹教授组成的团队在《科学》杂志发表文章证实,膳食纤维有助于促进肠道内的益生菌生长,从而有效控制糖尿病,这一发现对于糖尿病的防治有着重要的指导意义。在平台建设方面,四川大学华西口腔医学院口腔疾病研究国家重点实验室通过20多年对口腔微生物资源的保藏研究,结合多地域、多民族、不同年龄阶段健康人群与疾病人群口腔微生物群落的临床资料与微生物宏基因组学大数据,创立了首个中国人口腔微生物资源数据库,建立了临床样本收集、分离鉴定保藏、样本信息管理技术规程,并提供细菌16S rRNA序列信息的比对功能,根据临床样本基因序列,预测口腔微生物分型及相关临床信息,为研究发病机制、临床防治新技术提供重要的共享资源[17]。

三、微生物组学研究新方法、新技术
<<<<<<<<<<<<<<<<<<<<<<<<<<<<<<<<<<<<<<

开展微生物组学研究,主要涉及三个方面的方法和技术,即样品收集与保存、组学检测技术和信息分析工具。

微生物的群落多样化显著且高度复杂,任何特殊处理都可能改变其组成,即使是菌群最小的相对丰度的改变,也会对群体对比造成极大的干扰,影响研究结果。因此,维持收集到样品的均一性和完整性是微生物组学研究面临的重大挑战,采样和储存方法导致的变化越少,结果就越好。样品的均一化即将样品进行处理,使之在每一部分都是均质的,可进行可复制的二次抽样。例如在进行粪便样品的收集时,由于粪便并不是均质性的,研究人员多利用研钵捣碎加有液氮的粪便样品,然后充分混匀,将粉末冻存于超低温环境[18]。对样品保存过程和条件的改进,可增强研究期间样本的完整性。低温冻存是样品保存的基本方法,且在应用中需注意避免反复冻融和选择合适的辅助冻存剂。如后续研究中还想对细菌进行培养,则可使用甘油作为辅助保存剂,对于计划研究核酸组成的研究,可使用二甲基亚砜、海藻糖和胰酪大豆胨液体培养基,RNAlater或乙醇等辅助保存剂。但值得注意的是,有的样品如用于治疗艰难梭菌感染的样品并不适合低温冻存,在设计任何研究时应充分考虑多方面的因素,对研究中的微生物样品采集和保存流程进行确认。

微生物种群在基因序列、基因转录和翻译、蛋白质活性和代谢物丰度等多个水平都可能存在差异,即在多个组学层次上存在异质性。组学检测技术,特别是测序技术,无疑是微生物组学研究的一大依靠。传统的桑格测序法,即基于双脱氧核苷酸的连锁终止法,对单个细菌的基因组进行测序需要耗费多年时间。目前,由于二代测序技术(NGS)的革命性发展,研究者们已经可以在几个小时内完成细菌的基因组测序。二代测序是一种大规模、高通量并行测序的方法,可以独立和同时地对成千上万到数十亿的DNA片段进行测序。二代测序技术的最新平台以因美纳的NovaSeq 6000和赛默飞世尔的Ion Torrent为代表。在过去的几年中,二代测序的应用已经从研究工具向诊断方法过渡,并且在微生物组学研究中变得越来越普遍。这些应用主要包括全基因组测序(WGS)、靶向测序(TNG)、元基因组测序(metagenomic next-generation sequencing,mNGS),可用于疾病病原体的分型、预测病原体对抗菌药物的易感性,或直接从标本上检测病原体等。全基因组测序可通过测序和组装全面分析微生物基因组,与此同时对微生物进行鉴定、分型和药物敏感性预测。在医疗和公共卫生流行病学研究中,全基因组测序发挥着重要的作用,例如可以识别分离出的病原体,确定感染的暴露方式和传染途径,从而为控制感染提供数据理论支持。

常见的微生物组学研究方法有16S多样性测序、宏基因组测序和宏转录组测序等。16S rRNA基因是细菌上编码rRNA相对应的DNA序列,存在于所有细菌基因组中,该基因区域包括保守区和可变区两部分,其中保守区反映微生物间的亲缘关系,而可变区反应微生物间的差异。16S rRNA扩增子多样性测序,也称微生物多样性测序,通过对样品中的微生物的16S rRNA区域扩增进行测序,与数据库信息比对获得物种分类信息,从而分析样品中的微生物群落结构和组成、微生物间的进化关系及群落中的多样性。16S多样性测序多采用因美纳平台。宏基因组学测序则是以环境样品中微生物群体基因组为研究对象,进行高通量测序,从而研究微生物种群结构、功能基因,以及微生物之间、微生物与环境之间的作用关系。宏基因组学测序在16S多样性分析的基础上还可以进行基因和功能层面的深入分析。

信息分析工具是研究者们从海量的测序数据和组学数据中提取有效信息、分析研究结果的工具。目前,随着该领域的研究不断深入,各种各样的分析工具和方法层出不穷。16S rRNA分析可展现样本中微生物的种类和丰度,常用的开源软件工具是Mothur、QIIME及赛默飞世尔公司商业化的Ion 16S Metagenomics Kit。宏基因组测序可针对整个菌群的代谢潜能,组装不同微生物的基因组,常用的软件为HUMAnN2、MetaPath、MEGAN5,以及最近发布于《自然·方法》(*Nature Methods*)的TruSPADES等。

四、微生物组学在精准医学中的应用

在过去的15~20年中,研究者们对人体共生菌群的组成和功能的了解呈指数级增长。这在很大程度上是由于新的"组学"技术促进了对该微生物群落的遗传和代谢特征的大规模分析,揭示了其分子状态与人体健康的紧密联系,为疾病预防和治疗提供了新思路[19]。目前,人们认为,将微生物种群视为类似免疫系统可能更准确,因为微生物种群也是一类可以与宿主协同工作并可以促进健康但有时会引发疾病的细胞集。目前已有微生物组获得美国FDA批准,相关产品已在临床上得到应用。微生物组的相关产业主要有三个方面,第一个方面是生物治疗,第二个方面是微生物组检测,第三个方面是进行菌群移植。生物治疗主要是开发以人体微生物组为靶点的药物或制剂;微生物组检测涉及检测身体不同部位如口腔、肠道、皮肤等的微生物变化,从而能够对身体健康进行实时监测;菌群移植主要是通过收集一些健康人的粪便,经过处理之后提供给医院等有需要的机构。

随着人体微生物组学研究的不断深入,对人体共生菌群的分布和构成了解得越来越多,与疾病相关的微生物也不断被发现(彩图8)[20]。例如,幽门螺杆菌是最常见的消化道有害微生物,乳酸菌可以减轻压力和焦虑,甲烷短杆菌产生人体内大部分的甲烷,瑞士乳杆菌与降低焦虑和忧郁有关,长双歧杆菌也与降低焦虑和忧郁有关。此外,肠道微生物与人体多种复杂疾病密切相关,不仅包括代谢类疾病如肥胖症和2型糖尿病,还包括消化类疾病如结肠炎、结肠癌,免疫性疾病如类风湿关节炎,精神疾病如抑郁症、焦虑症、帕金森病等。2015年7月16日,《肠道》(*Gut*)杂志上发表了一篇伦敦帝国理工学院的研究,第一次明确指出检测肠道菌群可用于辅助诊断并治疗干预。首先是进行以菌群为基础的诊断,之后根据菌群选择个体化治疗方案,并利用益生菌及药物等进行针对靶向菌群的调节[19]。因癌症或其他疾病接受免疫治疗的患者,可对患者肠道菌群进行分析以确定免疫系统是否处于最佳治疗状态,对有需要的患者可以接受微生物组的编辑,以使微生物组成可以令患者达到最佳的治疗效果。除对治疗有反应外,微生物组还显示会影响某些药物的代谢,应在患者药物基因组学研究中予以考虑[21]。所以,基于人体微生物组的个体化诊断和治疗,很有可能在不远的将来成为现实。

微生物组在精准医学中的优势在于易于采集,可获得反映个体健康状态和生活状态的多因素信息,同时作为潜在的靶点更易于操纵和干预。为了充分利用微生物组在精准医学中的潜在作用,需要继续研究影响疾病及其个体间变异性的微生物和功能。通过常规采样,结合人类基因组和其他临床数据,可能会揭示疾病的早期征兆,并可能增强治疗方案的决策过程(图5-2)。人类基因组、微生物组、代谢组、蛋白质组、表观基因组、转录组以及提供我们健康状况的其他因素之间的相互关系才刚刚开始被揭示,如果没有微生物组学的信息,这些综合数据的解释将是不完整的[22]。由于微生物组学是一个新兴发展的领域,今后微生物组的其他重要功能可能会被陆续发现。此外,发达的基因组医学分析和统计技术与微生物组分析具有共同点,微生物组状态是高度个体化的,即使在同卵双胞胎之间,也可以迅速改变(与遗传学不同)。因此,利用微生物组学进行的精准医学存在重大机遇。但是,就像任何生态系统一样,微生物组组成非常复杂,精

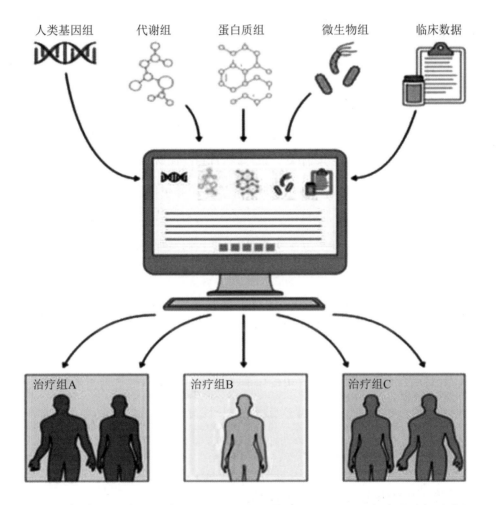

人类基因组　　　代谢组　　　　蛋白质组　　　　微生物组　　　临床数据

治疗组A　　　　　　　治疗组B　　　　　　治疗组C

图5-2　在精准医学战略中,将临床数据与包括微生物组分析在内的"组学"数据集相结合,为患有特定疾病的个体确定个体化的治疗方案

准微生物医学的目标需要大量研究才能得以实现。尽管如此,鉴于微生物组学在精准医学和个体化医疗应用中的巨大优势,以微生物菌群为检测目标和治疗靶点、将微生物组学用于精准医学已迫在眉睫。

4.1 微生物组学与疾病分级预警

　　疾病易感人群的预警评估作为精准医学任务之一,可以尽早发现疾病风险,进而显著降低患者的治疗成本。科研工作者现已在对肠道粪便、口腔、食管等不同区域的微生物标本进行研究,探讨疾病情况下肠道微生物组与宿主的互作关系,使利用微生物组学对疾病开展早期诊断和早期治疗变得切实可行[23]。例如,肥胖人群的饮食习惯可以改变其消化道微生物的组成,使其具有梭菌属增加的典型特征。膳食纤维摄入量增加和低脂肪饮食可以提高厚壁菌门的丰度,减少变形菌门和革兰氏阴性菌的丰度,而降低膳食纤维素的摄入与普雷沃菌属、奈瑟菌属和艾肯菌属的丰富程度有关。除肥胖问题外,还有很多常见的疾病状态包括口腔疾病、消化道炎症性疾病、肿瘤等都与肠道菌群的变化关系密切[4,20]。幽门螺杆菌作为最常见的人类自身微生物之一,最初被认为只是影响胃黏膜生理病理状态和改变胃肠道激素分泌水平,但近年人们发现幽门螺杆菌带来的其他负面后果如癌症风险增加也逐渐突显出来[24]。报道显示,具核梭形杆菌和直肠癌发病密切相关,与对照组相比,直肠癌患者肠道中有更高的具核梭形杆菌量。在小鼠模型中,研究者还发现,具核梭形杆菌通过NF-κB通路和E-钙黏蛋白等途径调节影响肿瘤的进展和肿瘤的微环境[25]。以上研究结果均显示,胃肠道菌群与多种疾病存在互相作用的关系。研究人类微生物组的特征不仅有助于疾病的早期预警,而且可参与疾病的风险分级,将极大地推动临床疾病的精准治疗。

4.2 微生物组学与传染性疾病

部分有害的微生物可对人体健康造成危害,引起各种疾病,这种微生物被称为病原体。致病的微生物侵入人体并大量繁殖所引起的具有传染性的疾病称为传染性疾病。尽管在周围的生存环境中能够感染人的微生物仅占微生物群体的很小比例,但就是这些比例较小的微生物感染导致大范围的传染病流行,曾不止一次在人类历史上留下赫赫凶名。对传染病有效控制和治疗的关键在于迅速并准确地发现和鉴定病原体,这正是微生物组学的重要研究方向之一。如今,随着分子生物学手段和检测方法的不断革新,对传染病病原体的诊断逐渐从分离培养鉴定转向了分子鉴定,大多依靠PCR技术发现与特定病原体相关的生物标志物,或是通过二代测序技术对收集到的样本进行测序后与数据库比较从而发现和鉴定病原体,并且可能在没有其他线索的情况下快速发现新的病原体。此外,与其他疾病类似的是,人体内部复杂的共生细菌群体在传染性疾病状态下也可能出现失衡,在多种感染中起着至关重要的作用。人类最初对微生物在机体中的作用的理解依赖于细菌致病论,因此早期在传染病领域的研究就主要集中于将微生物作为致病因子,其研究对象往往是单一的某细菌。之后,随着人们对传染病的病因和发病机制研究的不断深入,对病原体的研究逐渐扩展到真菌、病毒等。病毒是除有害细菌外,最常见的入侵人体的病原体之一,其感染可触发病毒与共生菌群之间强烈的相互作用。在该方向的微生物组学研究关注较多的为乙型肝炎病毒(HBV)引起的急慢性肝炎病程中的微生物组学研究。尽管目前已有安全有效的疫苗可以预防 HBV 感染,但在全球范围内乙型肝炎的发病率仍然迅速上升,少数乙型肝炎患者可发展为肝硬化、肝癌等,越来越多证据表明,肠道微生物参与了该过程中肝脏病变的发病。相比于对照组健康人群,HBV 所致的慢性肝炎、肝硬化、肝癌患者的肠道微生物群体中,潜在有害细菌增加而潜在有益细菌减少,且糖基合成和代谢相关基因及脂代谢相关基因出现明显变化[26]。HBV 相关肝癌患者相对于正常对照组,以及非 HBV、非 HCV(丙型肝炎病毒)相关的肝癌患者,其肠道微生物菌落物种丰富度明显更高,且促炎细菌比例较低[27]。此外,在对传染性疾病的治疗中,也涉及与肠道微生物菌群间的相互作用。如 HIV 感染患者抗逆转录病毒治疗对人体共生菌群失调存在一定影响,并可能是引起不良反应的关键因素。抗逆转录病毒治疗可能对个体的肠道微生物多样性产生抑制作用,而对口腔微生物多样性影响不大[28]。这些研究使得研究者们对微生物组和传染病学的理解不断深入,将极大地推动社会公共卫生事业和公共卫生实践的发展,更是为人类应对传染性疾病的全球性危机奠定了理论和方法学基础。

目前,世界正在面临着新冠肺炎(COVID-19,2022 年 12 月 26 日由国家卫健委更名为新型冠状病毒感染)的全球性大爆发,多种分子生物学手段已鉴定触发这种呼吸道传染病的病原体为严重急性呼吸系统综合征冠状病毒 2(SARS-CoV-2)。已有不少研究者注意到,新冠肺炎患者除存在发热、咳嗽、肌痛、疲劳、肺炎等症状外,也有出现胃肠道症状即恶心、呕吐、腹泻和腹痛等[29]。这些症状可能由于SARS-CoV-2通过肠道和肺微生物群的"肠-肺轴"现象直接感染肠道细胞或通过免疫调节机制引起[30]。此外,与对照组健康人相比,新冠肺炎患者的机会性病原体(如链球菌、罗氏菌)相对丰度较高,细菌多样性明显降低,优势共生体相对丰度较低,表明肠道微生物群作为新冠肺炎诊断生物标志物存在一定潜在价值[31]。健康肠道微生物可以通过产生大量的免疫细胞来控制SARS-CoV-2引起的肺部感染,而肠道微生物失调时产生的免疫细胞数量较少[30]。

4.3 微生物组学与代谢类疾病

从2004年开始,Gordon等人的标志性研究阐述了肠道微生物组与肥胖表型发展之间的潜在关系。目前,肥胖症[32]、胰岛素抵抗[33]和蛋白质营养不良已被证明为微生物种群失调与临床状态相关的例子。小鼠微生物群落分析发现,肥胖组微生物相对丰度增加且拟杆菌属(*Bacteroidetes*)的比例减少[34]。在一项人类饮食干预研究中该结论也得到了证实,该研究发现,肥胖个体(身体质量指数BMI大于30)的体重减轻伴随着拟杆菌属相对丰度的增加[35]。最近的研究已经确定,饮食尤其是脂肪,是微生物群的强调节剂,高脂肪摄入而不是肥胖本身对微生物群和相关的临床参数有直接影响[36]。2012年的一项研究发现,宿主葡萄糖同质化和肠道微生物组成之间存在一定因果关系。同年,《自然》杂志上发表了一项来自华大基因和欧洲MetaHIT合作的有关2型糖尿病和肠道菌群的研究[37]。该研究发现了众多基于肠道菌群的2型糖尿病疾病诊断预测生物标志物,利用这些生物标志物可以很好地对患者和健康人群进行分类。这项研究同时也为基于肠道菌群进行代谢类疾病诊断、治疗及预后提供了新的思路。此外,在遗传易感宿主中,从健康供体向患者移植粪便微生物菌群会导致临床状况的改善[38]。从健康供体到代谢综合征患者的粪菌移植显著提高了患者对胰岛素的敏感性,移植后患者产生的粪便中,微生物多样性、丁酸浓度以及与产生丁酸的罗氏弧菌(*Roseburia intestinalis*)相对丰度都有所增加[39,40]。尽管这些代谢类疾病确切的机制仍不清楚,但这些研究都表明,微生物组在宿主能量的稳态和肥胖症及其相关的代谢紊乱（obesity and its associated metabolic disorders，OAMD）病理的建立和发展中发挥了重要作用。OAMD患者的肠道含有与炎症相关的微生物组，具有较低的丁酸酯生产潜力、细菌多样性和基因丰富度[41]。尽管OAMD的主要原因是热量摄入高于支出，但肠道微生物生态学的差异可能是重要的介质，并可以作为预测生活中肥胖症等代谢功能障碍症的新治疗靶点或生物标志物。

4.4 微生物组学与心血管疾病

心血管疾病是全球死亡的主要原因之一，研究表明，肠道微生物与心血管疾病之间存在密切联系。心血管疾病的发病原因复杂，是环境因素和遗传因素等多种不良因素共同作用的结果，肠道菌群也被认为是心血管疾病发病的重要因素之一，相关的成果呈逐年递增的趋势。患有心血管疾病的个体与健康人的肠道微生物组成存在差异，其肠道中梭状芽孢杆菌和李斯特菌等更为丰富。对粪便样品中的微生物组成进行分析，有助于识别患有心血管疾病的个体，可能成为心血管疾病的便捷诊断筛选方法[42]。

在动脉粥样硬化研究中，已有研究者开始尝试通过靶点肠道菌群来干预疾病的进展。富含胆碱、磷脂酰胆碱和肉碱的食物，例如肉、蛋黄和高脂乳制品，可作为动脉粥样硬化患者体内三甲胺（TMA）及三甲胺-N-氧化物（TMAO）血液水平升高的重要来源。这些食物在肠道菌群的作用下转化为TMA和TMAO，增加了动脉粥样硬化性心脏病和重大心脏不良事件相关的发病风险[43]。此外，利用小鼠动物模型，研究者证明，TMAO增强了血小板反应性，增加了血栓形成风险。肠道TMAO的形成需要两个过程，涉及食物摄入后肠道微生物产生TMA和肝脏中黄素单加氧酶将TMA转化为TMAO。此前，靶向TMA相关通路的方式主要是通过药物抑制机体转化TMA的酶，这种方式常引起肝脏损伤及TMA的不健康累积。Hazen和Wang等人从直接靶点肠道菌出发，希望筛选抑制细菌TMA生产的化合物，从而从源头上阻止TMA合成。他们发现，胆碱的结构类似物3,3-二甲基-1-丁醇（Dimethyl-1-butanol，DMB）可通过抑制微生物TMA裂解酶阻止TMA的形成，并导致TMAO含量降低[44]。一些冷榨橄榄油、香醋和葡萄籽油中天然就富含DMB,后续的研究中采用膳食干预小鼠动脉硬化模型和微生物移植,共同证实了DMB治疗中肠道菌群的关键作用[45]。这些结果揭示了特定饮食及肠道微生物与血栓形成风险之间先前未知的联系,DMB"微生物给药"可能是预防或治疗动脉粥样硬化的新方法。

高血压病也是常见的心血管疾病之一。首次发现肠道微生物与高血压病的发病可能相关的研究,是在大鼠体内发现抗生素治疗导致的肠道菌群变化对血压有一定的影响。随后,研究者们在多种高血压动物模型和临床患者样本中,均可观察到肠道微生物的丰度和多样性的改变。2015年,Yang等人发表于《高血压》(*Hypertension*)上的文章指出,自发性高血压大鼠的肠道微生物丰富度、多样性和DNA含量都大大减少且变异程度明显增加,而厚壁菌门及拟杆菌门两者的比值也明显升高[46]。在临床高血压病患者与健康对照组相比较中发现,肠道微生物基因数量、微生物的丰富度和多样性也显著降低,其中普雷沃菌(*Prevotella*)的比例增加,同时对高血压病前期患者的样本进行分析也发现了普雷沃菌和克雷伯菌(*Klebsiella*)增多,这或许可作为高血压病发病的风险预测指标[47]。目前已有部分研究在尝试利用益生菌移植、合生元制剂等,通过调节肠道菌群而达到降低高血压的目的,取得了一定的进展。

4.5 微生物组学与消化道疾病

人类的炎症性肠病(inflammatory bowel diseases, IBD)包括溃疡性结肠炎(ulcerative colitis, UC)和克罗恩病(Crohn's disease, CD)。这些疾病的特征是大部分炎症仅限于胃肠道受累部位。虽然IBD的发病机制尚未完全了解[48],但很明显,其病理状态与肠道微生物群落密切相关。影响肠道菌群组成的宿主基因是免疫球蛋白A(immunoglobulin A, IgA)基因座、人类白细胞抗原(human leuko-cyte antigen, HLA)基因、防御素基因、核苷酸结合寡聚化结构域蛋白2(Nucleo-tide-binding oligomerization domain 2, NOD2)基因、抵抗素样分子β基因、载脂蛋白I基因和髓系分化初级反应蛋白基因。环境、宿主遗传学和微生物群落这三个组成部分相互作用,以维持肠道的稳态[49]。这种相互作用的稳定性受到破坏可能是疾病发展的诱因。一项病例对照研究确定了肠道微生物群的"IBD特异性"改变,可以作为预测疾病易感性、活性、严重性,以及对治疗的反应性的生物标志物[50]。最近有研究还发现,肠道寄生虫[51]和脂质运载蛋白-2(Lipocalin-2, Lcn2)[52]的表达,通过改变涉及两种不同途径的肠道微生物的组成,为IBD的发病机制提供了新的线索。流行病学研究表明,发达国家IBD的发病率显著增加,表明环境发生了变化,包括肠道微生物组的改变和对肠道寄生虫(如蠕虫)的接触减少,可影响IBD的发病现象[53]。缺乏CD易感性基因*Nod2*(*Nod2*$^{-/-}$)的模型小鼠在肠道细菌群落无处不在的炎性细菌持续定殖的情况下,会出现小肠异常[54]。然而,*Nod2*$^{-/-}$小鼠被寄生蠕虫*Trichuris muris*慢性感染后,抑制了炎性拟杆菌属的定殖并促进了富含梭菌的保护性微生物环境的建立。此外,研究者还发现,来自蠕虫病流行地区的个体具有相似的保护性微生物群落[51],驱虫治疗减少了梭菌的繁殖并增加了细菌代数,从而导致IBD发生率增加。Lcn2是IBD患者中具有高黏膜和粪便浓度的抗菌肽。它由包括上皮细胞在内的各种细胞类型产生,并通过与细菌铁载体的一部分结合而充当抗菌防御介质,从而防止细菌对铁的获取和铁载体依赖性菌株的生长。Lcn2表达可预防早期发作的结肠炎,IL-10缺乏会引起自发出现的右侧结肠肿瘤,而*Lcn2*$^{-/-}$/*IL10*$^{-/-}$双敲除小鼠显示出其肠道微生物群落,尤其是致病性的另枝菌属发生了主要改变。可见Lcn2能够在肠道微生物组成发生改变的情况下,防止肠道炎症和肿瘤的发生[52]。

此外,2014年,《自然》杂志上发表了一项来自浙江大学的研究[55]。该研究通过宏基因组技术探究肝硬化与肠道菌群之间的关系,并建立了肝硬化菌群失衡诊断的新标准,主要成就有:①发现区分健康人群和肝硬化患者的15个基因标志物;②定义了肝硬化"患者区别指数";③在肝硬化患者样本中成功验证了腹膜透析指数。

随着组学技术的发展,越来越多与肠道肿瘤相关的肠道菌群诊断标志物被发现。2014年8月,国际学术期刊《分子系统生物学》(*Molecular Systems Biology*)上发表了一项来自欧洲分子生物学实验室博克(Peer Bork)教授团队的研究成果[56]。该研究对156份来自结直肠癌患者排泄物样品中的微生物组进行了测序工作,发现通过22类细菌的相对浓度可以预测患者是否患癌,AUC值高达0.87。随后,2015年发表在《自然·通讯》(*Nature Communications*)上的一项研究探讨了肠道微生物与结直肠腺瘤及结直肠癌关联特征的研究[57]。该研究主要针对欧洲人群肠道菌群,通过对这些微生物基因进一步聚簇,得到了126个宏基因组连锁群,其中包含15个构建健康人群与结直肠癌患者的分类器,该分类器在训练集和测试集的样品的分辨率都达到了95%以上。同时,在健康人群与腺瘤患者的分组中,分类器在训练集中分辨率也超过了85%。将年龄和BMI因素考虑在内时,分辨率高达89.74%。因此,此研究进一步验证的菌群标志物在结直肠癌患者和健康人群的分辨率,对于该疾病的筛查具有重要意义。此外,2015年10月香港中文大学发表在《肠道》杂志上的一项研究展示了在中国人群中找到的20个能区分大肠癌患者和健康对照人群的微生物基因标志物[58]。验证集显示,其中4个基因标志物在丹麦人群中发挥作用,在法国人群和奥地利人群中,这4个基因标志分别在 AUC =0.72 及 AUC =0.77 下能区分大肠癌患者与健康人群。对其中2个基因标志物在中国人群中进行qPCR检测,结果能准确区分大肠癌患者和健康人群(AUC=0.84),这些基因标志物在大肠癌的早期阶段(Ⅰ~Ⅱ)富集,可以作为大肠癌早期诊断的生物标志物。综上所述,通过肠道微生物进行肠道疾病监测是可行的。最近的随机对照试验表明,粪便菌群移植还引起对常规药物无效的活动性UC患者的临床症状的缓解和改善,这一结果得益于微生物群落发生改变[59]。另外,还有研究发现,益生菌干酪乳杆菌菌株ATCC 334产生的铁铬酸可通过c-Jun N端激酶途径介导凋亡,从而抑制结肠癌的进展,这可能代表了一种新的肿瘤抑制策略[60]。

　　一旦建立了疾病关联,将微生物组整合到精准医学中所需的另一个重要组成部分,就是开发修饰微生物组以使患者受益的方法。在 Zhu 等人最近发表的一项重要的研究中,研究人员证明了如何精确编辑肠道菌群用于治疗胃肠道炎性疾病的方法[61]。在先前的研究中已经确定,在化学诱导性结肠炎模型中,存在肠杆菌科的扩张和钼辅因子依赖的代谢途径的过度表达[62],其中钼辅因子依赖的代谢途径对于发炎的肠道中肠杆菌科的过度生长至关重要。Zhu 等人证明,由于钨可以替代钼蝶呤辅因子中的钼,因此通过口服钨酸盐可以有针对性地抑制这些途径,最终通过限制肠杆菌科细菌生长将微生物多样性恢复到正常状态。此外,在用钨酸盐治疗的动物中,结肠炎相关的炎症减少了90%。研究者还从一部分IBD患者中提取了肠道菌群,并将这些菌群转移到无菌小鼠中。当诱发结肠炎时,接受钨酸盐的小鼠表现出肠杆菌科细菌的数量及相关的炎症标志物减少,从而证明这种治疗方法或其他抑制细菌中钼结合因子依赖性途径的方法可能是控制IBD患者炎症的有效手段[61]。在不影响有益微生物的情况下,这种与治疗失调相关的炎症靶向治疗方法体现了向操纵微生物组的精准医学的重大进步,特别是在靶向或抑制免疫反应方面。随着更多疾病相关的微生物途径被发现,临床医生将能够利用更多潜在的治疗和诊断靶点治疗干预这些疾病。

4.6 微生物组学与自身免疫性疾病

人体免疫系统是先天性和适应性调节组成的复杂网络,具有应对高度多样化挑战的适应能力,而人体微生物群也是这个复杂免疫调节网络中重要参与者之一。与宿主共存的肠道微生物群即共生作用可以诱导宿主产生对外源病原体的保护性免疫反应,同时能够调节宿主对外源物质的免疫耐受性,使宿主以多种方式受益[63-65]。近年来,越来越多的证据表明,肠道微生物与自身免疫病存在密切的联系,例如在1型糖尿病、类风湿关节炎(rheumatoid arthritis,RA)、多发性硬化和系统性红斑狼疮(systemic lupus erythematosus,SLE)的发生发展过程中起着重要作用[66,67]。肠道微生物菌群组成的改变可能与SLE疾病临床表现有关[67]。Lopez等人在针对未接受抗生素、类固醇或免疫抑制剂治疗的SLE患者的研究中发现,从患者肠道菌群中分离的体外培养物比健康人群的更能促进淋巴细胞活化和辅助性T细胞17(Th17)分化。同时发现,两种梭状芽孢杆菌的混合物显著降低了Th17与Th1之间的平衡、厚壁菌门数量,以及α干扰素(interferon α,IFN-α)等在内的促炎细胞因子的血清水平。同时,互养菌门的浓度与抗双链DNA抗体的滴度及IL-6水平呈负相关,而与天然抗磷酸胆碱的免疫球蛋白M(immunoglobulin M,IgM)的保护性抗体滴度呈正相关,该抗体可促进吞噬作用并抑制炎症途径[68]。肠道微生物群落组成的波动可能导致SLE疾病发作,与健康人群相比,SLE患者即使在病情缓解后,肠道厚壁菌门与拟杆菌门的比值也显著降低。进一步研究发现,补充双歧杆菌可防止CD4+ T细胞过度活化,因此,饮食因素包括乳酸菌和双歧杆菌益生菌补充剂可能对SLE治疗有益,这将在今后SLE诊疗中开创一个新方向[69]。

RA是人类常见自身免疫系统疾病,RA和体内菌群的相关研究也已经进行多年。人们认为,肠道菌群的紊乱影响了局部和全身的免疫系统,进而可能与RA的发生发展有重要的联系。肠道免疫调节细胞(immunomodulatory cells, IC)在维持正常免疫功能和在RA的发病机制中起着重要的作用,而肠道微生物群落和IC尤其是肠道IC相互作用,IC作为肠道微生物影响RA发生发展的重要媒介,在调控RA过程中发挥关键作用[70]。2015年,《自然·医学》(Nature Medicine)报道了国内一项关于RA和人体内微生物的重磅队列研究,利用元基因组鸟枪法测序技术对治疗中和未治疗的RA患者的口腔、粪便微生物进行宏基因关联分析,发现在多个部位(粪便、牙齿、唾液),患者的RA相关微生物群与健康人群的存在明显差异。与健康人群相比,RA患者普雷沃菌属和唾液乳杆菌比例较高,而拟杆菌比例下降,同时嗜血菌相对缺乏。在利用改善病情的抗风湿药如氨甲蝶呤、雷公藤多苷治疗过程中,发现体内菌群产生了的变化,这种现象在临床改善明显的患者中最为显著[71]。这些都为RA乃至自身免疫系统疾病的个体化诊疗提供了方向。总之,人体内微生物菌群的变化是多种自身免疫病重要特征,在它们发生发展过程中扮演着重要的角色。

4.7 微生物组学与神经发育、精神病和神经退行性疾病

据估计,人体约包含30万亿个人类相关功能细胞和39万亿个细菌。肠道菌群对我们的健康至关重要,它们参与许多重要的生理功能,如食物消化和新陈代谢,免疫反应和炎症等。同时,肠道菌群还可以与大脑相互作用,形成所谓的"肠-脑轴",影响着我们的情绪、行为甚至认知功能。"肠-脑轴"的相关研究表明,肠道菌群在调节中枢神经系统(central nervous system, CNS)中组织驻留免疫

细胞的成熟和功能以及参与神经炎症、脑损伤、自身免疫和神经发生的外周免疫细胞活化方面发挥着关键作用[72]。此外,主流的观点认为,神经内分泌系统、免疫系统、迷走神经,以及一些胃肠激素和神经递质(比如5-羟色胺和多巴胺)都参与了细菌-肠-脑轴调控。比如肠道通过迷走神经直连大脑,可以将信息传递给大脑。同时,肠道还负责向大脑传递所需的95%的5-羟色胺和50%的多巴胺。一旦肠道传递的这些物质水平发生改变,就会影响大脑的正常功能。研究表明,无菌条件下饲养的无胚小鼠或抗生素干扰清除肠道菌群条件下的小鼠,在以神经发育、精神病和神经退行性疾病为特征的行为或神经病理方面存在重大差异[73]。因此,肠道微生物群的破坏与孤独症、抑郁症、阿尔茨海默病及帕金森病等多种精神神经疾病密切相关。

帕金森病(Parkinson's disease,PD)是肠道微生物群落失调导致疾病发生的最为重要的例子。在PD患者中,脑细胞和肠中含有神经毒性蛋白α突触核蛋白(alpha-synuclein,AS)引起的斑块是该疾病的标志。例如,PD患者经常出现胃动力受损[74]及肠内AS水平升高等现象[75]。在动物模型中,过表达AS的小鼠确实会出现类似于PD患者的神经系统缺陷。最近,有三点证据表明肠道菌群在PD的发病过程中起着核心作用:①在PD模型小鼠中,无菌小鼠的斑块数量明显少于肠道具有完整微生物组的小鼠,有的无菌小鼠甚至没有出现神经功能缺损;②用抗生素治疗PD小鼠可改善神经功能缺损;③移植来自PD患者粪便菌群的无菌小鼠表现出类似于PD的神经功能缺损。2016年12月1日,《细胞》(Cell)上发表了一项来自加州理工学院的研究,这项研究首次证实肠道菌群的改变可能是导致PD运动能力减弱的原因之一。此外,肠道细菌分解膳食纤维时所产生的产物短链脂肪酸(short-chain fatty acids,SCFA)分子促进了神经炎症的发生,进一步使PD病情恶化。与移植来自健康人群粪便样本的无菌小鼠相比,被移植PD患者肠道菌群的无菌小鼠的粪便中含有更高水平的SCFA,并且表现出更强的PD症状[76]。这些研究结果都提示,今后可以通过调节肠道菌群结构及其代谢产物来干预PD的进展。然而,目前工作积累仍然不够,需要大量研究去推动致病细菌的鉴定及与之相关的神经毒性AS斑块沉积的机制研究。

4.8 微生物组学与精准营养

现代社会生活节奏较快,人们更容易获得油炸类高能量食品,并有在办公室久坐的生活工作方式,久而久之,外界环境危险因素暴露加之人们对营养认识的偏差,导致了以肥胖为中心的代谢性疾病的大流行。特别是某些人群表现出对肥胖危险因素的暴露比其他人更加敏感,越来越多的证据指向这种现象不仅取决于我们自身遗传基因,还可能同时受到"第二基因组"的影响,两种系统共同作用,塑造了我们的身体状况。值得注意的是,微生物基因组由于其与环境因素的直接相互作用可能比人类基因组对于肥胖形成的作用影响更大,决定了谁属于罹患肥胖症等相关代谢性疾病的高风险人群[5]。通过对两个独立的男性肥胖人群队列胰岛素敏感性检测,研究者发现,微生物种群构成与脂肪组织、肝脏或骨骼肌等组织的胰岛素敏感性之间存在某些关联[77]。此外,餐后血糖的变化与消化道中微生物菌群也有密切的关系。因此,在今后的个体化医疗实践中,可以通过检测人类肠道中微生物的数量和种类,利用计算机预测机体对食物的反应,从而根据不同人体内微生物菌群分布的不同制定适合的个性化饮食计划,采取一定的微生物菌群预防干预措施以降低肥胖、糖尿病等疾病的发生率。

五、总结

尽管微生物组学在疾病的预警、风险评估、诊断和治疗等方面显示了在精准医学应用中的巨大潜力,是整个精准医学不可或缺的重要组成部分,但目前将微生物组学应用至临床尚面临诸多挑战[11,78]。

(1) 微生物组组成的多变性

表现在个体间和个体内部的不同,受宿主年龄、地理特征、饮食习惯、生活习惯、自身基因等多重因素的交叉影响,这些因素对维持微生物组构成的稳定性方面是不小的挑战。因此,只有通过全面考虑调节人体微生物组、基因组及外在环境变量信息,才能确保患者精准医学的成功实施。

(2)样本收集、存储、处理方法无统一标准

样本收集、存储、处理方法的不同将导致结果差异,目前尚无统一的标准化流程。因此,开发和统一样本采集、存储、处理及试剂使用的标准化流程在保证微生物组研究结果的可重复性方面显得尤为重要。

(3)缺少权威机构管理微生物组学数据

缺少权威、专门和统一的机构来管理、整合、分析和共享微生物组学数据,导致现有的大量数据和信息利用困难。因此,未来亟需基于共享和利用微生物组学大数据信息的目的,制定可行的行业管理规则,设立专门和权威的统筹机构,以便在充分利用这些信息的同时避免遗传信息和患者隐私的泄露,触及伦理法规。

(4)回报周期长、回报率不稳定

基于微生物组的精准医学,研发成本和推广应用成本巨大、适用范围窄、回报周期长且回报率不稳定。如何实现这一高度整合的医疗模式市场化,仍然是研究者面临的难题与挑战。

精准医学的目标在于降低疾病患病风险、促进疾病预防策略的开发和不断完善诊疗措施。尽管面临重重困难和挑战,但不断推动微生物组学研究的发展,将其充分结合和运用到精准医学实践中去,始终是今后微生物组学和精准医学的发展目标。微生物组学在今后精准医学的发展应用上大致可分为三个方向:①开发微生物菌群相关临床检测指标,为疾病的诊断及预测提供可能性;②深入探索菌群与人体代谢和免疫的调节关系,以菌群为靶点,开发临床干预措施来达到辅助治疗的效果;③不断深入挖掘微生物菌群与机体间相互调节影响的理论研究,探索直接把菌群当作药物或药物靶点来使用。总的来说,是要通过分析生理及病理状态下微生物组学信息,建立基于微生物组学大数据的疾病风险预测及疗效评价模型,探索微生物菌群在疾病发病和转归中的调节作用,在此基础上进行临床转化,发挥其在疾病诊断及疗效预测中的潜在优势,促使疾病治疗方式的革命性改变,从而推动微生物组学在精准医学中的发展和实践。

参考文献

［1］Yatsunenko T, Rey F E, Manary M J, et al. Human gut microbiome viewed across age and geography［J］. Nature, 2012, 486(7402): 222-227.

［2］The Integrative HMP (iHMP) Research Network Consortium. The Integrative Human Microbiome Project［J］. Nature, 2019, 569(7758): 641-648.

［3］NIH Human Microbiome Portfolio Analysis Team. A review of 10 years of human microbiome research activities at the US National Institutes of Health, Fiscal Years 2007-2016［J］. Microbiome, 2019, 7(1): 31.

［4］Zhao L. Genomics: the tale of our other genome［J］. Nature, 2010, 465(7300): 879-880.

［5］Bäckhed F, Ley R E, Sonnenburg J L, et al. Host-bacterial mutualism in the human intestine ［J］. Science, 2005, 307(5717): 1915-1920.

［6］Lloyd-Price J, Abu-Ali G, Huttenhower C. The healthy human microbiome［J］. Genome Medicine, 2016, 8(1): 51.

［7］Maguire M, Maguire G. Gut dysbiosis, leaky gut, and intestinal epithelial proliferation in neurological disorders: towards the development of a new therapeutic using amino acids, prebiotics, probiotics, and postbiotics［J］. Reviews in the Neurosciences, 2019, 30(2): 179-201.

［8］Zhang Z, Mocanu V, Cai C, et al. Impact of fecal microbiota transplantation on obesity and metabolic syndrome—a systematic review［J］. Nutrients, 2019, 11(10): 2291.

［9］Yue B, Luo X, Yu Z, et al. Inflammatory bowel disease: a potential result from the collusion between gut microbiota and mucosal immune system［J］. Microorganisms, 2019, 7(10): 440.

［10］Tang W H W, Wang Z, Levison B S, et al. Intestinal microbial metabolism of phosphatidylcholine and cardiovascular risk［J］. The New England Journal of Medicine, 2013, 368(17): 1575-1584.

［11］Kuntz T M, Gilbert J A. Introducing the microbiome into precision medicine［J］. Trends in Pharmacological Sciences, 2017. 38(1): 81-91.

［12］National Research Council (US) Committee on A Framework for Developing a New Taxonomy of Disease. Toward precision medicine: building a knowledge network for biomedical research and a new taxonomy of disease［M］. Washington (DC): National Academies Press (US), 2011.

［13］Bashiardes S, Godneva A, Elinav E, et al. Towards utilization of the human genome and microbiome for personalized nutrition［J］. Current Opinion in Biotechnology, 2018, 51: 57-63.

［14］Gilbert J A, Quinn R A, Debelius J, et al. Microbiome-wide association studies link dynamic microbial consortia to disease［J］. Nature, 2016, 535(7610): 94-103.

［15］Proctor L. Priorities for the next 10 years of human microbiome research［J］. Nature, 2019, 569 (7758): 623-625.

［16］Conlon M A, Bird A R. The impact of diet and lifestyle on gut microbiota and human health ［J］. Nutrients, 2014, 7(1): 17–44.

［17］周学东, 徐健, 施文元. 人类口腔微生物组学研究：现状、挑战及机遇［J］. 微生物学报, 2017, 57(6)：806–821.

［18］Gorzelak M A, Gill S K, Tasnim N, et al. Methods for improving human gut microbiome data by reducing variability through sample processing and storage of stool［J］. PLoS One, 2015, 10 (8): e0134802.

［19］Marchesi J R, Adams D H, Fava F, et al. The gut microbiota and host health: a new clinical frontier［J］. Gut, 2016, 65(2): 330–339.

［20］Blum H E. The human microbiome［J］. Advances in Medical Sciences, 2017, 62(2): 414–420.

［21］Spanogiannopoulos P, Bess E N, Carmody R N, et al. The microbial pharmacists within us: a metagenomic view of xenobiotic metabolism［J］. Nature Reviews Microbiology, 2016, 14(5): 273–287.

［22］Kolde R, Franzosa E A, Rahnavard G, et al. Host genetic variation and its microbiome interactions within the Human Microbiome Project［J］. Genome Medical, 2018, 10(1): 6.

［23］Martinez-Guryn K, Leone V, Chang E B. Regional Diversity of the Gastrointestinal Microbiome ［J］. Cell Host & Microbe, 2019, 26(3): 314–324.

［24］Wang F, Meng W, Wang B, et al. Helicobacter pylori-induced gastric inflammation and gastric cancer［J］. Cancer Letters, 2014, 345(2): 196–202.

［25］Rajagopala S V, Vashee S, Oldfield L M, et al. The human microbiome and cancer［J］. Cancer Prevention Research (Phila), 2017, 10(4): 226–234.

［26］Zeng Y, Chen S, Fu Y, et al. Gut microbiota dysbiosis in patients with hepatitis B virus-induced chronic liver disease covering chronic hepatitis, liver cirrhosis and hepatocellular carcinoma［J］. Journal of Viral Hepatitis, 2020, 27(2): 143–155.

［27］Liu Q, Li Fan, Zhuang Y, et al. Alteration in gut microbiota associated with hepatitis B and non-hepatitis virus related hepatocellular carcinoma［J］. Gut Pathogens, 2019, 11: 1.

［28］Imahashi M, Ode H, Kobayashi A, et al. Impact of long-term antiretroviral therapy on gut and oral microbiotas in HIV-1-infected patients［J］. Scientific Reports, 2021, 11(1): 960.

［29］Musa S. Hepatic and gastrointestinal involvement in coronavirus disease 2019 (COVID-19): what do we know till now?［J］. Arab Journal of Gastroenterology, 2020, 21(1): 3–8.

［30］Rajput S, Paliwal D, Naithani M, et al. COVID-19 and gut microbiota: a potential connection ［J］. Indian Journal of Clinical Biochemistry, 2021, 36(3): 266–277.

［31］Gu S, Chen Y, Wu Z, et al. Alterations of the Gut Microbiota in Patients with COVID-19 or H1N1 Influenza［J］. Clinical Infectious Diseases, 2020, doi: 10.1093/cid/ciaa709.

［32］Ridaura V K, Faith J J, Rey F E, et al. Gut microbiota from twins discordant for obesity modulate metabolism in mice［J］. Science, 2013, 341(6150): 1241214.

［33］Pedersen H K, Gudmundsdottir V, Nielsen H B, et al. Human gut microbes impact host serum metabolome and insulin sensitivity[J]. Nature, 2016, 535(7612): 376-381.

[34] Ley R E, Bäckhed F, Turnbaugh P, et al. Obesity alters gut microbial ecology[J]. PNAS, 2005, 102(31): 11070-11075.

[35] Ley R E, Turnbaugh P J, Klein S, et al. Microbial ecology: human gut microbes associated with obesity[J]. Nature, 2006, 444(7122): 1022-1023.

[36] Claesson M J, Jeffery I B, Conde S, et al. Gut microbiota composition correlates with diet and health in the elderly[J]. Nature, 2012, 488(7410): 178-184.

[37] Qin J, Li Y, Cai Z, et al. A metagenome-wide association study of gut microbiota in type 2 diabetes[J]. Nature, 2012, 490(7418): 55-60.

[38] Vrieze A, Nood E V, Holleman F, et al. Transfer of intestinal microbiota from lean donors increases insulin sensitivity in individuals with metabolic syndrome [J]. Gastroenterology, 2012, 143(4): 913-916. e7.

[39] Boroni Moreira A P, Fiche Salles Teixeira T, do C Gouveia Peluzio M, et al. Gut microbiota and the development of obesity[J]. Nutricion Hospitalaria, 2012, 27(5): 1408-1414.

[40] Lynch S V, Pedersen O. The human intestinal microbiome in health and disease[J]. The New England Journal of Medicine, 2016, 375(24): 2369-2379.

[41] Hermes G D, Zoetendal E G, Smidt H. Molecular ecological tools to decipher the role of our microbial mass in obesity[J]. Beneficial Microbes, 2015. 6(1): 61-81.

[42] Aryal S, Alimadadi A, Manandhar I, et al. Machine learning strategy for gut microbiome-based diagnostic screening of cardiovascular disease[J]. Hypertension, 2020, 76(5): 1555-1562.

[43] Koeth R A, Wang Z, Levison B S, et al. Intestinal microbiota metabolism of L-carnitine, a nutrient in red meat, promotes atherosclerosis[J]. Nature Medicine, 2013, 19(5): 576-585.

[44] Wang Z, Roberts A B, Buffa J A, et al. Non-lethal inhibition of gut microbial trimethylamine production for the treatment of atherosclerosis[J]. Cell, 2015, 163(7): 1585-1595.

[45] Zhu W, Gregory J C, Org E, et al. Gut microbial metabolite TMAO enhances platelet hyperreactivity and thrombosis risk[J]. Cell, 2016, 165(1): 111-124.

[46] Yang T, Santisteban M M, Rodriguez V, et al. Gut dysbiosis is linked to hypertension[J]. Hypertension, 2015, 65(6): 1331-1340.

[47] Li J, Zhao F, Wang Y, et al. Gut microbiota dysbiosis contributes to the development of hypertension[J]. Microbiome, 2017, 5(1): 14.

[48] Xavier R J, Podolsky D K. Unravelling the pathogenesis of inflammatory bowel disease[J]. Nature, 2007, 448(7152): 427-434.

[49] Spor A, Koren O, Ley R. Unravelling the effects of the environment and host genotype on the gut microbiome[J]. Nature Reviews Microbiology, 2011, 9(4): 279-290.

[50] Peterson DA, Frank D N, Pace N R, et al. Metagenomic approaches for defining the pathogenesis of inflammatory bowel diseases[J]. Cell Host & Microbe, 2008, 3(6): 417-427.

[51] Ramanan D, Bowcutt R, Lee S C, et al. Helminth infection promotes colonization resistance

via type 2 immunity[J]. Science, 2016, 352(6285): 608-612.

[52] Moschen A R, Gerner R R, Wang J, et al. Lipocalin 2 Protects from Inflammation and Tumorigenesis Associated with Gut Microbiota Alterations [J]. Cell Host & Microbe, 2016, 19(4): 455-469.

[53] Belkaid Y, Hand T W. Role of the microbiota in immunity and inflammation[J]. Cell, 2014, 157(1): 121-141.

[54] Cleynen I, Boucher G, Jostins L, et al. Inherited determinants of Crohn's disease and ulcerative colitis phenotypes: a genetic association study[J]. Lancet, 2016, 387(10014): 156-167.

[55] Qin N, Yang F, Li A, et al. Alterations of the human gut microbiome in liver cirrhosis[J]. Nature, 2014, 513(7516): 59-64.

[56] Zeller G, Tap J, Voigt A Y, et al. Potential of fecal microbiota for early-stage detection of colorectal cancer[J]. Molecular Systems Biology, 2014, 10(11): 766.

[57] Feng Q, Liang S, Jia H, et al. Gut microbiome development along the colorectal adenoma-carcinoma sequence[J]. Nature Communications, 2015, 6: 6528.

[58] Schreuders E H, Ruco A, Rabeneck L, et al. Colorectal cancer screening: a global overview of existing programmes[J]. Gut, 2015, 64(10): 1637-1649.

[59] Rossen N G, Fuentes S, van der Spek M J, et al. Findings from a randomized controlled trial of fecal transplantation for patients with ulcerative colitis [J]. Gastroenterology, 2015, 149(1): 110-118.e4.

[60] Konishi H, Fujiya M, Tanaka H, et al. Probiotic-derived ferrichrome inhibits colon cancer progression via JNK-mediated apoptosis[J]. Nature Communications, 2016, 7: 12365.

[61] Zhu W, Winter M G, Byndloss M X, et al. Precision editing of the gut microbiota ameliorates colitis[J]. Nature, 2018, 553(7687): 208-211.

[62] Winter S E, Winter M G, Xavier M N, et al. Host-derived nitrate boosts growth of E. coli in the inflamed gut[J]. Science, 2013, 339(6120): 708-711.

[63] Kau A L, Ahern P P, Griffin N W, et al. Human nutrition, the gut microbiome and the immune system[J]. Nature, 2011, 474(7351): 327-336.

[64] Fukuda S, Toh H, Hase K, et al. Bifidobacteria can protect from enteropathogenic infection through production of acetate[J]. Nature, 2011, 469(7331): 543-547.

[65] Ahern P P, Faith J J, Gordon J I. Mining the human gut microbiota for effector strains that shape the immune system[J]. Immunity, 2014, 40(6): 815-823.

[66] Li Y, Wang H F, Li X, et al. Disordered intestinal microbes are associated with the activity of Systemic Lupus Erythematosus[J]. Clinical Science (Lond), 2019, 133(7): 821-838.

[67] Katz-Agranov N, Zandman-Goddard G. The microbiome and systemic lupus erythematosus[J]. Immunologic Research, 2017, 65(2): 432-437.

[68] López P, de Paz B, Rodríguez-Carrio J, et al. Th17 responses and natural IgM antibodies are related to gut microbiota composition in systemic lupus erythematosus patients[J]. Scientific

Reports, 2016, 6: 24072.

[69] Zhang H, Liao X, Sparks J B, et al. Dynamics of gut microbiota in autoimmune lupus[J]. Applied and Environmental Microbiology, 2014, 80(24): 7551-7560.

[70] Xu H, Zhao H, Fan D, et al. Interactions between gut microbiota and immunomodulatory cells in rheumatoid arthritis[J]. Mediators of Inflammation, 2020, 2020: 1430605.

[71] Zhang X, Zhang D, Jia H, et al. The oral and gut microbiomes are perturbed in rheumatoid arthritis and partly normalized after treatment[J]. Nature Medicine, 2015, 21(8): 895-905.

[72] Fung T C, Olson C A, Hsiao E Y. Interactions between the microbiota, immune and nervous systems in health and disease[J]. Nature Neuroscience, 2017, 20(2): 145-155.

[73] Sampson T R, Mazmanian S K. Control of brain development, function, and behavior by the microbiome[J]. Cell Host & Microbe, 2015, 17(5): 565-576.

[74] Fasano A, Visanji N P, Liu L W C, et al. Gastrointestinal dysfunction in Parkinson's disease [J]. The Lancet Neurology, 2015, 14(6): 625-639.

[75] Shannon K M, Keshavarzian A, Mutlu E, et al. Alpha-synuclein in colonic submucosa in early untreated Parkinson's disease[J]. Movement Disorders, 2012, 27(6): 709-715.

[76] Sampson T R, Debelius J W, Thron T, et al. Gut microbiota regulate motor deficits and neuro-inflammation in a model of Parkinson's disease[J]. Cell, 2016, 167(6): 1469-1480. e12.

[77] Hermes G D A, Reijnders D, Kootte R S, et al. Individual and cohort-specific gut microbiota patterns associated with tissue-specific insulin sensitivity in overweight and obese males[J]. Scientific Reports, 2020, 10(1): 7523.

[78] Mukherjee K. 40 Years of trends in pharmacological sciences: blending man and machine[J]. Trends in Pharmacological Sciences, 2019, 40(8): 541-542.

（魏慕筠，王挺，张伟）

第六章
心血管疾病精准医学发展与案例解析

一、概况

随着我国居民的老龄化及生活方式的改变,慢性病发病率逐年升高,且发病年龄趋于低龄化。据WHO统计,在全球范围内,心血管疾病造成的死亡占了慢性病的45%,而我国高达51%。《中国心血管健康与疾病报告2020》显示,我国心血管疾病患病率处于持续上升态势,目前患病人数约3.3亿。随着医疗技术的不断进步,心血管疾病的诊断率、治疗率和控制率等都有所提高,但是相应的医疗负担在不断扩大[1]。心血管疾病因其高发病率、高病死率和高住院率,一直以来是医学研究领域的重中之重。目前,心血管疾病已成为全球首要致死病因,且该状况仍将持续。2004年WHO报告称,预测到2030年,心血管疾病死亡人数将从2004年的1780万增至2340万,而此时期心血管疾病治疗和预防措施将仍以"均一化医疗"的模式发展。然而,随着基因组学、蛋白质组学、代谢组学等各类组学结合大数据计算机分析技术的迅速发展,"精准医学"的内涵与范畴也日益深化。基因与基因组医学领域的发展可使每位患者最大程度上获益,这将扭转未来心血管病学的发展趋势。

虽然心血管疾病的诊断与治疗在精准医学道路上已取得了较大的进步,但由于心血管疾病如冠心病、高血压病、心律失常等多是公认的多基因疾病,找到特异性、个体化的诊断和治疗的靶点,仍然困难重重。

心血管疾病相关基因的多态性是近年来的研究热点。近5年,在PubMed数据库中以"心血管"和"基因多态性"为主题词的研究成果涉及心血管疾病的疾病易感性、疗效、预后、严重并发症的伴发、药物不良反应等与基因多态性的相关性研究。以基因多态性与高血压的相关性研究为例,涉及的基因包括血管紧张素原、血管紧张素转化酶、醛固酮合成酶、G蛋白β3亚单位、缓激肽β2受体、低密度脂蛋白受体、转化生长因子-β1等。此外,对不同种族和人群,包括高加索人以及我国的汉族、维吾尔族和哈萨克族与高血压病、左心室肥厚及药物不良反应[如血管紧张素转化酶抑制剂(ACEI)相关的咳嗽]的相关性也进行了系列研究,结果显示,在不同种族、不同基因的研究中得到的结论并不一致,且基因多态性的突变率在不同种族人群中差异较大。

心血管疾病基因组学领域涉及的基因表达、突变或表观遗传学的个体差异等,一直是精准医学研究的重要内容。基因多态性是在人群中出现的先天遗传变异,可表现为高度重复序列拷贝数如短串联重复序列(short tandem repeats,STR)的不同;也可表现为单核苷酸多态性(SNP)即单个碱基的不同,如单个碱基的缺失、替换和插入[2]。其中涉及心血管疾病易感性、预后、疗效、严重并发症的伴发、药物不良反应等与基因多态性相关的状况,而纳入研究的基因多是公认的与疾病病因、病理相关,或与药物作用靶点直接相关[3,4]。

心血管疾病高度复杂且个体差异大,很难采用统一的治疗模式和方案进行治疗,为了提供更好的治疗方案,精准医学显得尤为重要[5]。2016年3月8日,科技部提出以我国常见高发、危害重大的疾病及若干流行率相对较高的罕见病为切入点,构建百万人以上的自然人群大型健康队列和重大疾病专病队列,建立多层次精准医学知识库体系和安全稳定可操作的生物医学大数据共享平台,研发新一代生命组学临床应用技术和生物医学大数据分析技术,进行疾病防治诊治方案的精准化研究。我国国家重点研发计划围绕"精准医学研究"就单独提出了心血管疾病的队列研究和个体化治疗靶点研究。

　　心血管疾病精准医学是指综合评估患者个体的基因、环境、生活方式差异后所采取的一种新的疾病综合防治方法。常规治疗往往根据患者的病情,参照相关指南选择合适的治疗药物和治疗剂量,反复观察患者临床表现及不良反应,及时调整治疗药物和治疗剂量,不仅增加了不良反应发生风险和治疗费用,也可能延误最佳治疗时机。在常见心血管药物使用前进行相关基因变异检测,根据患者的实际情况选择个体化的治疗药物和治疗剂量,可以更加高效、安全地治疗疾病。

　　心血管疾病精准医学作为该疾病新型的医疗模式,在临床中已有较为典型的以精准医学模式进行的医疗实践,如心血管疾病的基因诊断与靶向治疗,心血管疾病的个体化用药基因检测,均是精准医学用于患者个体化治疗的最典型体现和最直接获益,让广大心血管疾病患者看到精准医学治疗模式带来的曙光。

二、心血管疾病精准医学的研究进展

2.1 心血管疾病的基因组学研究

2.1.1 H型高血压

　　有研究指出,H型高血压作为心血管疾病发生的临床因素之一,其发病机制受一种同型半胱氨酸(Hcy)水平影响,其主要源于饮食中的蛋氨酸,在体内可通过多种途径代谢,与高血压密切相关的途径是:Hcy在甲硫氨酸合成酶及其辅酶维生素 B_{12} 的催化下,由5-甲基四氢叶酸(5-MTHF)提供一个甲基,转化成为甲硫氨酸,其中5-MTHF是由叶酸经亚甲基四氢叶酸还原酶(MTHFR)为关键酶的一系列酶促反应生成。MTHFR是Hcy代谢的关键酶,受 *MTHFR* 基因调控,人群中主要为CC、CT、TT基因型。研究表明, *MTHFR* 基因多态性与Hcy水平相关[6],最常见的 *MTHFR* 基因多态性是C677T,可致 MTHFR 酶耐热性及活性下降,使5-MTHF浓度下降进一步致Hcy水平增高,TT基因型人群中患有H型高血压的风险是 CC+TT 基因型的1.9倍[7]。同时研究显示，*MTHFR* C677T多态性、叶酸缺乏、维生素 B_{12} 缺乏与血清总 Hcy 水平升高显著相关，其中叶酸缺乏对血清总 Hcy 浓度影响最大，其次是 *MTHFR* C677T 多态性[8]。另外一项通过检测中国高血压病患者 *MTHFR* C677T 多态性预测高 Hcy 水平的研究证实，C677T 具有极高的灵敏度和适度的特异度，随着血清 Hcy 水平升高，罹患高血压病的风险增加，可作为重症高 Hcy 血症的筛选标志物[9]，因此可以通过基因组学相关技术迅速准确筛检出 *MTHFR* 基因变异，采取早期干预措施控制患者 Hcy 水平。同时研究发现，高 Hcy 浓度可显著降低血管紧张素转化酶抑制剂类降血压药物的治疗效果[10]。

2.1.2 急性冠状动脉综合征

急性冠状动脉综合征（acute coronary syndrome，ACS）是以冠状动脉粥样硬化斑块破裂或侵蚀、血管痉挛和随之发生的继发性血栓形成为病理基础的一组临床综合征，其并发症多、病死率高，严重威胁人类生命健康[11]。采用经皮冠脉介入术（PCI）联合阿司匹林和氯吡格雷双联抗血小板治疗（DAPT）可显著改善 ACS 患者的预后[12]。然而近几年多项研究表明，即使给予常规剂量的 DAPT，PCI 患者术后一年内发生支架内血栓、心肌梗死再发、猝死等主要不良心血管事件（MACE）的发生率仍然达5%～15%，服用氯吡格雷后未达到预期抗血小板治疗效果[13]。临床上对氯吡格雷低反应或无反应现象称为氯吡格雷抵抗（CR），CR 是导致患者 PCI 术后发生 MACE 的主要原因。目前 CR 的发生机制尚不明确，现有资料表明，CR 受到多方面因素的影响，最重要的是遗传因素[14]。氯吡格雷被口服后，约85%在肝脏被酯酶水解为无活性代谢物，剩余15%由肝脏细胞色素 P450（CYP450）系统转化为活性代谢产物，并与血小板表面的 P2Y12 受体不可逆结合，抑制 ADP 介导的糖蛋白 GPⅡbⅢa 复合物活化以达到抗血小板聚集作用[15,16]。因此，参与氯吡格雷吸收、代谢和发挥生物活性过程中的多种基因都会影响氯吡格雷抗血小板作用[17]，目前临床研究比较多且对临床实践有指导意义的是 *CYP2C19* 基因。

目前已知的 *CYP2C19* 基因至少包括25个等位基因，研究较多的是 *CYP2C19*1*、*CYP2C19*2*、*CYP2C19*3*、*CYP2C19*17* 这4个等位基因。目前研究

表明,快代谢型携带有正常功能的等位基因(*CYP2C19*1/*1*),中间代谢型携带一个功能缺失等位基因(*CYP2C19*1/*2*或*CYP2C19*1/*3*),慢代谢型携带有两个功能缺失等位基因(*CYP2C19*2/*2*、*CYP2C19*2/*3*或*CYP2C19*3/*3*),超快代谢型携带有一个或两个功能增强等位基因(*CYP2C19*1/*17*或*CYP2C19*17/*17*)[18]。一项针对PCI患者术后服用氯吡格雷抗血小板的随访研究显示,快代谢组中血小板活性显著低于中间代谢组和慢代谢组;在心血管事件发生率上,中间代谢组、慢代谢组显著高于快代谢组。大量研究报道了氯吡格雷反应和心血管事件之间的关系,临床上主要采取增加氯吡格雷剂量或更换其他抗血小板药物来预防MACE的发生。临床药物基因组学实施联盟指南建议,快代谢型和超快代谢型患者每日需服用氯吡格雷75 mg,但超快代谢型患者由于出血风险增加,需要随时观察是否发生出血事件。而对于中间代谢型患者,可以增加氯吡格雷剂量,加倍才可以有效提高中间代谢型患者的血小板抑制率[19]。一项针对PCI术后患者的荟萃分析显示,随访1~12个月,强化抗血小板治疗组患者的非致死性心肌梗死、支架内血栓形成及死亡事件的发生率显著低于常规抗血小板治疗组,而两组出血风险相似,证实通过血小板功能检测指导的强化抗血小板治疗降低了接受PCI和CR患者发生心血管死亡、非致死性心肌梗死和支架内血栓形成的风险,同时还不增加出血风险[20]。

综上所述,诸多证据表明,*CYP2C19*基因型与接受氯吡格雷治疗的冠心病患者的临床不良终点事件有相关性。2009年以来,《新英格兰医学杂志》(*The New England Journal of Medicine*)等权威刊物发表了包括全基因组关联性研究在内的多篇文章[18],研究结果表明,携带*CYP2C19*2*功能缺失型等位基因将影响氯吡格雷药物抗血小板效应和心血管不良事件的发生率(图6-1)。基于此,美国FDA在2010年3月发布了氯吡格雷抵抗的"黑框警告":应用氯吡格雷前应对患者进行药物基因组学检测,以确定患者有无氯吡格雷抵抗风险。*CYP2C19*基因具有高度多态性。*CYP2C19*2*等位基因是导致酶活性降低的主要等位基因,其他较不常见的等位基因*CYP2C19*3*、*CYP2C19*4*、*CYP2C19*5*、*CYP2C19*6*、*CYP2C19*7*和*CYP2C19*8*可以导致酶活性完全丧失或显著降低。具有一个功能丧失等位基因的个体被认为是中间代谢者,而那些具有两个功能丧失等位基因的个体被认为是慢代谢者。与具有正常酶活性的快代谢者相比,中间代谢者和慢代谢者可能导致活性氯吡格雷代谢物浓度降低,血小板聚集抑制作用减弱,有氯吡格雷抵抗风险,继发心血管事件的风险增加。

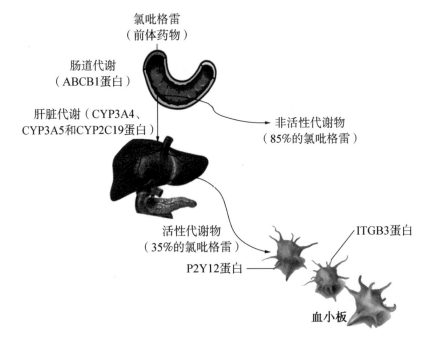

图6-1　氯吡格雷药效途径的概述,显示与氯吡格雷代谢、转运、靶向受体有关的基因所编码的蛋白

2.1.3 心房颤动

心房颤动是最常见的一种心律失常,华法林作为维生素K拮抗剂,是临床抗凝治疗的首选药物,常用于心房颤动、心瓣膜置换术后和肺栓塞等患者抗凝治疗。华法林是一种口服香豆素类抗凝药物,通过抑制维生素K参与的凝血因子Ⅱ、Ⅶ、Ⅸ和X在肝脏的合成而发挥抗凝作用,主要用于预防和治疗静脉血栓、肺血栓栓塞、心房纤维性颤动和心脏瓣膜置换术等所致的血栓并发症,主要不良反应为出血。华法林是一种消旋混合物,由两种同分异构体R型和S型等比例构成,其中S型提供了华法林绝大部分的抗凝活性,85%以上的S型是由CYP2C9酶代谢,CYP2C9酶的活性可以显著影响华法林的抗凝效果。同时华法林是通

过维生素K代谢中的限速酶——维生素K环氧化物还原酶复合体1（VKORC1）抑制维生素K及2,3-环氧化物的相互转化，从而抑制维生素K参与的凝血因子在肝脏的合成，达到抗凝效果，因此VKORC1的活性也影响华法林的抗凝效果。研究发现，影响华法林剂量的主要基因为CYP2C9和VKORC1，研究者总结了基因变异与华法林剂量之间的关系，通过这些数据建立了剂量预测模型。最经典的维持剂量模型是IWPC模型，由国际华法林药物遗传学组织（International Warfarin Pharmacogenetics Consortium，IWPC）主持[21]。一般情况下，华法林的有效性依赖于国际标准化比率（INR）是否达标和维持稳定，并根据患者INR调整剂量。然而因华法林剂量存在广泛个体化差异，调整华法林剂量成了一项具有挑战性的任务，临床上为达到相同的INR目标，华法林剂量可能会相差20倍。反复检测和长期剂量调整将会影响患者依从性，并可能造成过度抗凝或抗凝不足。与目前使用的常规剂量相比，在CYP2C19、VKORC1基因分型指导下对患者实施个体化给药剂量，可能会使机体达到更加准确的稳定剂量，并使患者在最短时间内达到最佳稳定剂量，可有效降低患者因服用华法林所致的出血或栓塞风险，降低患者因出现不良事件而导致的住院风险。CYP2C9编码的酶是华法林肝代谢的关键酶，研究发现，CYP2C9主要等位基因是CYP2C9*2和CYP2C9*3，这些基因突变后可改变该酶的结构，导致酶活性降低、代谢华法林能力减弱，CYP2C9*2和CYP2C9*3等位基因可解释30%~40%的患者存在的华法林剂量差异[22]。CYP2C9*2和CYP2C9*3等位基因在欧洲人群中频率较高，分别为24%、12%。亚洲人群中CYP2C9*2等位基因频率比较低，CYP2C9*3等位基因频率约为4%，其中CYP2C9*2（rs1799853）所携带基因变异会导致该突变型酶活性降低，华法林在体内蓄积，故临床应用时需减少华法林的剂量；CYP2C9*3（rs1057910）等位基因不仅酶活性降低，使用华法林后不良反应发生风险也增加。对该基因型的患者使用华法林前应进行CYP2C9基因检测，根据基因检测结果调整华法林的剂量或换药，在保证疗效的同时可降低不良反应发生风险。Yang等[23]分析了22项研究总共6272例患者，发现携带CYP2C9*2和CYP2C9*3等位基因的患者比野生型CYP2C9*1/*1患者有更高的过度抗凝和出血风险，提示携带CYP2C9*2

和 *CYP2C9*3* 等位基因的患者所需华法林的剂量要低于野生型患者。研究者在 211 例中国汉族人群中研究发现,除以上基因外,其他基因变异也与华法林药物剂量相关,如 *SETD1A* rs4889599(P-Bonferroni correction = 0.040)[24],但因样本量较小,后续需要通过多中心关联研究加以验证。 VKORC1 可将体内的环氧型维生素 K 还原为氢醌型维生素 K,华法林抑制该酶而产生作用。VKORC1 是华法林在体内作用的靶蛋白,同时作为维生素 K 代谢循环中的限速酶,其编码基因 *VKORC1* 中 1639G/A 的多态性会导致机体对于华法林剂量的差异。国外研究发现,等位基因 A 是等位基因 G 的表达量的 1/2,等位基因 A 在华法林使用剂量上也显著降低;与欧洲人群、非洲裔美国人群相比,亚洲人群中等位基因 A 携带频率最高,亚洲人群华法林使用剂量也普遍较低[25]。国内的一项针对 298 例患者的研究发现,基因型 AA、AG 及 GG 在 *VKORC1* 1639G/A 中的分布频率分别为 85.25%、13.67% 和 1.08%,等位基因 A 和 G 在 *VKORC1* 1639G/A 中的分布频率分别为 91.37%、8.63%,AG+GG 携带者华法林维持剂量要明显高于 AA 携带者[26]。然而,华法林在治疗初期极易发生药物不良反应,为实现对早期不良反应事件的监控及缩短到达稳定剂量的时间,秦胜营团队联合国内多位专家,采用多元线性回归,在多中心开展中国人群华法林初始剂量模型研究,以制定华法林个体化给药方案。

目前,围绕心血管疾病,药物基因组学也开展了其他不同药物相关药物基因组学的研究工作。大量研究表明,*SLCO1B1* 基因变异与他汀类药物引起的肌肉毒性显著相关[27],*SLCO1B1* 外显子 6 的 T>C 突变(rs4149056)可导致蛋白质第 174 位缬氨酸被丙氨酸代替,与服用辛伐他汀的患者发生肌痛显著相关。早期对由辛伐他汀导致严重肌病的全基因组关联分析发现[28],*SLCO1B1*5* 等位基因使患者发生严重肌病的风险增加了 4.4 倍。美国 FDA 和美国临床药物基因组学实施联盟(CPIC)指南指出[29]:首先,*SLCO1B1* 位点 rs4149056 T>C 基因变异可增加辛伐他汀肌肉毒性,使用辛伐他汀前推荐做基因型检测。其次,血小板内皮细胞聚集受体 1(PEAR1)是一种血小板跨膜蛋白,在血小板聚集中起重要作用,其基因变异位点 rs12041331 的 AA 或 AG 基因型携带者与 GG 基因型携带者相比,心肌梗死的风险显著增加[30,31]。有研究报道,DD 型血管紧张素转换酶基因可能是冠心病发病的易感基因;*ApoE* 第一内含子增强子 BspLI 位点的 GG 基因型可能是冠心病的易感基因型之一,*ApoE* 等位基因也与冠心病密切相关。另外,研究发现,脂联素基因 rs1063537 基因多态位点与高血压病患者脂联素的水平密切相关[32],*ApoEε4* 等位基因也与冠心病密切相关[33],利钠肽家族的 A 型利钠肽及 C 型利钠肽等也与心血管疾病的发病、进展相关。利钠肽家族极有可能成为继肾素血管紧张素醛固酮系统(RAAS)后心血管领域的第二大明星家族,因此,对于这一系列生物标志物的研究意义重大,不仅可以在分子水平阐明心血管疾病的发病机制,还可以在临床工作中协助疾病诊断、危险分层,更加重要的是,与利钠肽家族分子相关的基因重组药物与基因治疗也为心血管疾病的治疗打开了新局面。[36,37]有研究报道美国、芬兰、沙特阿拉伯人群中该位点与冠心病的发病相关,而来自德国、韩国、瑞典的人群调查表明,该基因型与冠心病发病与否和严重程度无关[38]。因此,种族特异性和个体差异相关药物基因组学研究具有重要的临床意义,是精准医学研究内容的重要组成部分。

2.1.4 心绞痛

硝酸甘油是心绞痛和急性心肌梗死的一线治疗药物,能够有效缓解心绞痛症状。硝酸甘油的临床有效性常因人而异:有些患者出现心绞痛时服用硝酸甘油会出现用药无效现象,或者是过半小时以上才能有效。研究表明,乙醛脱氢酶2(ALDH2)的编码基因突变是影响硝酸甘油药物疗效的决定性因素[39]。已有多位学者对其中的生物转化机制进行了广泛研究,发现在巯基化合物参与下,ALDH2 能够催化硝酸甘油生成 1,2-二硝酸甘油和亚硝基硫醇。之后 ALDH2 在硝酸甘油代谢中的重要作用引起越来越多学者的关注。硝酸甘油的舒血管作用是通过释放一氧化氮(NO)所介导,ALDH2 是一氧化氮形成的关键。如果患者基因中携带有突变(Glu504Lys),ALDH2 的硝酸酯酶活性会降低至 1/10 以下,使硝酸甘油难以发挥药效。*ALDH2* 基因存在 *ALDH2*1* 和 *ALDH2*2* 两个等位基因,*ALDH2*1/ALDH2*1* 基因型(野生型)编码的酶具正常活力,*ALDH2*1/ALDH2*2* 基因型(突变杂合型)编码的酶存在 6% 的酶活力,而 *ALDH2*2/ALDH2*2* 基因型(突变纯合型)编码的酶则完全丧失酶的活力,这对于40%有*ALDH2*基因变异的亚洲人群具有重要的临床意义。通过将人*ALDH2*基因多态性检测试剂盒用于体外检测人外周血基因组DNA中*ALDH2*基因G1510A多态性位点,提示个体乙醛脱氢酶活性,从而评估乙醇代谢能力,防止过度饮酒,为临床提供硝酸甘油用药参考,减少无效用药。

2.1.5 先天性心脏病

先天性心脏病(congenital heart disease,CHD)是由于胎儿期心脏或大血管发育异常所导致的心血管畸形,占我国出生缺陷的首位,发病率为0.25%~0.77%[40]。随着对心脏发育分子机制的研究和基因测序技术的发展,对CHD遗传基础的研究逐渐深入,发现了一系列参与心脏发育调节转录、信号传导和形态发生的关键基因,相关遗传学分析进一步证实,单个或多个基因遗传缺陷可导致CHD的发生,遗传因素在CHD中的作用越来越受到重视。

*GATA4*是近年来发现的心脏前体细胞最早期的标志基因之一,是心脏细胞分化、发育过程中的重要转录因子。*GATA4*基因被敲除的小鼠因原始心血管不能形成而胎死腹中,这说明*GATA4*基因表达水平变化亦影响胚胎心脏正常结构的形成及心脏功能的发挥。同时有研究发现,*GATA4*过表达可以促进P19细胞向搏动的心肌细胞分化,而用反义核酸抑制*GATA4*表达后,可阻断P19细胞向心肌细胞的分化并引起细胞大量凋亡。研究者们应用生物信息学方法或功能分析方法发现,多数基因变异影响蛋白质的功能或导致蛋白质合成受阻,仅少数是对蛋白质功能无害的,但有些基因变异即使不是同源域的完全无义突变,也将导致蛋白质二级结构断裂或影响其高度保守性。在复杂性心脏畸形患者中发现了多个*GATA4*基因突变位点,如c.677delC、M223T、A229S、G234S、A239A,这些突变大多是影响编码蛋白与DNA结合的活性、锌离子络合活性或蛋白质二级结构。c.677delC为纯合突变,可能是由于移码突变破坏了GATA4蛋白与其伴侣蛋白FOG2间相互作用,进而形成严重的心脏畸形;另外4个为高度保守序列的突变,主要是影响了GATA4蛋白与DNA的结合能力及蛋白质−蛋白质之间的相互作用,在心脏发育异常中起到一定作用。*GATA4*基因表现出高突变性和潜在致病

性,但仍缺乏基因型-临床表型相关性的研究,每种突变所对应的临床表型尚未确定。因此,需进一步研究以发现突变所对应的功能改变,以加深对 GATA4 基因突变与先天性心脏病临床表型间关系的认识,为先天性心脏病的产前诊断提供一定的理论依据。

在一项针对中国汉族人 CHD 的 GWAS 研究中发现了 6 个 CHD 易感基因座(1p12:TBX15,4q31.1:MAML3,4q31.2 2:EDNRA,9p24.2:SMARCA2,12q24.13:TBX3、TBX5,20q12:PTPRT)[41]。在欧洲的白种人中,仅发现了 1 个与 CHD 发生相关的易感性基因位点(4p16:MSX1、STX18)。一项纳入 957 例 CHD 患者和 1308 例正常人对照组的 GWAS 中突出显示了可能与 CHD 风险相关的候选基因(UBC、CFM2、ZNF302、LYPD3 和 CADM4),其中在基因座 12q24.31 上的 rs10773097 与 UBC 的表达相关,rs2880921 与 CFM2 表达相关[42]。值得注意的是,UBC 作为泛素基因,它编码一种多泛素前体,而且泛素化参与涉及心脏发育的多种细胞信号通路的调控,例如 Notch 信号通路和 Wnt 信号通路,通过调节通路上靶蛋白的降解来影响心脏发育。CFM2 可能通过 FLNA 蛋白(FLNA 基因突变会导致心脏结构包括心室、心房等的缺陷)调节心脏的发育,进而可能导致 CFM2 异常患者的先天性心脏缺陷。位于 19q13.11 基因座上的两个 SNP 都与血液中 ZNF302 基因的表达水平有关,其中 SNP rs73032040 位于 ZNF302 基因上游 160 kb,而 rs7259476 位于 ZNF302 基因下游 84 kb。ZNF302 蛋白具有经典的 Cys2His2zinc 锌指(ZnF)结构,但其功能尚未确定。从理论上讲,ZNF302 可以通过 3 种广泛的方式改变冠心病的风险。首先,通过与靶基因启动子或增强子区域的特定 DNA 序列结合,它可能会改变这些基因的表达。其次,经典的锌指结构已显示与 RNA 相互作用,因此 ZNF302 可能会改变靶基因的翻译后信号。最后,锌指结构还可以与蛋白质结合并介导蛋白质间的相互作用,但 ZNF302 在心脏发育中的具体作用有待进一步研究。位于 19q13.31 基因座上的 SNP rs10416386 能够调节 LYPD3 基因的表达,而 rs4239517 参与 CADM4 基因的表达。LYPD3 的 mRNA 已在多种癌细胞系中检测到,其编码蛋白在心脏形态发生中的作用值得进一步探讨。已知 CADM4 蛋白充当细胞黏附分子,其是否与先天性室间隔缺损相关尚需进一步研究。

　　总之,作为一项探索性研究,这些与CHD易感性相关的基因,可能在将来对心血管疾病的遗传咨询具有重要价值。但是,还应该注意的是,以往的研究样本量不大,有必要进行较大样本量的深入研究,并且还需要进一步的体外或体内实验来评估这些发现的生物学机制。

　　综上可见,心血管疾病领域已发现了一系列基因变异对β受体阻滞剂、他汀类药物、氯吡格雷、阿司匹林、华法林等药物的代谢及临床终点事件和不良反应有影响。许多基因变异由全基因组关联分析发现,并经临床队列研究或随机对照研究验证,相对较为可靠。临床医生可以结合患者临床特点,选择是否进行个体化用药基因检测,以提高药物的疗效、降低药物的不良反应。

　　随着心血管疾病研究、理解的不断深入,新的生物标志物将会不断涌现,多种生物标志物联合应用或将是未来医学领域的发展趋势,使得基础研究与临床工作的结合更加紧密,为人类健康提供更好的保障。为达到这一目标,需要我们对疾病的发病机制有更深入的认识,对于疾病的本质有进一步的理解;应找到更加高效的生物标志物,实现对疾病诊断与鉴别诊断、治疗选择以及预后预测进行精准判断;努力在全国范围内开展多中心、大样本的联合研究及队列研究,使研究结论更加具有说服力,使研究结论进一步得到验证;进一步加强临床医学与基础医学、药学等多学科的合作,实现心血管疾病的一体化研究,充分挖掘相关生物标志物,加强对疾病变化规律的理解,使针对疾病的个体化医疗成为可能并最终普及。

2.2　心血管疾病的代谢组学研究

　　心血管疾病的精准医学本质是对大样本人群及特定疾病类型进行生物标志物的筛选、定量、验证及应用,最终达到寻找疾病的发病原因、机制及治疗靶点的目标。代谢组学作为检测体内代谢物技术之一,可以通过发现体内代谢物水平的变化,及时对机体生理状态作出预判与诊断,并指导进行相应的干预及治疗,从而在心血管疾病诊断、发病机制和治疗方面进行精准应用。

　　为了进一步提高诊断率,尽早发现疾病并进行有效预防,国内外研究人员从不同角度对心血管疾病的诊断、机制等进行了探索。同时,代谢组学技术的应用,将从代谢物层面将患者人群或者高危人群区分为不同的代谢亚型,为疾病的发生、发展及治疗等提供客观科学依据,从而有利于进行准确的诊断以及精准的预防、治疗。Brindle 等[43]采用氢-1磁共振(¹H-NMR)技术对36例严重心血管疾病患者和30例心血管动脉硬化患者进行血清代谢组学分析,研究结果显示,在 NMR 谱的脂质区域,代谢标志物对疾病诊断的灵敏度及专一性高于90%,从而有助于疾病及其严重程度的辅助诊断。在心力衰竭诊断中,研究结果表明,几种代谢物作为指标或许比单纯采用脑钠尿肽(brain natriuretic peptide,BNP)作为指标更有利于疾病的诊断。经过临床筛选和验证两个研究阶段,研究发现,在心力衰竭C期,二甲基精氨酸与精氨酸比值,亚精胺、丁酰基肉碱和必需氨基酸总量比BNP指标的诊断灵敏度更好,前两者灵敏度分别为85%、74%。通过受试者工作特征曲线(receiver operating characteristic curve,ROC曲线)分析,发现乳酸盐、胆固醇的浓度以及两者的比值可以更好地预测30天内的生存率。其中两者比值预测率准确度达82%。基于气相色谱-质谱联用(GC-MS)技术对40例健康者和94例冠心病患者的血浆进行血浆代谢谱研究,对其中的46种内源性代谢物进行了定性定量分析,其预测率及敏感度分别为98.51%和97.87%,最终筛选出的4种代谢物(甘氨酸、丝氨酸、亮氨酸和尿素)可以很好地区分冠心病患者和健康人,预测率及灵敏度达到99.25%和98.94%[44]。

　　不同的药物通过干预不同的代谢途径而达到相同的治疗效果,也就是说,通过研究不同干预方式的代谢谱变化可以提供更具有针对性的疾病治疗方案,达到精准治疗的目的。研究者采用代谢组学方法对5种常用降血压药物及降血脂药物进行研究,希望可以发现不同药物分别引起代谢物产生何种变化,基于这些变化的代谢物初步阐释不同患者采用不同治疗方案的必要性及其科学依据[45]。Xiang 等[46]利用液相色谱-四极杆-飞行时间质谱联用(liquid chromatography-quadrupole-time-of-flight-mass spectrometry,LC-Q-TOF-MS)技术比较了麝香保心丸和其他制剂(辛伐他汀、阿替洛尔、雷米普利、氢氯噻嗪及阿司匹林)对心肌梗死的治疗干预作用机制,研究显示麝香保心丸能显示出更好的治疗效果,其不仅具有一定的抗氧化损伤(dUMP、马尿酸、高胱氨酸、5-甲基胞嘧啶及 PGPC)、抗炎作用(前列腺素 E2、白三烯 A4 甲酯),而且还能调节能量代谢(AIR、次黄嘌呤、尿囊素、乳酸和3-甲基黄嘌呤)。

不同种族的人群对同一种治疗方案也会存在不同的应答。基于 ^{1}H-NMR 技术对4个地区17个中心人口群(中国、日本、英国和美国)4630位参与者的24小时尿代谢产物的临床代谢表型进行研究,发现东西方人群尿代谢产物存在明显差异,这种差异可能与冠心病或者卒中等疾病发病率有关[47]。该结果说明,不同人群的代谢谱具有一定的特异性,通过代谢物可将这些人群区分为不同的代谢亚型。而这种特异性将为疾病的发生、进展和治疗等提供客观科学依据,进而进行准确的诊断、精准的预防和治疗。Wikoff等[48]研究了不同种族的人群在接受降血压药物治疗后其机体代谢物变化。分别给予黑种人(非洲裔美国人)和白种人(高加索人)高血压病患者β受体阻滞剂阿替洛尔,收集患者的血浆进行气相色谱-飞行时间质谱联用(GC-TOF-MS)代谢物分析,发现白种人服药后血浆中饱和棕榈酸、单不饱和油酸、棕榈油酸、多不饱和花生四烯酸、亚麻酸及游离脂肪酸水平显著下降,酮体3-羟基丁酸水平的下降尤其明显,下降约33%,而在黑种人中没有明显变化。此项研究表明,阿替洛尔引起的代谢物变化可能与种群及基因型有关,这提示我们,借助代谢组学技术追踪不同种族或个体的遗传基因差异所引起的代谢物水平差异,可判断药物对不同患者治疗效果的差异性。

采用高分辨率GC-TOF-MS代谢组学方法发现高血压病患者血浆中游离脂肪酸和部分氨基酸水平明显异常,与人群中游离脂肪酸水平高的个体患高血压病风险明显高于其他个体的结论相合。此外,氨基葡萄糖、D-山梨糖醇、L-硬脂酰甘油和高半胱氨酸等4种代谢物质与高血压病也存在一定的关系[49]。运用 ^{1}H-NMR 技术对冠心病心绞痛患者血清代谢物进行检测,发现冠心病组乳酸、丙氨酸、谷氨酸盐、葡萄糖、脂类和低密度脂蛋白含量明显高于健康对照组,而甜菜碱、胆碱磷酸、牛磺酸与磷酸胆碱含量低于健康对照组,说明冠心病组与能量代谢、脂代谢与糖代谢紊乱关系密切。对不同的人群患者进行NMR检测发现，苯丙氨酸、单不饱和脂肪酸和多不饱和脂肪酸的水平变化可以作为生物标志物预测冠心病的发生[50]。冠状动脉疾病及其相关的危险因子存在一定的代谢遗传性。Kang等[51]利用^{1}H-NMR对缺血性心力衰竭患者的尿液进行分析，将15例缺血性心力衰竭患者与20例健康者进行代谢谱比对，结果显示，在心力衰竭患者中醋酸盐、丙酮、甲基丙二酸、胞嘧啶与苯乙尿酸水平升高，而甲基烟酰胺代谢水平下降。这些代谢物提示，心力衰竭患者中的三羧酸循环和脂肪酸代谢发生紊乱。通过不同技术对不同类型的心力衰竭进行物质基础的探讨，将会筛选出各类型心力衰竭的特有差异物，从而为预防及治疗提供更加准确的指导。

2.3 诱导多能干细胞在心血管疾病精准医学中的应用

心血管疾病是人类健康的头号杀手，我国的心血管疾病医疗负担逐年增大，面临巨大的经济压力。虽然心血管疾病相关的科研论文不断增加，但其发生机制还未完全研究清楚。模式动物是人类研究心血管疾病模型的重要工具，但其与人类基因序列存在差异，在遗传背景、表观遗传、转录调控及蛋白质修饰等水平上相差甚远，而这些差异之处也正是心血管疾病发生和生物靶向药物作用的重要靶点。因此，急需建立人类特异的心血管疾病模型，利用这些模型进行机制研究和治疗靶点的筛选。人诱导多能干细胞（induced pluripotent stem cell, iPSC）技术的出现很好地解决了这一难题，它规避了人胚胎干细胞（embryonic stem cell, ESC）的伦理问题，并提供了患者特异的iPSC模型应用于心血管疾病的精准医学和临床转化研究。

iPSC在精准医学中具有巨大的应用价值，来自不同遗传背景的患者的iPSC能模拟出疾病的特异性表型，有助于研究疾病的发病机制。与此同时，还要结合临床治疗建立个体化诊疗策略。利用iPSC建立的疾病模型，在药物治疗的过程中可以合理地选择药物种类、用药剂量和用药时间，从而在药物达到最大疗效的同时将药物的毒性降到最低。山中伸弥因在小鼠诱导多能干细胞和人诱导多能干细胞方面的开创性研究[52]，于2012年获得诺贝尔生理学或医学奖。

iPSC是通过在体细胞内高表达4个转录因子c-Myc(cancers myelocytomatosis)、Oct3/4(octamer-binding transcription factor 3/4)、Sox2(sex determining region Y-box 2)和Klf4(Kruppellike factor 4)使细胞重编程获得的,它拥有ESC的自我更新和分化为各种功能细胞的潜能。目前,许多报道已经证明,可在体外将iPSC高效地诱导分化为心血管细胞,包括心肌细胞、内皮细胞和平滑肌细胞。诱导iPSC分化为心肌细胞(iPSC-cardiomyocyte, iPSC-CM)的方法已经报道了很多,包括拟胚体(embryoid body, EB)分化、利用小分子化合物单层细胞诱导分化等。在此基础上,利用心肌细胞与非心肌细胞的代谢差异,改变培养基组分(缺失葡萄糖、富含乳酸)可高效纯化心肌细胞。对于诱导iPSC向内皮细胞(iPSC-endothelial cell, iPSC-EC)或平滑肌细胞(iPSC-smooth musclecell, iPSC-SMC)分化,可利用糖原合成酶激酶3(glycogen synthase kinase 3, GSK3)抑制和骨形态发生蛋白4(bone morphogenetic protein 4, BMP4)处理,促使iPSC向中胚层分化,随后分别以血管内皮生长因子-A(vascular endothelial growth factor-A, VEGF-A)或血小板衍生生长因子-B(platelet-derived growth factor subunit B, PDGF-B)诱导,使之向内皮细胞或平滑肌细胞分化,并可通过细胞表面特异标志物进行筛选纯化。

综上所述,iPSC具有向各种心血管细胞分化的能力,在人类疾病模型、药物筛选和精准医学等研究领域具有广泛的应用前景。尽管iPSC分化细胞存在不成熟等局限性,但iPSC已成功地应用于不同人类心脏疾病模拟和机制探索,并在此基础上为个体化药物评估和治疗选择提供一个独特的平台。随着新技术、新方法和新疾病模型不断涌现,iPSC技术将会进一步推进心血管精准医学的临床实践。

2.3.1 iPSC在肥厚型心肌病研究中的应用

肥厚型心肌病(hypertrophic cardiomyopathy, HCM)是一种复杂的心脏病,近几年,iPSC在HCM精准医学方面的应用也取得了一些成果。通过建立*MYH7*(myosin heavy chain 7)(p.R663H和p.R442G)和肌球蛋白结合蛋白C3(myosin binding protein C3, MYBPC3)(p.G999-Q1004del)编码基因突变的iPSC模型,研

究发现,iPSC-CM体积增大、收缩性心律失常、肌小节排列异常,同时电生理异常并伴有异常的钙瞬变发生。为了进一步确认该疾病是否由Ca^{2+}循环紊乱引起的,用β肾上腺素受体的阻断剂(如普萘洛尔、美托洛尔)或L型Ca^{2+}通道阻滞剂(如维拉帕米)对iPSC-CM进行处理,结果显示,这些药物能在一定程度缓解该疾病的表型。其中,关于 *MYBPC3* 基因又发现了新的突变模式——PTC(premature termination codon)突变,携带 *MYBPC3-PTC*(p.R943x, p.R1073P_Fsx4)突变的iPSC-CM中出现MYBPC3蛋白单倍剂量不足的情况,表现出钙信号异常,但是没有出现结构异常或收缩功能障碍的表型,首次证明了慢性激活的NMD(nonsense-mediated decay)通路与HCM的发展之间有直接联系。另外,有研究表明,*BRAF*(B-Raf proto-oncogene)突变引起的心-面-皮肤综合征(cardiofaciocutaneous syndrome, CFCS)后期有很大的可能演变为HCM。研究发现,*BRAF*(p.T599R 和 p.Q257R)突变的 iPSC 分化的 SIRPα$^+$/CD90$^-$心肌细胞表现出 HCM 表型,同时 SIRPα$^-$/CD90$^+$细胞与成纤维细胞类似,不仅出现纤维化的表型,还能通过旁分泌转化生长因子-β(transforming growth factor-β, TGF-β)介导心肌肥厚的发生;还发现 *RAF1*(p.S257L)突变引起的努南综合征(Noonansyndrome, NS)会表现为严重且致命的HCM,通过对发病机制的研究发现,患者iPSC-CM 中丝裂原活化蛋白激酶1/2(mitogen-activated protein kinasekinase 1/2, APKK1/2)过度激活导致肌原纤维紊乱,而心肌细胞扩大的表型是细胞外信号调节激酶5(extracellular signal regulated kinase 5, ERK5)信号传导增强导致的[53]。目前,HCM的许多致病基因已经获得证实,但是它的病理学发生机制是复杂且未知的。因此,体外建立HCM的iPSC疾病模型有助于阐明和预测HCM的相关发病机制及筛选潜在的靶向治疗药物。

2.3.2 iPSC开展心脏毒性评估的研究

在药物研发和应用过程中,药物产生的心脏毒性尤其是心律失常是药物撤市或终止研究最常见的原因。为了避免药物引起的心脏毒性,需要进行药物临床前安全性评估。能否抑制 hERG 电流是药物进入临床前心脏毒性评估的首要工作,而这一般使用稳定表达 hERG 的细胞系进行预测。然而,药物诱导的心律失常是一个复杂的过程，它由多个离子通道决定，因此单独 hERG 电流测试不能充分评估药物的安全性，甚至有一些临床上有效的药物由于临床前的误判导致研究终止。原代心肌细胞作为一个更接近人生理环境的细胞模型，具有包括 hERG 电流在内的多个电生理功能，用于药物评估更有优势，但是价格昂贵、供体较少且很难传代和稳定维持，这些因素限制了它的广泛应用。iPSC 衍生的心血管细胞成为毒理学测试和最终临床前药物开发的理想候选细胞。iPSC-CM 能表现出心脏正确的电生理学特征，同时具有原代心脏细胞的功能，为筛选具有潜在心脏毒性的药物提供了极好的模型。也有研究表明，心血管疾病患者对心脏毒性药物更加敏感，这可以通过在 iPSC-CM 中药物引起的动作电位变化和心律失常的检测结果反映出来。同样，研究表明，具有一定遗传背景的患者表现出在阿霉素治疗过程中心脏毒性的敏感性增加，并且这种敏感性在患者 iPSC-CM 中得以表现。Sakamoto 等发现[54]，iPSC-CM 持续暴露于心脏毒性阿霉素和毒性较小的厄洛替尼中，处理 8 天后的心脏毒性差异比处理 3 天时更明显，这表明持续暴露提高了 iPSC-CM 对抗癌药物心脏毒性的预测能力。以上数据表明，iPSC-CM 在心血管疾病特异性药物筛选中具有潜力，临床医生可以根据 iPSC-CM 对药物的反应制定个性化的治疗方案，这也为了解肿瘤药物对心脏毒性的评估提供了实验依据。另外，来自患者的 iPSC-CM 对药物安全性测试似乎具有更明显的优势，为药物基因组学领域和个体化用药方面提供了一个强大的新工具。除此之外，可以通过构建患者特异性的 iPSC-CM，进行新型的治疗药物筛选。Sala 等[55]课题组通过构建长 QT 间期综合征（LQTS）的 iPSC-CM，分别筛选出的小分子化合物 LUF7346 和 ALLN 都可以缓解 LQTS 的发生，再现了临床上观察到的心脏毒性，为 iPSC 衍生的心肌细胞亚型的应用提供了指导依据。

三、心血管疾病药物基因组学的临床应用进展

从H型高血压与同型半胱氨酸(Hcy)和*MTHFR*基因分型及个体化抗Hcy治疗的原理和研究进展来看,在临床上H型高血压的治疗有必要采取双降的原则:既降低血压又降低Hcy水平的治疗方法。有研究显示,补充叶酸和维生素B_{12}可以帮助预防与Hcy有关的疾病,特别是在具有*MTHFR* 677TT基因型的个体中。与单独应用降血压药相比,叶酸联合降血压药物可显著降低高血压病患者的收缩压和舒张压,且叶酸可显著降低患者血清中Hcy水平,同时补充叶酸对高血压病和高Hcy患者心血管和脑血管事件一级预防有效。有研究同样证实,经过治疗后患者血清Hcy水平下降与收缩压下降呈显著正相关,且在没有卒中史的中国成人高血压病患者中,依那普利和叶酸联合应用与单用依那普利相比,显著降低了卒中风险[56]。

针对氯吡格雷药物基因学的研究表明,*CYP2C19*2*基因变异不仅与冠状动脉粥样硬化性心脏病患者氯吡格雷抵抗密切相关,还增加了PCI术后再发心血管事件的危险[57,58]。我国专家共识提出,对血栓高危患者PCI术后提供相应的血小板聚集功能检测及抗血小板药物治疗反应多样性检测意义重大。国内外研究都证实,使用加倍剂量氯吡格雷或新型P2Y12受体拮抗剂(如替格瑞洛)强化抗血小板治疗可以改善中间代谢型CR患者的预后,而对于慢代谢型,即使氯吡格雷剂量加倍也达不到理想的血小板抑制水平,替格瑞洛是该型患者的理想治疗选择。国内研究证实,慢代谢型患者中,替格瑞洛组血小板抑制率高于加倍剂量氯吡格雷组;随访6个月,替格瑞洛组MACE发生率低于加倍剂量氯吡格雷组[59]。华法林基因检测的应用主要依据美国FDA建议的基因多态性与华法林初始剂量对照表和计算公式,该对照表可以帮助临床医生估计华法林的使用剂量。虽然检测基因并结合计算公式开展华法林个体化用药是否有意义仍存在争议,但通过药物基因的检测有助于制定科学的药物治疗方案,使患者在个体治疗中获得最大收益,从而达到精准治疗的目的。遗传药理学研究在心血管领域较为活跃,主要包括抗凝药物华法林,抑制血小板聚集药物氯吡格雷以及他汀类降

脂药物。作为全世界最常用的口服抗凝药,华法林被广泛用于治疗静脉血栓栓塞、心房颤动和机械性心脏瓣膜患者。尽管华法林的临床使用已有超过60年的历史,但华法林相关的临床出血事件仍然是患者常出现的不良反应。遗传药理学研究指出,患者对华法林反应差异近30%~40%取决于参与药物代谢的细胞色素P450 2C9同工酶编码基因 CYP2C9 和维生素K环氧化物还原酶复合体1编码基因 VKORC1 的单核苷酸多态性。根据基因型指导用药能否成为未来华法林治疗的方向,需要更多大规模的临床试验加以验证。氯吡格雷作为冠心病中常用的抗血小板聚集药物,临床疗效在不同个体间存在较大差异。尽管在临床中存在一些预测因素,如老龄(大于65岁)、高BMI、药物相互作用抑制CYP酶、糖尿病和肾衰竭等,可拮抗血小板对氯吡格雷的反应,但这些情况仅能解释少部分病例。研究发现 CYP2C19 至少存在25个变异体,多项荟萃分析一致认为 CYP2C19 功能丧失性等位基因(尤其是 CYP2C19*2)可显著增加PCI术后支架血栓形成风险,但是否增加主要心血管不良事件风险还存在争议。尽管如此,基因分型指导氯吡格雷治疗剂量仍将成为主导趋势。

目前也已报道超过40个候选基因与他汀类药物的降血脂效果相关,但主要研究仍然集中于他汀类药物致肌肉毒性相关 SLCO1B1 基因变异。SLCO1B1*5 被发现与他汀类药物,尤其是辛伐他汀强烈相关。该变异可干扰OATP1B1蛋白在肝细胞膜上的定位,降低其转运能力,从而升高血浆辛伐他汀浓度,增加药物在骨骼肌的暴露时间。由于体内他汀类药物暴露程度与肌性病变的关系并不明显,相关基因变异对临床他汀类药物应用策略的影响需进一步明确。

总之,基于基因分型指导下的个体化用药,目前在心血管临床治疗中尚未全面铺开,但是具有强大的临床前景,也将深刻影响临床实践。随着越来越多的致病基因和药物作用关键靶点基因被甄别,可以预见的是,在未来的心血管疾病药物治疗中,针对不同基因型的患者给予不同种类、不同剂量的药物,将成为新的临床规范。

在人类基因组计划完成之前,通过连锁分析和基因关联研究,许多孟德尔遗传性即单基因遗传性心血管疾病的相关基因便开始被发现,如《单基因遗传性心血管疾病基因诊断指南》中指出[60]:有些HCM拟表型疾病,心肌肥厚的特点也符合HCM的诊断,包括 *GLA* 基因突变导致的法布里病(Anderson-Fabry disease)、*LAMP2* 基因突变导致的 Danon 病、*PRKAG2* 基因突变导致的糖原贮积病(glycogen storage disease,GSD)、*TTR* 基因突变导致的系统性淀粉样变、*GAA* 基因突变导致的庞贝病,这些基因的诊断不仅有助于单基因遗传性心血管疾病患者及其亲属的早期诊断和鉴别诊断,还对预后危险分层、治疗策略制定、遗传筛查及选择性生育等有重要的指导作用;LQTS是一种心脏结构正常但心肌复极延迟的心血管疾病,目前报道的LQTS 相关致病基因至少有16个,其中明确的致病基因有9个,分别编码电压门控钾、钠、钙通道蛋白及其相关调节蛋白。其中 *KCNQ1* (*LQTS1*)、*KCNH2*(*LQTS2*)和 *SCN5A*(*LQTS3*)3个致病基因可解释约75%的患者病因;家族性高胆固醇血症(familial hypercholesterolemia,FH)患者中最常见的突变为编码低密度脂蛋白受体(LDLR)的基因突变,其他包括编码载脂蛋白 B(APOB)及枯草溶菌素转化酶9(PCSK9)的基因突变,临床上进行基因诊断常检测第26和第29号外显子区域。其中LQTS是基因型与表现型关系研究的典范,也是最早的基因特异性治疗研究的对象[61]。目前,人心肌细胞等位基因特异性RNAi转导方案尚未见报道,其呈递方法、安全性和时效性还有待更多的实验验证。尽管如此,此类疾病中单个致病基因变异往往对表型造成很大影响,相关遗传学致病机制研究及新型治疗方法探索不仅改变了人们对心血管疾病的认识,更为揭示心血管疾病的遗传机制开辟了道路。

心血管疾病的药物治疗仍是治疗手段的基石。精准医学在药物领域的进展可能为心血管药物带来新的突破。针对致病基因的靶向药物现仍集中应用在肿瘤及免疫治疗领域,美国FDA仅2016年批准的肿瘤类新药近35%为靶向药物。研发针对不同基因背景的个体化药物是未来的趋势。心血管药物在此领域仍显苍白,至今仍无成功的心血管系统靶向药物应用于临床。但令人欣慰的是,许多心血管药物已经关注到不同基因型对药代动力学的影响,最成功的案例即为华法林,*CYP2C9* 和 *VKORC1* 两个基因变异被证实与华法林代谢密切相关。美国FDA 2010年已建议使用华法林前先进行药物基因检测。此外调控氯吡格雷代谢的基因（*CYP2C19*）检测也已经进入临床实践，2010年FDA在氯吡格雷的药物说明书中增加了关于不同基因型代谢影响的警告。

　　然而，更多的心血管疾病仍以复杂形式存在，通常由多基因、环境、饮食等多因素引起，人类基因组序列草图完成之前，多基因心血管疾病研究并不顺利。而此之后，遗传检测技术飞速发展，尤其在高通量并行的第二代测序出现之后，测序时间极大缩短的同时成本也显著降低。随着越来越多心血管致病基因、危险因素、亚临床指标和疾病终点等相关新型基因及基因修饰物质被发现，人们对心血管疾病生物学通路的了解也越来越深入。这些发现也正逐渐应用于心血管疾病的风险预测及防治，尽管基础研究与临床应用之间的转化仍处于不成熟阶段，但基因个体化治疗是未来心血管疾病防治的必然趋势。

四、总结

　　综上所述，心血管疾病是一组高度复杂且个体化的疾病，致病基因多种多样。心血管疾病精准医学的重点在于"精准"。因此，要想实现准确诊断和个体化治疗，因人而异，因病施治目标，需要进行不同组学技术之间以及多种技术的相互结合，如应用基因组学和蛋白质组学对疾病的变异基因、表达蛋白进行筛选，有助于全面阐述疾病的发病机制及药物的作用靶点，最终根据疾病的分子物质基础对疾病进行重新"分类"，并在不同层面上"对症用药"，找到最适合的药物或治疗手段，大大提高对心血管风险的预测能力、诊断能力、预防能力和治疗疗效。随着生物技术的不断发展、相应分析软件及生物信息学技术的不断成熟，不同类型心血管疾病和不同阶段心血管疾病的生物标志物群的发现和应用将成为现实。随着精准诊疗技术的不断提高，其在心血管疾病治疗中的作用将会更加显著。同时，我国人口基数大、临床资源丰富、具有开展精准医学研究最丰富的疾病种类和研究资源，有望在心血管疾病领域建立相关数据库。我国积累了世界范围内最全面、规范的心血管疾病研究病例资源，这是我国开展心血管疾病精准医学研究的巨大优势。期待随着精准医学的进展,可以改变现今心血管药物个体化治疗依赖临床经验及不良事件报告的现状,从起始治疗即为患者提供最适合的用药方案。

参考文献

[1] 胡盛寿,高润霖,刘力生,等.《中国心血管病报告 2018》概要[J]. 中国循环杂志,2019, 34(3):209-220.

[2] Sen-Chowdhry S, Syrris P, McKenna W J. Role of genetic analysis in the management of patients with arrhythmogenic right ventricular dysplasia/cardiomyopathy[J]. Journal of the American College of Cardiology, 2007, 50(19): 1813-1821.

[3] Sawczuk M, Timshina Y I, Astratenkova I V, et al. The −9/+9 Polymorphism of the bradykinin receptor Beta 2 gene and athlete status: a study involving two European cohorts[J]. Human Biology, 2013, 85(5): 741-756.

[4] Lahoz C, Peña R, Mostaza J M, et al. Baseline levels of low-density lipoprotein cholesterol and lipoprotein (a) and the AvaII polymorphism of the low-density lipoprotein receptor gene influence the response of low-density lipoprotein cholesterol to pravastatin treatment[J]. Metabolism, 2005, 54(6): 741-747.

[5] 李娜,马麟,詹启敏. 科技创新与精准医学[J]. 精准医学杂志,2018,33(1): 3-5,8.

[6] Qin X, L Y, Sun N, et al. Elevated homocysteine concentrations decrease the antihypertensive effect of angiotensin-converting enzyme inhibitors in hypertensive patients[J]. Arteriosclerosis, thrombosis, and vascular biology, 2017, 37(1): 166-172.

[7] Chen Z, Wang F, Zheng Y, et al. H-type hypertension is an important risk factor of carotid atherosclerotic plaques[J]. Clinical and Experimental Hypertension, 2016, 38(5): 424-428.

[8] Chang Y, Li Y, Guo X, et al. The prevalence of hypertension accompanied by high Homocysteine and its risk factors in a rural population: a cross-sectional study from northeast China[J]. International Journal of Environmental Research and Public Health, 2017, 14(4): 376.

[9] Ni J, Zhang L, Zhou T, et al. Association between the MTHFR C677T polymorphism, blood folate and vitamin B_{12} deficiency, and elevated serum total homocysteine in healthy individuals in Yunnan Province, China[J]. Journal of the Chinese Medical Association, 2017, 80(3): 147-153.

[10] Zhao M, Wang X, He M, et al. Homocysteine and stroke risk: modifying effect of methylenetetrahydrofolate reductase C677T polymorphism and folic acid intervention[J]. Stroke, 2017, 48(5): 1183-1190.

[11] Hoshino M, Yonetsu T, Usui E, et al. Clinical significance of the presence or absence of lipid-rich plaque underneath intact fibrous cap plaque in acute coronary syndrome[J]. Journal of the American Heart Association, 2019, 8(9): e011820.

［12］Li M, Wang H, Xuan L, et al. Associations between *P2RY12* gene polymorphisms and risks of clopidogrel resistance and adverse cardiovascular events after PCI in patients with acute coronary syndrome［J］. Medicine, 2017, 96(14): e6553.

［13］O'Gara P T, Kushner F G, Ascheim D D, et al. 2013 ACCF/AHA guideline for the management of ST-elevation myocardial infarction: a report of the American College of Cardiology Foundation/American Heart Association Task Force on Practice Guidelines［J］. Journal of the American College of Cardiology, 2013, 61(4): p. e78-e140.

［14］Zhang Q, Zhong Z, Li B, et al. Effects of different CYP2C19 genotypes on prognosis of patients complicated with atrial fibrillation taking clopidogrel after PCI［J］. Experimental and Therapeutic Medicine, 2018, 16(4): 3492-3496.

［15］Tan G M, Lam Y Y, Yan B P. Novel platelet ADP P2Y12 inhibitors in the treatment of acute coronary syndrome［J］. Cardiovascular Therapeutics, 2012, 30(4): e167-173.

［16］Kazui M, Nishiya Y, Ishizuka T, et al. Identification of the human cytochrome P450 enzymes involved in the two oxidative steps in the bioactivation of clopidogrel to its pharmacologically active metabolite［J］. Drug Metabolism and Disposition, 2010, 38(1): 92-99.

［17］Priyadharsini R, Shewade D G, Subraja K, et al. Single nucleotide polymorphism of *CYP3A5*3* contributes to clopidogrel resistance in coronary artery disease patients among Tamilian population［J］. Molecular Biology Reports, 2014, 41(11): 7265-7271.

［18］Simon T, Verstuyft C, Mary-Krause M, et al. Genetic determinants of response to clopidogrel and cardiovascular events［J］. The New England Journal of Medicine, 2009, 360(4): 363-375.

［19］Mega J L, Hochholzer W, Frelinger A L 3rd, et al. Dosing clopidogrel based on *CYP2C19* genotype and the effect on platelet reactivity in patients with stable cardiovascular disease［J］. JAMA, 2011, 306(20): 2221-2228.

［20］Xu L, Hu X W, Zhang S H, et al. Intensified antiplatelet treatment reduces major cardiac events in patients with Clopidogrel low response: a meta-analysis of randomized controlled trials［J］. Chinese Medical Journal, 2016, 129(8): 984-991.

［21］International Warfarin Pharmacogenetics Consortium, Klein T E, Altman R B, et al. Estimation of the warfarin dose with clinical and pharmacogenetic data［J］. The New England Journal of Medicine, 2009, 360 (8): 753-764.

［22］Gaikwad T, Ghosh K, Shetty S. Dosing algorithms for vitamin K antagonists across *VKORC1* and *CYP2C9* genotypes: comment［J］. Journal of Thrombosis and Haemostasis, 2017, 15(8): 1708.

［23］Yang J, Chen Y, Li X, et al. Influence of *CYP2C9* and *VKORC1* genotypes on the risk of hemorrhagic complications in warfarin-treated patients: a systematic review and meta-analysis［J］. International Journal of Cardiology, 2013, 168(4): 4234-4243.

［24］Xu Q, Zhang S, Wu C, et al. Genetic associations with stable warfarin dose requirements in Han Chinese patients［J］. Journal of Cardiovascular Pharmacology, 2021, 78(1): e105-e111.

［25］Johnson J A, Cavallari L H. Warfarin pharmacogenetics［J］. Trends in Cardiovascular Medicine, 2015, 25(1): 33–41.

［26］Yan X, Yang F, Zhou H, et al. Effects of *VKORC1* genetic polymorphisms on warfarin maintenance dose requirement in a Chinese Han population［J］. Medical Science Monitor: International Medical Journal of Experimental and Clinical Research, 2015, 21: 3577–3584.

［27］Pasanen M K, Neuvonen M, Neuvonen P J, et al. *SLCO1B1* polymorphism markedly affects the pharmacokinetics of simvastatin acid［J］. Pharmacogenetics and genomics, 2006, 16(12): 873–879.

［28］SEARCH Collaborative Group, Link E, Parish S. *SLCO1B1* variants and statin-induced myopathy—a genomewide study［J］. The New England Journal of Medicine, 2008, 359(8): 789–799.

［29］Wilke R A, Ramsey L B, Johnson S G, et al. The clinical pharmacogenomics implementation consortium: CPIC guideline for *SLCO1B1* and simvastatin-induced myopathy［J］. Clinical Pharmacology & Therapeutics, 2012, 92(1): 112–117.

［30］Faraday N, Yanek L R, Yang X P, et al. Identification of a specific intronic *PEAR1* gene variant associated with greater platelet aggregability and protein expression［J］. Blood, 2011, 118(12): 3367–3375.

［31］Würtz M, Nissen P H, Grove E L, et al. Genetic determinants of on-aspirin platelet reactivity: focus on the influence of *PEAR1*［J］. PLoS One, 2014, 9(10): e111816.

［32］Rasmussen K L. Plasma levels of apolipoprotein E, *APOE* genotype and risk of dementia and ischemic heart disease: a review［J］. Atherosclerosis, 2016, 255: 145–155.

［33］Konialis C, Spengos K, Iliopoulos P, et al. The APOE E4 Allele Confers increased risk of ischemic stroke among Greek carriers［J］. Advances in Clinical and Experimental Medicine, 2016, 25(3): 471–478.

［34］李春晓,魏立,杨志宏,等.血小板膜糖蛋白(GP)ⅢaPLA、Ⅰa807C/T基因多态性与阿司匹林抵抗的相关性研究［J］.现代生物医学进展,2011,(12):2324–2327.

［35］曾安宁,熊德高,石建,等.对氯吡格雷不同反应的冠状动脉疾病患者基因型差异研究［J］.中国药房,2017,28(11):1448–1452.

［36］刘菊,黄婷,梅群超.阿司匹林抵抗与血小板膜GPⅡb/Ⅲa受体基因多态性的相关性［J］.医药导报,2013,32(3):328–331.

［37］张艳红,李洁,苏婧,等.子痫前期高危孕妇阿司匹林抵抗与基因多态性相关性［J］.国际妇产科学杂志,2019,46(4):407–411.

［38］丁建平,罗举,潘玮,等.血小板膜GPⅢa受体的基因多态性与阿司匹林在冠心病患者中疗效的关系［J］.中国现代医学杂志,2011,(22):2722–2725.

［39］Chen C H, Ferreira J C B, Mochly-Rosen D. ALDH2 and Cardiovascular Disease［M］// Ren J, Zhang Y, Ge J. Aldehyde Dehydrogenases: From Alcohol Metabolism to Human Health and Precision Medicine. Singapore: Springer Singapore, 2019: 53–67.

［40］Fahed A C, Gelb B D, Seidman J G, et al. Genetics of congenital heart disease: the glass half empty[J]. Circulation research, 2013, 112(4): 707-720.

[41] Lin Y, Guo X, Zhao B, et al. Association analysis identifies new risk loci for congenital heart disease in Chinese populations[J]. Nature Communications, 2015, 6(1): 8082.

[42] Jiang T, Huang M, Jiang T, et al. Genome-wide compound heterozygosity analysis highlighted 4 novel susceptibility loci for congenital heart disease in Chinese population[J]. Clinical Genetics, 2018, 94(3-4): 296-302.

[43] Brindle J T, Antti H, Holmes E, et al. Rapid and noninvasive diagnosis of the presence and severity of coronary heart disease using ^{1}H-NMR-based metabonomics[J]. Nature medicine, 2002, 8(12): 1439-1445.

[44] 夏继东, 梁逸曾. 基于 GC-MS 的冠心病血浆代谢组学研究[D]. 2012, 长沙: 中南大学.

[45] Altmaier E, Fobo G, Heier M, et al. Metabolomics approach reveals effects of antihypertensives and lipid-lowering drugs on the human metabolism[J]. European journal of epidemiology, 2014, 29(5): 325-336.

[46] Xiang L, Jiang P, Zhan C, et al. The serum metabolomic study of intervention effects of the traditional Chinese medicine Shexiang Baoxin Pill and a multi-component medicine polypill in the treatment of myocardial infarction in rats[J]. Molecular BioSystems, 2012, 8(9): 2434-2442.

[47] Holmes E, Loo R L, Stamler J, et al. Human metabolic phenotype diversity and its association with diet and blood pressure[J]. Nature, 2008, 453(7193): 396-400.

[48] Wikoff W R, Frye R F, Zhu H, et al. Pharmacometabolomics reveals racial differences in response to atenolol treatment[J]. PloS one, 2013, 8(3): e57639.

[49] Liu Y, Chen T, Qiu Y, et al. An ultrasonication-assisted extraction and derivatization protocol for GC/TOFMS-based metabolite profiling[J]. Analytical and bioanalytical chemistry, 2011, 400(5): 1405-1417.

[50] Würtz P, Havulinna A S, Soininen P, et al. Metabolite profiling and cardiovascular event risk: a prospective study of 3 population-based cohorts[J]. Circulation, 2015, 131(9): 774-785.

[51] Kang S M, Park J C, Shin M J, et al. 1H nuclear magnetic resonance based metabolic urinary profiling of patients with ischemic heart failure[J]. Clinical biochemistry, 2011, 44(4): 293-299.

[52] Takahashi K, Tanabe K, Ohnuki M, et al. Induction of pluripotent stem cells from adult human fibroblasts by defined factors[J]. Cell, 2007, 131(5): 861-872.

[53] Jaffré F, Miller C L, Schänzer A, et al. Inducible pluripotent stem cell-derived cardiomyocytes reveal aberrant extracellular regulated kinase 5 and mitogen-activated protein kinase kinase 1/2 signaling concomitantly promote hypertrophic cardiomyopathy in RAF1-associated noonan syndrome[J]. Circulation, 2019, 140(3): 207-224.

[54] Sakamoto K, Sakatoku K, Sugimoto S, et al. Continued exposure of anti-cancer drugs to human iPS cell-derived cardiomyocytes can unmask their cardiotoxic effects[J]. Journal of Pharma-

cological Sciences, 2019, 140(4): 345-349.

［55］Sala L, Yu Z, Ward-van Oostwaard D, et al. A new hERG allosteric modulator rescues genetic and drug-induced long-QT syndrome phenotypes in cardiomyocytes from isogenic pairs of patient induced pluripotent stem cells［J］. EMBO Molecular Medicine, 2016, 8(9): 1065-1081.

［56］Wang W W, Wang X S, Zhang Z R, et al. A meta-analysis of folic acid in combination with antihypertension drugs in patients with hypertension and hyperhomocysteinemia［J］. Frontiers in Pharmacology, 2017, 8: 585.

［57］Zhang Y Y, Zhou X, Ji W J, et al. Association between CYP2C19*2/*3 polymorphisms and coronary heart disease［J］. Current Medical Science, 2019, 39(1): 44-51.

［58］Ou W, He Y, Li A, et al. Genotype frequencies of CYP2C19, P2Y12 and GPIIIa polymorphisms in coronary heart disease patients of Han ethnicity, and their impact on Clopidogrel responsiveness［J］. International Heart Journal, 2016, 57(5): 586-592.

［59］Paarup Dridi N, Johansson P I, Lønborg J T, et al. Tailored antiplatelet therapy to improve prognosis in patients exhibiting clopidogrel low-response prior to percutaneous coronary intervention for stable angina or non-ST elevation acute coronary syndrome［J］. Platelets, 2015, 26 (6): 521-529.

［60］宋雷,惠汝太,等.单基因遗传性心血管疾病基因诊断指南［J］.中华心血管病杂志, 2019, 47(3): 175-196.

［61］Egashira T, Yuasa S, Suzuki T, et al. Disease characterization using LQTS-specific induced pluripotent stem cells［J］. Cardiovascular Research, 2012, 95(4): 419-429.

（张素丽,陈鸾,李华,钟诗龙）

第七章
肿瘤精准医学发展与案例解析

一、概况

᠄᠄᠄᠄᠄᠄᠄᠄

　　肿瘤是指机体在各种致瘤因子作用下,局部组织的细胞基因调控失常,导致异常增生而形成新生物,常表现为局部肿块。其中肿块的大小不一,生长速度不尽相同,对机体的影响也有不同的体现,包括压迫、破坏、转移、死亡等。说到"肿瘤",很多人会想起"癌症",这两个都是常见的医学名词,但它们之间不是等同的关系,而是包含关系。一般地说,肿瘤的良恶性主要根据分化程度、复发和转移情况来区分,肿瘤细胞跟正常细胞接近程度越高,代表肿瘤的分化程度越高,良性的可能性就越大。其中良性肿瘤的命名一般是组织来源后面加一个"瘤"字:比如软骨来源的良性肿瘤称为软骨瘤。恶性肿瘤就是我们平常所说的癌症,根据细胞来源分为癌和肉瘤。上皮细胞来源的恶性肿瘤称为癌,间叶组织来源的恶性肿瘤称为肉瘤。

　　良性肿瘤对机体的影响相对较小,但肿瘤较大时可以引起局部的压迫症状。恶性肿瘤对机体的危害很大,具体会表现在以下三个方面:①压迫正常组织器官结构,从而破坏其正常功能。②感染,恶性肿瘤会引起机体免疫力下降,容易引起感染。③疼痛,恶性肿瘤压迫引起相应组织部位疼痛,影响患者生活质量。

二、肿瘤精准医学的研究进展

美国重大科研项目"癌症基因组图集"(TCGA)于2006年启动,是人类基因组计划的延续和扩展,旨在绘制出1万个肿瘤基因组景观图谱,这一项目最终于2015年正式宣告完成,来自16个国家的科学家们相互协作,发现了近1000万个癌症相关突变,TCGA使得癌症研究的几乎各个方面都受益。这些数据提供了一些新的方法进行肿瘤分类,并指出从前未知的一些药物靶点和致癌物。某些研究人员认为,测序结果仍然可以提供许多信息,这些成果成为肿瘤生物学、基因组医学和转化医学发展的基础[1]。

其实早在19世纪末和20世纪初,就有相关研究人员在显微镜下检查分裂的癌细胞时观察到染色体畸变,了解到基因组在癌症的发生、发展中具有一定的作用[2],于是提出了这样的猜想:癌症是遗传物质异常,并由遗传物质异常引起的异常细胞克隆。在发现DNA是遗传物质之后,这一猜想得到了证实,即破坏DNA并产生突变的药物也可引起癌症。随后,对癌细胞遗传物质的越来越精细的分析表明,特定的基因组异常与特定的癌症类型相关。此外,研究还证明,将人类癌症的总基因组DNA导入表型正常的NIH3T3细胞可以将其转化为癌细胞。有研究分离出特定DNA片段,并鉴定出这个致癌序列的变化——单碱基G被T取代,该取代导致HRAS基因第11个密码子中的甘氨酸被缬氨酸取代,这一发现开创了一个积极探索人类癌症基因组的时代。

正常细胞中的DNA不断受到来自内部和外部的诱变剂的破坏,这种损坏机体可以自身修复,但是,修复率不是百分之百,一小部分DNA可能因为修复的错误而发生突变。我们对正常人细胞中体细胞突变率的了解仍然相对初级,但是,体细胞突变成各个结构类别细胞的突变率可能不同,并且细胞类型之间也存在差异。在暴露于大量外源诱变物质(如烟草、烟雾等致癌物)、天然致癌化学物质

（如由真菌产生的黄曲霉毒素）或各种形式的辐射（如紫外线等）的情况下，突变率会提高。这些暴露分别与肺癌、肝癌和皮肤癌的发生相关，并且此类癌症中的体细胞突变通常表现出与诱变剂相关的独特突变特征。在几种罕见的遗传性疾病中，不同类别的体细胞突变的发生率也有所增加，例如范科尼贫血、共济失调毛细血管扩张症和色素性干皮症，每一种都增加了患癌的风险。突变获取的过程不必是平稳的，并且癌细胞的前身可能需要获得大量突变。破译癌变过程很复杂并且可能很神秘，癌细胞中存在的体细胞突变记录了癌细胞在患者一生中经历的突变过程，它为临床医生和生物学家提供了丰富的信息资源，可用于查询单个肿瘤的发展。

下一代测序技术（NGS）和处理大数据计算的分析方法，如数百个基因的目标测序、全外显子组测序（WES）、全基因组测序（WGS）和RNA测序（RNA-seq），使得我们能够较为全面地分析癌症基因组图谱。迄今为止，为了探索癌症基因组的改变和多样性，全世界已经测序和积累了超过 50 000 个癌症基因组，包括癌症基因组图集（TCGA）和国际癌症基因组联盟（ICGC）。目前，WES已成为肿瘤基因组测序的主要平台，已就各种常见和罕见肿瘤的蛋白质编码区积累了大量的突变数据。这些癌症基因组数据的系统研究揭示了许多新的癌症基因和通路，分析表明，大多数癌症中频繁突变的驱动基因几乎已经被阐明。目前，研究人员正集中精力研究罕见突变驱动基因和罕见变异，还通过与临床数据整合来验证这些基因及变异的功能和临床意义。对WES数据进行的泛癌症分析表明，在常见癌症中，黑色素瘤和肺癌等致癌物暴露引发的癌症其体细胞在编码区的突变数量要多得多，而儿童肿瘤和白血病的突变数量要少得多，在体细胞整个编码区只存在几个蛋白质的突变。TCGA 和 ICGC 提供了 20 000 多种癌症编码区的突变数据，COSMIC数据库已经从众多癌症数据库中整理了编码突变，汇总了 1 000 000 多个癌症样本。然而，人类基因组中98%的非编码区［包括非翻译区（UTR）、内含子、启动子、调控元件、非编码RNA、重复区和线粒体基因组］突变信息有限。体细胞结构变异（SV）包括大片段缺失、插入、倒位、重复、易位和病原体（病毒）整合在癌症基因组中，仍然未能够被深入探索。WGS方法可以覆盖所有这些尚未探索的突变,并帮助我们更好地了解"整体"的癌症基因组景观,阐明这些尚未开发的人类基因组区域的功能。这种方法与数学分析及其他组学分析相结合,可以阐明潜在的癌症发生机制,实现癌症的分子亚分类,从而促进基因组生物标志物的发现和个体化癌症药物治疗[3]。

功能基因组学的成功应用(这里定义为广泛使用遗传信息和基因组修饰技术),已将基因和功能调节元件(例如增强子 DNA 和非编码 RNA)与其代表性表型联系起来,加深了我们对癌症生物学的理解,为肿瘤精准用药提供指导。多年来,癌症相关基因的突变及其识别一直是癌症研究的主要目标。据报道,人类基因组约 22 000 个蛋白质编码基因中,至少有 350 个(1.6%)有助于癌症发展。发现这些基因主要有两种方法:可以通过低分辨率全基因组筛选确定其在基因组中的物理位置,也可以根据已有的生物学原理猜测,进行定向突变鉴定。癌症相关的基因具有组织特异性,例如 TP53 和 KRAS 基因经常在多种类型的癌症中发生突变,其他基因只在少数几种癌症或仅在一种癌症中发生突变。此外,癌症基因聚集在某些信号传导通路上。例如,在经典的 MAPK / ERK 通路中,在细胞膜结合受体酪氨酸激酶(如 EGFR、ERBB2、FGFR1、FGFR2、FGFR3、PDGFRA 和 PDGFRB)以及下游细胞质成分 NF1、PTPN11 和 HRAS 的编码基因中发现了上游突变[4]。对于某些癌症,现在通过异常癌症基因的存在来定义分类和治疗方案,例如,根据涉及特定癌症基因的异常情况,将急性髓系白血病分为不同的类型。每种类型均具有特征性的基因表达水平及指导治疗的药物作用靶点。

三、肿瘤精准医学的应用进展

人类基因组计划使基因检测进入临床实践,如何在医疗实践中更好地应用这些技术成为更加重要的问题,而精准医疗正是解决这一问题的。精准医疗以个体化医疗为基础,伴随着基因组和蛋白质组测序技术的快速进步,将生物信息与大数据科学进行充分交叉应用,进而更好地对肿瘤的生物学特性进行诊断、预测肿瘤的发展,对治疗进行预测、在治疗过程中更为微观地观察肿瘤和患者的变化。在选择合理药物治疗方面,精准医疗模式通过对患者肿瘤的基因序列分析,绘制每一名患者的基因分子图谱,更加准确地判断不同患者的致病基因类型,从而实施更加精确的治疗(图7-1)。

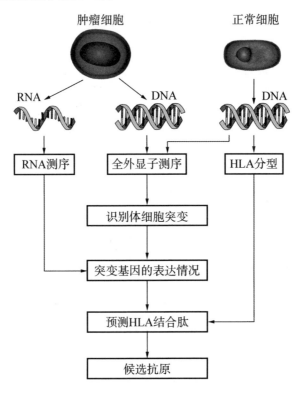

图7-1 新靶点预测流程

目前已知的癌症发病原因主要与遗传、内分泌紊乱和免疫功能低下等原因相关,其中胃癌、肠癌、肝癌、乳腺癌、肺癌、乳腺癌都有着遗传易感性[4],所以对于有患癌家族性倾向的人群,定期做防癌筛查和基因检测十分必要(表7-1)。

表7-1 用于指导靶向治疗的基因突变类型

基因	癌症类型
ABL1	慢性粒细胞性白血病或急性淋巴细胞白血病
EGFR	肺癌
ALK	肺癌

（续表）

基因	癌症类型
ROS1	肺癌
BRAF	黑色素瘤
ERBB2	乳腺癌和胃癌
KIT	胃肠道间质瘤
PDGFRA	白血病
BRCA1/BRCA2	卵巢癌

3.1 乳腺癌及案例分析

好莱坞知名女星安吉丽娜·茱莉（Angelina Jolie）于2013年5月在《纽约时报》（*The New York Times*）上发表了文章，表示自己已经通过切除双侧乳腺手术降低自己患乳腺癌的风险。她的这一举措无疑让全球女性对乳腺癌有了进一步的关注和认识。

乳腺癌是女性患者中常见的恶性肿瘤之一，是全球女性发病和死亡排名第一位的恶性肿瘤，同时是我国女性发病率最高的恶性肿瘤。数据统计，全球每年约有50万人死于乳腺癌，早期乳腺癌患者中有30%~40%可发展为晚期乳腺癌，且五年生存率仅为20%，乳腺癌的治疗方式主要以手术为主，以化疗、放疗、激素治疗、分子靶向治疗等为辅。早期乳腺癌的症状多不明显，常出现乳房肿块、乳头溢液、乳头或乳晕异常等局部症状，而且由于表现不明显，通常容易被忽视，当乳腺癌发生癌细胞脱落时，会侵入周围的淋巴管，逐步形成肿大的淋巴结。大量研究证实，乳腺癌发病率逐年升高，死亡率却呈现下降趋势。研究显示，我国乳腺癌五年生存率从1999年的54%上升至2019年的83.2%。整体预后的提升得益于诊疗水平的进步，特别是进入21世纪以来，个体化精准医学的进步提高了整体预后的能力[5]。

根据不同的分类依据乳腺癌有不同的分类结果，根据病理学可分为非浸润性癌、早期浸润性癌、浸润性癌和其他罕见癌；根据分子分型又可以通过癌细胞是否表达ER（雌激素受体）、PR（孕酮受体）和HER2（人表皮生长因子受体2）3

种蛋白质来分为 Luminal A 型（ER+/PR+/HER2-）、Luminal B 型（ER+/PR+/HER2+）、HER2 阳性（ER-/PR-/HER2+）和三阴性（ER-/PR-/HER2-）4 种亚型。这些亚型在乳腺癌患者中分布不均，并且不同的肿瘤亚型对治疗和生存的预后存在明显差异。因此，在临床实践中已经实施了基于亚型的治疗建议[6,7]。

表7-2 基于分子分型指导早期乳腺癌的治疗

分子亚型	病理表现	治疗手段
Luminal A	ER+/PR+/HER2-，Ki67 低	内分泌治疗为主、化疗
	ER+/PR+/ HER2-，Ki67 高	内分泌治疗、化疗
Luminal B	ER+/PR+/HER2+	抗 HER2 靶向治疗+化疗或内分泌治疗
HER2 阳性	ER-/PR-/HER2+	抗 HER2 靶向+化疗
三阴性	ER-/PR-/HER2-	化疗

其中，三阴性乳腺癌占所有乳腺癌的 10%~20%，多发于绝经前的年轻女性，恶性程度高，预后较差，而且 30%~40% 的三阴性乳腺癌可发展为转移性乳腺癌，多发生内脏转移。根据基因表达谱差异性，三阴性乳腺癌又可以分为 7 种亚型。目前，针对三阴性乳腺癌的靶向药主要有多腺苷二磷酸核糖聚合酶（poly adenosine diphosphate-ribose polymerase，PARP）抑制剂、磷脂酰肌醇-3-激酶（phosphoinositide 3-kinase，AKT）抑制剂和雄激素受体（androgen receptor，AR）。其中，PARP 是 DNA 单链断裂修复的关键酶，通过切除碱基修复 DNA 损伤，PARP 抑制剂通过抑制 DNA 损伤修复作用可阻止 BRCA 基因突变的癌细胞的自身修复，从而导致细胞死亡[8]。奥拉帕尼（Olaparib）是美国 FDA 批准的首个用于治疗 HER2 阴性 BRCA 基因突变转移性乳腺癌的 PARP 抑制剂，有研究人员进行了相关的临床试验，将奥拉帕尼单药疗法与标准疗法相比较，随机选取 302 例胚系 BRCA 突变和 HER2 阴性转移性乳腺癌的患者，这些患者以 2:1 的比例被随机分配接受奥拉帕尼片或由医生选择的标准治疗（卡培他滨、艾日布林或长春瑞滨），共有 205 名被分配接受奥拉帕尼治疗，97 名被分配接受标准治疗。结果显示，奥拉帕尼组 3 级或更高级别不良事件的发生率为 36.6%，这一数据在标准疗法组为

50.5%,在患有 HER2 阴性转移性乳腺癌和胚系 *BRCA* 突变的患者中,奥拉帕尼单药治疗比标准治疗具有明显优势。与标准疗法相比,奥拉帕尼单一疗法的中位无进展生存期延长了 2.8 个月,疾病进展或死亡的风险降低了 42%[9]。虽然乳腺癌的治疗近年来取得了显著的进步,但仍面临许多难题。如 Luminal A 型乳腺癌的内分泌治疗方法显著改善了预后,但存在内分泌耐药和复发问题;HER2阳性乳腺癌也会发生靶向治疗耐药问题,而且“盲目”地化疗容易产生耐药,3 年肿瘤复发率高达 40%~50%;三阴性乳腺癌一旦发生远处转移就很难治愈。所以目前在临床上需要依赖精准治疗。2019 年 4 月 12 日,在北京举行的“2019 中国临床肿瘤学会(CSCO)乳腺癌年会”上,中华医学会肿瘤学分会副主任委员、复旦大学附属肿瘤医院大外科主任兼乳腺外科主任邵志敏教授围绕“乳腺癌精准诊疗的发展与临床应用”这一主题,介绍了近年来乳腺癌精准医学基础科研成果和临床实践进展,其中同济大学高华教授课题组、中山大学孙逸仙纪念医院宋尔卫院士课题组都通过靶点干预来提高靶向治疗的疗效,这些都有可能为乳腺癌患者带来福音。邵志敏教授表示,在精准医学时代如何改善乳腺癌的疗效还面临很多的挑战,以分子分型为基础的乳腺癌精准医学是未来的发展方向[10]。邵志敏教授同时表示,未来乳腺癌精准诊疗策略需要包含队列构建、组学检查、分子靶点鉴定和个体化治疗,分子分型的靶点挖掘是未来的发展方向,可以指导精准治疗,乳腺癌精准治疗方案的理想状态是根据驱动性致癌基因实施靶向治疗,且随着疾病进程改变而不断修正治疗方案。

3.2 食管癌及案例分析

食管癌(esophageal cancer,EC)是由食管上皮黏膜细胞病变导致的恶性肿瘤,其发生率约占全部恶性肿瘤的 2%,患者以中老年群体为主,临床主要表现为进行性吞咽困难和咽下疼痛等。全世界每年约有 30 万人死于这种癌症,我国是食管癌的高发地区之一,每年约有 15 万人因此死亡。根据 WHO 组织学的分类,食管癌包括鳞状细胞癌(ESCC)和食管腺癌(EAC)两种亚型,其地理分布存在显著差异,可能是所暴露的危险因素和生活方式的差异所致。就肿瘤细胞的起源细胞、流行病学和分子结构而言,ESCC 和 EAC 是截然不同的疾病,ESCC 起源于食管的鳞状上皮细胞,EAC 则起源于胃附近的腺细胞。食管癌的治疗目前以手术、放疗和化疗为主,效果不理想,死亡率高。食管癌的中段食管癌类型是较常见的一种,常发生于男性,发病年龄范围广,成年后基本都有可能罹患。食管癌患者会出现食欲减退、消化不良、没有胃口,经常性腹胀、腹部不适、腹泻或便秘,饮食过程中会出现进食不顺利,有种阻塞的感觉,尤其是在食用偏硬食物后。食管癌患者临床表现为消瘦、贫血、乏力、脱水、营养不良、声音嘶哑、呕血、咳嗽,同时还可引起转移,造成淋巴结肿大、肝肿块,严重时还会引起腹水。一系列的消化问题累积就会造成经常性的身体乏力、疲惫感及走路气短。晚期食管癌会出现吞咽困难,饮食受到阻碍。由于癌组织坏死,还会出现出血症状,晚期患者声音较为嘶哑,疼痛难忍[11]。

3.2.1 食管癌相关基因

目前已经有一些基于全基因组测序、全外显子组测序、染色体分析、RNA 复制分析和甲基化状态等方法的食管癌基因组学研究。这些研究提供了对 EAC 和 ESCC 的更好理解,并为将来的治疗提供潜在的应用。基于基因组学的分析显示,TP53 是 EAC 和 ESCC 中最常见的突变类型(在所有分析样本中,超过 80% 的样本观察到此基因发生突变),但 EAC 和 ESCC 中的基因组突变谱差异很大,ERBB2、KRAS、EGFR、SMAD4、FGF3 /FGF4/FGF19、VEGFA、CCNE1 和 GATA4/GATA6 在 EAC 中要比在 ESCC 突变频率更高,PIK3CA、CCND1、PTEN、NFE2L2、NOTCH1、MLL2、SOX2、FGFR1 和 RB1 在 ESCC 中的突变频率更高。

3.2.2 食管癌分期

食管癌治疗的关键问题之一是疾病范围的准确分期。这可以预测预后并进行分阶段定向的个体化治疗,以实现最佳结果。食管癌分期可以根据消化道内窥镜检查和活检以确认诊断,通过内窥镜超声检查(EUS)获取有关肿瘤浸润深度和局部淋巴结病的信息,以及采用正电子发射断层成像(PET)综合计算机断层扫描(CT)来评估局部淋巴结扩散。一般而言,食管癌分期是根据国际抗癌联盟第七版肿瘤–淋巴结–转移的分类标准进行分类的。如果临床上怀疑有食管癌,应通过病理检查确认诊断。建议对肿瘤部位至少进行6次活检,以进行病理检查。EUS是评估肿瘤浸润深度的首选诊断方法,荟萃分析表明,EUS可以汇总各种敏感性和特异性来区分不同肿瘤,对T分期的敏感性和特异性分别为81%~92%和85%~99%。在肿瘤不同分期过程中,EUS检出的敏感性和特异性各不相同,因此,建议EUS由经验丰富的内窥镜超声检查师进行。

荟萃分析显示,PET检查对原发性食管肿瘤的检出率为93%。由于对比度和分辨率较低,CT检查区分食管壁不同组织学层次的能力有限,对食管肿瘤的T分期无明显作用。CT对于T4b亚型食管癌诊断的准确性很高,因为T4b肿瘤常常表现为脂肪层的加厚。另外磁共振成像(MRI)是一种十分有潜力的成像技术,它可以克服传统分期方法在治疗食管癌患者方面的局限性。另外,随着PET/CT和MRI图像生成的技术持续进步,现已在临床将具有集成MRI的PET技术引入食管癌分期的应用中。这些技术突破在术前食管癌分期中也起到了重要作用[12]。

3.2.3 食管癌的分子靶向治疗

对于局部食管癌,手术仍是主要治疗方法。然而,即使在根治性切除后,大多数患者仍在切除部位或远处复发,其五年生存率仅为20%~25%。一次放疗显示出避免围手术期发病率和死亡率的优势,但也带来了灾难性的局部和区域性并发症,例如食管气管瘘。对于局部晚期和转移性疾病的患者,主要治疗方法是分子靶向药物的应用。

其中分子靶向治疗主要有表皮生长因子受体(EGFR)靶向治疗和血管内皮生长因子受体(VEGFR)靶向治疗。

EGFR家族由4个成员组成:ErbB1,ErbB2,ErbB3,ErbB4。 EGFR是170 kD的糖蛋白,涉及一个大的细胞外区域,一个跨膜结构域,以及细胞内的近膜区域、酪氨酸激酶结构域和C端调节区域。多种配体,包括表皮生长因子、转化生长因子-α、双调蛋白、肝素结合型EGF、上调蛋白和β细胞蛋白,都可以通过结合到其细胞外结构域来激活EGFR,从而导致细胞内酪氨酸激酶的磷酸化。 EGFR的激活可能触发一系列细胞内信号通路,如Ras/Raf/MAPK通路和AKT/mTOR通路,它们在细胞增殖、凋亡、血管生成和转移中起重要作用。EGFR过度表达发生在60%~70%甚至95.2%的食管鳞状细胞癌患者中,并与浸润深度、血管浸润和预后不良相关。EGFR靶向疗法包括两大类:单克隆抗体(mAb)和酪氨酸激酶抑制剂(TKI)。EGFR mAb主要涉及4种类型:西妥昔单抗,帕尼单抗,尼莫妥珠单抗,马妥珠单抗。西妥昔单抗最初来源于小鼠骨髓瘤细胞系,可阻断EGFR激活;帕尼单抗是一种完全人源化的单克隆抗体,与西妥昔单抗相比,它对EGFR具有更高的结合亲和力。酪氨酸激酶抑制剂有厄洛替尼和吉非替尼两种。据报道,吉非替尼在复发或转移性食管癌或胃食管癌患者中耐受性良好,但疗效有限。在另一项试验中,吉非替尼在一些预期寿命短的难以治疗的患者中出现了姑息性治疗。吉非替尼联合放疗对老年食管鳞状细胞癌患者也有效且可耐受。当与放化疗和手术相结合时,吉非替尼改善了食管癌临床效果。在一项临床研究中,厄洛替尼联合放化疗在局部晚期食管癌患者中表现出癌症局部区域控制能力。

血管内皮生长因子(VEGF)是与VEGFR相互作用的最有效的促血管生成因子。VEGF介导的血管生成可能在食管癌的发展中起重要作用。在53.8%的食管腺癌患者中观察到VEGFR表达,且与生存率低相关。贝伐单抗是一种靶向VEGF的重组人源化单克隆抗体,已被批准用于治疗转移性结直肠癌、卵巢癌、乳腺癌、肾细胞癌和非小细胞肺癌(NSCLC)。在一些对转移性食管胃腺癌患者的临床研究中,贝伐单抗联合化疗,例如卡培他滨加奥沙利铂,被证明是活性良好且耐受性良好的。但是,将贝伐单抗和厄洛替尼添加到新辅助放化疗(紫杉醇,卡铂)中没有显示生存获益。索拉非尼是靶向VEGFR2的酪氨酸激酶抑制剂,在化疗难治性转移性食管癌患者中,索拉非尼治疗可稳定疾病,但会出现手足部皮肤反应、皮疹、脱水和疲劳的罕见3级毒性[14]。

3.3 肺癌及案例分析

随着精准医学概念的提出,肿瘤的精准治疗也进入了新的阶段。肺癌分子生物学研究的不断进展,促进了众多分子靶点的发现。新型靶向药物的问世及大型临床研究数据的更新为肺癌的精准治疗带来了更多的选择和希望。肺癌作为我国常见的恶性肿瘤,恶性程度高,预后差,发病率和死亡率呈逐年增加趋势,五年生存率不足20%,是目前相关临床及基础研究的重点。目前,对于肺癌筛查手段仍以低剂量螺旋CT为主,在2018年的一项随机对照肺癌筛查试验中再次证实,与采用胸部X射线检测相比,采用低剂量螺旋CT对肺癌高危人群进行筛查可使肺癌病死率下降20%。尽管如此,寻找一种敏感性、特异性、重复性及可靠性均高的检测方法仍为近年来的研究热点。早在2017年,就有学者通过检测循环血小板吸收的肿瘤RNA来诊断NSCLC,研究结果证实,其早期癌症诊断的准确率为81%,晚期癌症诊断的准确率为88%,而在符合年龄、吸烟状况和血液储存时间的验证对照组中,该检测方法的准确率高达91%。

2018年美国临床肿瘤学会年会上,有研究者介绍了循环游离基因组图谱研究的中期结果,为游离DNA用于早期肺癌检查提供了进一步的证据。另有研究表明,肺癌患者血清外泌体中腺癌特异性miR-181-5p等,以及鳞状细胞癌特异性miR-10b-5p等,可能是有效的早期NSCLC非侵入性诊断的生物标志物。因此,随着各项诊断技术的发展,通过在更大人群中进行优化分析及验证,精准诊断策略将为肺癌的早期诊断提供新的理论依据及方法。伴随分子诊断的迅速发展,肺癌患者迎来了靶向和免疫治疗的新方法。2018年,美国国立综合癌症网络指南强烈建议,所有的肺腺癌患者进行肉瘤致癌因子-受体酪氨酸激酶检测,在初始常规诊断EGFR、间变性淋巴瘤激酶(anaplasticlymphoma kinase,ALK)和肉瘤致癌因子-受体酪氨酸激酶检测结果为阴性时,应增加RET融合基因等多重基因检测。

一直以来,由于局部晚期NSCLC患者病情变化快,新辅助治疗通常被认为是可手术局部晚期患者的最佳治疗方案。目前,免疫和靶向治疗等措施在新辅助治疗中也展现出良好的效果。一项PD-1单抗作为新辅助免疫治疗的试验显示,应用1~2次纳武单抗新辅助治疗的不良反应可接受,不会导致手术时间的延迟,45%手术患者达到了主要病理缓解。除此以外,NEOSTAR研究(主要病理缓解达31%)、NADIM研究(主要病理缓解达80%)等均是新辅助免疫治疗的临床试验,其结果也为NSCLC的辅助治疗提供新的希望。虽然靶向治疗已经广泛运用于晚期NSCLC的治疗当中,但是新辅助靶向治疗在局部晚期患者中的疗效仍未得到广泛认可。2018年一项基于克唑替尼新辅助治疗ALK阳性的局部晚期NSCLC患者的研究显示,患者在克唑替尼新辅助治疗后,手术前可以彻底消除循环系统残留的肿瘤细胞,且手术完全切除率高,不影响术后克唑替尼的一线使用。因此,新辅助靶向治疗仍需进一步探索。

人们对于辅助治疗降低患者术后局部及远处转移的概率、延长患者生存期、改善预后等方面已有较多认识,形成了相应的实践规范。术后辅助靶向治疗是目前研究的热点,在一些前瞻性试验中也提示了其在肺癌治疗中的应用前景。ADJUVANT研究显示,携带*EGFR*基因突变的Ⅱ~Ⅲ期NSCLC患者术后应用吉非替尼靶向辅助治疗的效果,在无复发生存期(RFS)和不良事件发生率上均较标准化疗组有优势。在此基础上,科学研究提示,携带*EGFR*基因突变阳性的早期NSCLC患者在肿瘤完全切除术后辅助厄洛替尼治疗,其中位无病生存期高达88%,且复发后厄洛替尼仍有效。虽然这两项研究未获得最终总生存结果,但为肺癌的术后靶向辅助治疗的可行性提供了参考依据。相比而言,EVAN研究应用厄洛替尼与化疗作为ⅢA期*EGFR*突变NSCLC患者的辅助治疗,在生存获益趋势方面展现出良好的有效性和安全性。

最新研究显示,达克替尼较吉非替尼能显著延长EGFR阳性NSCLC患者的总生存率。而对于ALK阳性患者而言,一线使用克唑替尼是过去公认的治疗策略。关于布加替尼的Ⅲ期临床研究发现在未接受AKL抑制剂治疗的ALK阳性NSCLC患者中,布加替尼较克唑替尼显著延长RFS,有望为此类患者的一线治疗提供新选择。已知,临床上20%~30%的患者接受EGFR-TKI治疗会出现原发性耐药,张力教授团队的一项队列研究揭示了EGFR-TKI原发性耐药的机制:在*EGFR*突变的晚期NSCLC患者中,共存突变广泛存在于*PIK3A*、*BRAF*、*MET*、*MYC*、*CDK6*及*CTNNB1*等基因,且与*EGFR*突变NSCLC患者的EGFR-TKI原发性耐药相关。其中,*EGFR*的第21号外显子缺失的患者共存突变发生率更高。*EGFR*基因第20号外显子发生错义突变与NSCLC患者获得性耐药相关,这也使得奥希替尼成为*EGFR*突变NSCLC的二线治疗药物。

2018年，《临床肿瘤学杂志》（*Journal of Clinical Oncology*）发表了EGFR耐药相关的第二种类型——cMET扩增的治疗策略：EGFR抑制剂吉非替尼和cMET抑制剂卡马替尼联合。该研究首次认定了cMET扩增可作为EGFR耐药的NSCLC患者的疗效预测生物标志物，其预测效能接近50%。同时，cMET蛋白高表达可作为参考。免疫治疗在晚期NSCLC的地位不断提升，从一线单药研究到联合化疗、抗血管生成治疗等研究的进展为临床精准治疗提供了更多的选择和思考。2018年的美国临床肿瘤学会年会上，KEYNOTE-042研究将帕博利珠单抗的应用人群扩展至PD-L1 TPS评分≥1%并且没有驱动基因的晚期NSCLC患者。结果显示，帕博利珠单抗较多西他赛显著改善总生存率；对于既往未经治疗的PD-L1 TPS评分≥50%（高表达）的转移性NSCLC患者，较以铂类为基础化疗显著改善RFS和总生存率；对于既往未经治疗的转移性NSCLC患者（无论PD-L1表达是何情况），帕博利珠单抗联合铂类药物较单纯化疗显著改善总生存率。除此以外，KEYNOTE-189研究显示，若EGFR阴性或ALK阴性，帕博利珠单抗与培美曲塞和铂类药物的诱导治疗与培美曲塞维持治疗相比，具有显著改善总生存率和RFS，以及显著提高缓解率的作用。

3.4 前列腺癌及案例分析

当精准医学的理念遇到后人类基因组计划时代，前列腺癌的临床诊疗迎来了"再解读"和"新导向"的绝佳机遇。前列腺癌作为男性肿瘤的头号杀手，其按传统理念治疗的效果提升或遇瓶颈，或待突破，而按精准医学理念治疗初现成效。通过精准医学手段对患者进行临床再分型，对前列腺癌经典的雄激素剥夺治疗（ADT）、化学治疗乃至放射治疗策略具有潜在的优化价值；当前列腺癌的传统治疗渐失效果时，前列腺癌分子分型图谱的描绘和靶向治疗的开发有望成为新的突破点；精准医学的探索还促使免疫环境改造、肿瘤新抗原预测及类器官培养等新型治疗理念进入前列腺癌的研究领域。精准医学正在"加速"走进人们视野，未来在前列腺癌诊疗中或将具有广阔的应用前景。然而，现阶段肿瘤精准医学的投入与获益比仍远低于大众的心理预期。同时,与诸多新兴理念一样,精准医学背后潜在的巨大市场不可避免地滋生了过热的商业宣传。在这种现状下,科研工作者与临床医患双方充分的沟通合作,以及政府卫生管理部门对行业的规范和引导,是保证精准医学在造福人类健康的正确方向上前行的必需之举。

虽然近年来前列腺癌的治疗有所进展,但其综合治疗效果仍未令人满意,现有的各种新型治疗方法对患者存活期的延长也相当有限。针对晚期前列腺癌治疗研究一直是该领域的重点和焦点,以下三点一定程度上构成了晚期前列腺癌治疗的"困境":①不同患者在 ADT 下进入去势抵抗性前列腺癌(CRPC)状态的时间长短不一,长可 10 年以上,短则数个月,尚有少数患者对 ADT 根本不表现出治疗应答;②包括化学治疗、靶向雄激素受体(AR)通路的新型药物在内,各种治疗的人群反应率不高,难以在治疗开始前有效筛选出对治疗敏感的患者亚群;③虽然前列腺特异抗原(prostate-specificantigen,PSA)被经验性地作为疗效监测指标,但有时 PSA 的变化并不能很好地反映患者的预期存活受益。正是由于以上种种现状,目前对晚期前列腺癌的治疗研究似乎遇到了瓶颈。精准医学作为肿瘤研究领域的崭新思路,或许可以为前列腺癌的治疗带来新的曙光。

几乎所有的晚期前列腺癌对初始 ADT 都具有治疗反应,但大多数患者终将不可逆地进入 CRPC 阶段。在 CRPC 机制研究中,通过肿瘤基因拷贝数变异(CNV)、全外显子测序等分析方法,现发现 *AR* 扩增、*AR* 突变及 AR 剪切变异体(AR splice variant,AR-V)与 ADT 敏感性相关,可用于指导临床 ADT 治疗策略的选择。近 30% 的 CRPC 患者、6% 未经 ADT 的前列腺癌患者具有 *AR* 的扩增。目前认为,*AR* 扩增是肿瘤在乏雄激素浓度环境下迫于生存压力发生的克隆进化及耐药机制,存在 *AR* 扩增的患者对 ADT 反应不佳,或者治疗有效时间更短。*AR* 突变也是重要的 CRPC 产生机制之一,但其发生率较 *AR* 扩增为低(15%~20%),且仅存在于 CRPC 中。前列腺癌最常见的 *AR* 突变包括 L702H、W742C、H875Y 和 T878A。拮抗剂与突变的 AR 蛋白结合后,原本的拮抗作用转变为激动作用。此外,*AR* 突变尚可通过改变蛋白结构而导致自身被非雄激素激活。这些机制在一定程度上解释了临床中抗雄药物撤退综合征的发生,即前列腺癌在

ADT期间，PSA继初始治疗时的持续下降后再次出现升高，或者患者出现客观病情进展（如骨痛、血尿等）。通过*AR*突变的针对性检测或监测，可以实现对特定前列腺癌患者人群进行重新分类，并指导临床治疗的选择。

作为前列腺癌另一经典治疗方法，根治性或者姑息性放射治疗同样对前列腺癌具有重要的治疗价值。为了对放射治疗辅以分子标志物指导，放射基因组作为一个崭新的研究方向也渐渐受到关注。*SPINK1*、*TP53*、*MDM2*等基因的异常高表达与放射治疗后肿瘤复发密切相关，对于患者预先的基因检测或可改变前列腺癌患者放射治疗及随访的实施策略。西方人群中50%～60%的前列腺癌有融合基因表达，其中以*ETS*融合基因为主，包括*ERG*、*ETV1*、*ETV4*和*ETV5*。*ETS*融合基因中的代表为*TMPRSS2-ERG*融合基因，该融合基因出现于前列腺癌克隆进化的较早期，其对DNA造成的损伤在后续的炎症、感染等情况下进一步加重。*TMPRSS2-ERG*融合基因在西方前列腺癌人群中发生率高达36%～78%，AR能够促进此类融合基因的产生。*ERG*融合基因的发生频率具有人种差异，在黄种人中并不常见，在非洲裔白种人中为20%～30%。*ERG*融合基因的激活在肿瘤发生、诊断、预后及治疗分层中均具有重要意义。现已有直接或者间接靶向ERG蛋白分子的靶向治疗在进行临床前试验或者临床试验，针对ERG蛋白自身的抑制剂、针对ERG的相互作用蛋白（如聚ADP核糖聚合酶PARP，组蛋白去乙酰化酶HDAC等）的抑制剂、针对ERG上游的调节分子（如表达调控基因、激酶等）或下游的效应分子（如NF-κB或Notch通路等）的抑制剂等[14]。有研究表明，融合基因阳性的患者对于ADT的反应要优于阴性的患者，但是其中一部分ADT初始治疗的ERG阳性患者，若AR高表达或PTEN缺失，其AR轴存在过度活跃特点，导致疾病进展快、前列腺癌相关死亡风险更高。

3.5 结肠癌及案例分析

随着国家重点研发计划"精准医学研究"项目的启动，精准医学重大专项科研行动已经拉开序幕。结直肠癌的基因组、蛋白质组、代谢组等组学研究取得了阶段性进展。结直肠癌的分子机制也越来越明晰，从而使结直肠癌成为肿瘤精准治疗最有希望的病种。该项目结合生物标志物、精准用药、精准临床分期三大方向展开研究，并结合前期构建的结直肠癌生物标志物特征图谱，研发及优化结直肠癌精准预防、诊断和治疗方案，形成高效、精准的治疗路径，从而使临床诊治方案精准化。

结肠癌是世界上高发的恶性肿瘤之一，发病率居全部恶性肿瘤第四，在我国更是位列第三。尽管结肠癌外科及内镜下治疗取得一定进展，但在我国死亡率一直居高不下，其原因可能与我国许多患者确诊时疾病已处于中晚期有关。对于晚期及转移性结肠癌，根治性手术治疗已不再是最佳选择，而是更注重多学科的综合治疗，其中靶向治疗越来越受到关注。目前为止，结肠癌的发病机制尚无定论，目前认为，遗传、免疫、饮食及生活方式等因素共同作用促进了结肠癌的发生。根治性手术治疗仍是结肠癌的主要治疗手段，但单纯手术治疗容易复发或发生转移，因此，目前提倡对结肠癌进行多学科的综合治疗。其中靶向药物因能用于治疗复发转移的晚期患者、延长患者的生存时间，受到越来越多的关注。

结肠癌的靶向药物的靶点主要有，血管内皮生长因子（VEGF）及其受体（VEGFR）、表皮生长因子（EGF）及其受体（EGFR）、PD-1、CTLA-4、酪氨酸激酶等多种激酶，等等。肿瘤的血管生成是肿瘤发生发展过程中的标志性特征，因此抑制血管生成成为肿瘤治疗的重要思路。VEGF-VEGFR通路是调控血管生成的重要途径，因此靶向VEGF及VEGFR的抗体或小分子抑制剂成为各大肿瘤药物研究热点。在结肠癌靶向治疗药物中，贝伐珠单抗是第一个被美国FDA批准上市的VEGF靶向药物。贝伐珠单抗是一种人源化的特异性单克隆抗体，其中93%为人源化部分，构成了单抗的框架，它的互补决定区则为鼠源性蛋白序列。这样贝伐珠单抗既降低了其免疫原性，又具有特异性结合VEGF的能力。有研究表明，VEGF-A与肿瘤的侵袭性和易感性密切相关，在肿瘤患者体内表达水平显著升高。

通过抑制VEGF-A能够抑制新的肿瘤脉管系统形成和促进已形成的肿瘤血管消退，并使肿瘤血管正常化，从而缩小肿瘤体积，抑制肿瘤生长及侵袭。贝伐珠单抗能靶向结合VEGF-A的所有亚型，阻断VEGF的受体VEGFR-2（KDR/

Flk-1)及 VEGFR-1(Flt-1)与其结合。另外,贝伐珠单抗还具有改善肿瘤细胞缺氧的作用,减少肿瘤细胞刺激性分泌 VEGF-A。有研究表明,当贝伐珠单抗与化疗药物合用时能改善血管通透性,有利于化疗药物进入肿瘤细胞,发挥更有效的杀伤作用[7]。微血管密度(MVD)是评价肿瘤血管生成的一项关键指标,动物实验结果支持贝伐珠单抗能抑制 VEGF 表达,从而减少肿瘤的生长。

四、总结

如今,肿瘤精准医疗正在加速走进人们视野,这与其取得的初步成果密不可分,也与其广阔的医疗应用市场的驱动直接相关。达成肿瘤精准医学的目标需要在基础研究、临床应用及卫生管理等方面共同努力,而这一过程需要建立在对精准医学的现状和局限性的客观分析之上。基因数据的获取与分析是精准治疗的基础和动力源泉,其本质是确认肿瘤的发生机制并对相关信号通路进行解读。这些生物学研究及机制剖析过程为肿瘤的临床治疗提供了基础,并将为临床治疗实践提供可用的靶点。然而,多种已知和未知的信号通路在肿瘤发生发展过程中相互交织、关联,该信号网络的复杂性仍然是近期内难以逾越的研究阻碍。因此,在肿瘤精准治疗领域,科研工作者与临床治疗专家更加深入的合作及更贴近临床的探讨是将高维生物数据降维处理的一个可行方法,也是形成实用数据解读流程、指导肿瘤临床治疗的最佳方案。

临床医患共同体是肿瘤精准治疗的具体实施者与潜在受益者。然而,绝大多数临床医师对精准医学的理解并不深入,也缺少基本的解读和辨识能力,而患者对于精准医学的了解仅仅依赖科普宣传、社交媒体的少量信息传递。在这种形势下,唯有培养肿瘤精准治疗的专业团队才能使精准医学的理念在临床切实落地并发挥作用。生物信息分析学家参与临床诊疗决策过程是短期内构建此类团队的可行方案,他们将在医患双方之间起到桥梁作用,同时也是持续提升临床医生精准医学水平的重要途径。精准医学是一个广阔的新兴市场,在如此之大的市场驱动下,如何防止精准医学被过度商业化是政府卫生管理部门面临的重大问题。事实上,以目前肿瘤精准医学的实践效果来看,基因解读的临床匹配仍很低,仅30%~50%的肿瘤患者通过基因检测可找到驱动基因,而在这些患者中能够匹配到潜在治疗药物的比例仅为6.4%。另一项研究显示,795例NCI-MATCH的肿瘤精准治疗临床试验中,入组的795例患者仅有2%匹配到靶向药物。这些研究结果描述了精准医学的真实现状,但在多数商业化宣传中被刻意弱化或隐去了。卫生管理部门在对精准医学增加投入的基础上,应通过制定相关法律、法规,规范并引导肿瘤精准医学的发展方向。

参考文献

[1] 姜晶.基于精准医学视域下的肿瘤诊治研究进展[J].中外企业家,2019,(14):225.

[2] 胡学达,杨焕明,赫捷,等.肿瘤基因组学与全球肿瘤基因组计划[J].科学通报,2015,60(9):792-804.

[3] Hansemann D. Ueber asymmetrische Zelltheilung in Epithelkrebsen und deren biologische Bedeutung[J]. Archiv für pathologische Anatomie und Physiologie und für klinische Medicin, 1890, 119(2): 299-326.

[4] Stratton M R, Campbell P J, Futreal P A. The cancer genome[J]. Nature, 2009, 458(7239): 719-724.

[5] 江泽飞,许凤锐.乳腺癌精准治疗:20年探索历程[J].中国实用外科杂志,2020,40(1):83-88.

[6] Pinker K, Chin J, Melsaether A N, et al. Precision medicine and radiogenomics in breast cancer: new approaches toward diagnosis and treatment[J]. Radiology, 2018, 287(3): 732-747.

[7] Harbeck N, Gnant M. Breast cancer[J]. The Lancet, 2017, 389(10074): 1134-1150.

[8] 曹晓珊,丛斌斌.精准医学时代三阴性乳腺癌治疗的研究进展[J].中国癌症杂志,2019,29(12): 971-976.

[9] Robson M, Im S A, Senkus E, et al. Olaparib for metastatic breast cancer in patients with a germline BRCA mutation[J]. The New England Journal of Medicine, 2017, 377(6): 523-533.

[10] 潘锋.精准医学能够改善难治性乳腺癌疗效——访复旦大学附属肿瘤医院邵志敏教授[J].中国当代医药,2019,26(17):7-9.

[11] 崔树宝,李伟,张聚琛,等.食道癌放疗技术及放疗方式研究进展[J].世界最新医学信息文摘,2019,19(82):57.

[12] Goense L, van Rossum P S N, Kandioler D, et al. Stage-directed individualized therapy in

esophageal cancer[J]. Annals of the New York Academy of Sciences, 2016, 1381(1): 50-65.

[13] Talukdar F R, di Pietro M, Secrier M, et al. Molecular landscape of esophageal cancer: implications for early detection and personalized therapy[J]. Annals of the New York Academy of Sciences, 2018, 1434(1): 342-359.

[14] Zhang L, Ma J, Han Y, et al. Targeted therapy in esophageal cancer[J]. Expert Review of Gastroenterology & Hepatology, 2016, 10(5): 595-604.

（许恒,朱金行,田子钊,陈万涛）

第八章
糖尿病精准医学发展与案例解析

一、概况
‹‹‹‹‹‹‹‹‹‹‹‹

糖尿病(diabetes mellitus,DM)是一种以慢性高血糖为特征的代谢性疾病,通常由胰岛素分泌缺陷、功能缺陷或者两者共同缺陷导致[1]。糖尿病患者发生糖、蛋白质、脂肪、水和电解质等一系列代谢紊乱,典型临床表现为"三多一少",即多饮、多尿、多食和体重下降。糖尿病通常病程较长,可导致眼、肾、神经、心脏、血管等组织的慢性病变、功能减退及衰竭。

1.1 糖尿病流行趋势

随着生活习惯的改变、人均寿命的延长及老龄化社会的到来,我国糖尿病患病率不断上升。采用WHO的诊断标准,2010年中国疾病预防控制中心和中华医学会内分泌学分会调查显示,我国18岁以上人群糖尿病患病率为9.7%[2];2013年我国慢性病及其危险因素检测显示,18岁以上人群糖尿病患病率为10.9%[3],新近发表的调查报告表明,2017年,我国18岁以上人群糖尿病患病率已上升到11.2%[4]。根据国际糖尿病联盟(International Diabetes Federation,IDF)

2019年发布的全球糖尿病地图（彩图9），全球共有4.63亿糖尿病患者，我国患者数居世界第一，约为1.298亿。糖尿病不但增加了患者及其家庭的医疗成本，也给国家医疗系统造成很大负担。大部分国家糖尿病及其并发症的医疗花费占到全部医疗成本的5%~20%。

糖尿病在我国的流行有诸多影响因素：快速的城市化进程使得人们生活状态发生改变，体力活动减少且长期处于应激状态；老龄化加快使得糖尿病患病率逐年升高，60岁以上老年人糖尿病患病率超20%[2]；超重肥胖患病率增加，肥胖人群糖尿病患病率提高了2倍。

我国的糖尿病患者以2型糖尿病（type 2 diabetes mellitus，T2DM）为主，1型糖尿病（T2DM）及其他类型糖尿病较为少见，经济发达地区的糖尿病患病率明显高于不发达地区[6]。2型糖尿病的遗传易感性存在族群差异，与高加索人相比，亚裔糖尿病风险增加60%[3]。民族间的糖尿病患病率也存在较大差异：满族15%，汉族14.7%，维吾尔族12.2%，壮族12.0%，回族10.6%，藏族4.3%。目前全球已经定位超过100个2型糖尿病易感位点，基于糖尿病易感基因和遗传机制的研究，预测糖尿病发病风险是糖尿病精准医学的重要目标。

1.2 糖尿病的诊断与分型

目前国际通用的糖尿病标准为WHO（1999年）标准，该标准根据静脉血浆血糖将糖代谢状态分为正常血糖、空腹血糖受损、糖耐量异常和糖尿病，并制定了相应的临床诊断标准[7]。2010年，美国糖尿病协会（American Diabetes Association，ADA）将糖化血红蛋白（HbA1c）≥6.5%作为新的糖尿病诊断标准之一，来克服人体血糖易波动、血糖临界点难以明确诊疗方案等缺点。2011年，WHO建议在具备条件的国家和地区采用糖化血红蛋白诊断糖尿病，诊断切点为HbA1c≥6.5%[8]。我国的HbA1c检测标准化程度逐步提高，但各地区差别仍较大。2020年中华医学会糖尿病学分会发布的中国2型糖尿病防治指南（2020年版）提出，为了与WHO诊断标准接轨，推荐在采用标准化检测方法且有严格质量控制（美国国家糖化血红蛋白标准化计划、中国糖化血红蛋白一致性研究计划）的医疗机

表8-1　糖尿病诊断标准

诊断标准	静脉血浆葡萄糖含量(mmol/L) 或HbA1c水平(%)
典型糖尿病症状(烦渴、多饮、多尿、多食、不明原因的体重下降)+随机血糖	≥11.1
+空腹血糖(FPG)	≥7.0
或+HbA1c	≥11.1
HbA1c水平	≥6.5

注:空腹状态指至少8小时没有进食热量;随机血糖指不考虑上次用餐时间,一天中任意时间的血糖,不能用来诊断空腹血糖异常或糖耐量异常。

构,可以将HbA1c≥6.5%作为糖尿病的补充诊断标准(表8-1)[9]。

　　根据病因学证据,糖尿病可以分为4大类,即1型糖尿病、2型糖尿病、妊娠期糖尿病(GDM)和特殊类型糖尿病,其中1型糖尿病、2型糖尿病和GDM是临床常见的糖尿病类型,特殊类型糖尿病比较少见。

　　1型糖尿病的显著特征是胰岛β细胞数量减少导致胰岛素分泌显著下降或缺失。由于1型糖尿病在不同种族和人群中存在广泛异质性,血糖水平亦不能区分1型与2型糖尿病,目前诊断1型糖尿病主要根据临床特征。1型糖尿病发病年龄通常小于30岁,多发于儿童和青少年,"三多一少"症状明显,非肥胖体型;起病比较急剧,体内胰岛素绝对量不足,空腹或餐后的血清C肽浓度明显降低;出现胰岛自身免疫标志物,如谷氨酸脱羧酶抗体(GADA)、胰岛细胞抗体(ICA)、胰岛细胞抗原2抗体(IA-2A)、锌转运体8抗体(ZnT8A)等。容易发生酮症酸中毒,必须使用胰岛素治疗,否则将危及生命。患者对胰岛素有依赖性,从发病开始,终身使用胰岛素。

　　2型糖尿病的特点为胰岛素调控葡萄糖代谢能力下降,伴随胰岛β细胞功能缺陷导致的胰岛素分泌减少(或相对减少)。2型糖尿病多发于中老年人,占糖尿病患者90%以上,患者体内产生胰岛素的能力并非完全丧失,有的甚至产生过多胰岛素,但胰岛素的作用效果较差,出现胰岛素抵抗。因此患者体内的胰岛素是一种相对缺乏,可以通过某些口服药物刺激体内胰岛素的分泌,但到了后期仍有一些患者需要胰岛素治疗。

GDM是指妊娠期间首次发生或发现的不同程度的糖代谢异常,但血糖未达到显性糖尿病的水平,占孕期糖尿病的80%~90%。GDM易产生酮症酸中毒,加重妊娠高血压的严重程度,引起胎儿畸形、早产或死胎及产伤。大多数GDM患者糖代谢异常在产后恢复正常,但有40%~60%的患者在产后5~10年转为糖尿病。

特殊型糖尿病主要包括胰岛β细胞功能遗传性缺陷所致的线粒体DNA突变糖尿病,以及青少年的成人起病型糖尿病(maturity onset diabetes of the young,MODY)。线粒体基因突变糖尿病是最多见的单基因突变糖尿病,占我国成人糖尿病的0.6%。绝大多数线粒体基因突变糖尿病是由线粒体亮氨酸转运RNA基因tRNA$^{Leu(UUR)}$上的第3243位核苷酸上的A→G突变(A3243G)所致。最常见的临床表现为母系遗传、糖尿病或伴耳聋。MODY是一种以常染色体显性遗传方式在家系内传递的疾病,发病早但临床表现类似2型糖尿病。患者通常家系内至少三代直系亲属均有糖尿病患者,且其传递符合常染色体显性遗传规律,中国常见类型的MODY如表8-2所示[10]。

表8-2 中国人常见的青少年的成人起病型糖尿病(MODY)

MODY 分型	相关 基因	临床特征
1	肝细胞核因子 -4α(HNF-4α)	青春期或成年早期进行性胰岛素分泌受损,高出生体重及新生儿暂时性低血糖,对磺酰脲类药物敏感
2	葡萄糖激酶 (GCK)	病情稳定,非进行性空腹血糖升高,通常无需药物治疗,微血管并发症罕见,口服葡萄糖耐量试验(OGTT)后2小时血糖较空腹血糖轻度升高(<3 mmol/L)
3	肝细胞核因子 -1α(HNF-1α)	青春期或成年早期进行性胰岛素分泌受损,肾糖阈下降,OGTT后2小时血糖较空腹血糖显著升高(>5 mmol/L),对磺酰脲类药物敏感
5	肝细胞核因子 -1β(HNF-1β)	血糖升高伴肾发育性疾病(肾囊肿),泌尿生殖道畸形,胰腺萎缩,高尿酸血症,痛风
10	胰岛素(INS)	胰岛素分泌缺陷,通常需要胰岛素治疗
13	钾离子通道 Kir6.2(KCNJ11)	胰岛素分泌缺陷,对磺酰脲类药物敏感

二、糖尿病精准医学的研究进展

2.1 糖尿病个体化用药

　　临床药物治疗中常常发现不同患者对相同药物的反应存在很大的个体差异,使治疗变得复杂。根据中华医学会糖尿病学分会2011年报告,以HbA1c小于7%为标准,有高达65%的接受标准口服降糖药治疗2型糖尿病患者治疗效果不达标。接受类似抗糖尿病药物治疗方案的患者,可能在药物体内代谢过程、血糖反应、耐受性和不良反应发生率方面表现出很大的个体差异性。这种个体差异与药物转运蛋白、药物靶点、药物分解代谢酶及糖尿病风险基因的遗传多态性密切相关[11-14]。通过药物基因组学研究来发现药物反应与基因变异的相互关系,提高药物的疗效与安全性并指导个体化用药,是目前糖尿病精准医学发展的重要方向之一(图8-1)。

2.2 根据简单临床变量进行个体化糖尿病预防与治疗

　　二甲双胍是一种常用的降血糖药,可增加周围组织对胰岛素的敏感性,增加胰岛素介导的葡萄糖利用,抑制肝糖原异生作用,降低肝糖输出。在糖尿病预防

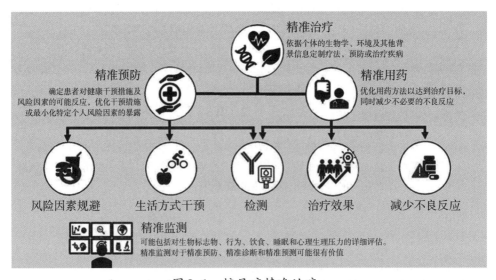

图8-1　糖尿病精准治疗

性干预研究中发现,二甲双胍的药物效果与编码多药与毒素转运蛋白(multidrug and toxin extrusion 1,MATE1)的 *SLC47A1* 基因的多态性有关[11]。在一项研究中,评估了干预结束后的6~15年内,生活方式、二甲双胍和安慰剂干预对体重的影响[12]。相较于生活方式干预组(维持体重减轻3.7%)和安慰剂组(维持体重减轻2.8%),服用二甲双胍的患者平均体重减轻了6.2%。在随机分组后一年内体重下降小于5%的参与者亚组(反应不良者)中,无论接受二甲双胍还是安慰剂干预,其后14年中体重基本保持不变。相比之下,生活方式干预组中体重下降小于5%的参与者在随后的几年中体重增加,并持续有约2千克的超重。这些发现揭示了参与者中存在一个亚组,对这个亚组中的患者进行生活方式干预将导致体重增加,这也提示我们应该根据患者的不同情况进行分层干预。

磺酰脲类药物(sulfonylurea,SU)是胰岛素促泌剂的一大类降糖药,可直接促进胰岛素分泌从而起到强大的降低血糖的效果。噻唑烷二酮类药物(thiazolidinediones,TZD)通过增加周围组织对胰岛素的敏感性,促进脂肪合成并抑制其分解来达到降糖作用。以往针对糖尿病治疗性干预的研究并没有根据2型糖尿病病因的不同而进行分类研究,最近的研究发现,这两种药物在不同人群中的效果有所不同。研究人员重新分析了糖尿病结果进展试验(A Diabetes Outcome Progression Trial,ADOPT)以及罗格列酮对糖尿病患者的心脏结果和糖尿调节的评估(Rosiglitazone Evaluated for Cardiac Outcomes and Regulation of Glycaemia in Diabetes,RECORD)两个研究的数据,探索如何使用临床表型来帮助指导治疗干预。结果表明在ADOPT中,在5年内没有肥胖的男性服用磺酰脲类药物比噻唑烷二酮表现出更大的HbA1c降低。然而在女性中正好相反,与服用磺酰脲类相比,接受噻唑烷二酮治疗的肥胖妇女在5年中HbA1c持续降低[13]。研究还发现,ADOPT和RECORD中定义的胰岛素抵抗组对噻唑烷二酮类药物的反应更好,而老年患者对磺酰脲类药物的反应更好。

类似的研究也在找寻如何使用简单的临床变量来预测对二肽基肽酶4抑制剂(dipeptidyl peptidase 4 inhibitor,DPP4i)的血糖反应。由胃肠道细胞分泌的激素,包括胰高血糖素样肽-1(GLP-1)和葡萄糖依赖性促胰岛素释放多肽(GIP),

可以调节胰岛细胞功能,增强葡萄糖刺激的胰岛素分泌,增加胰岛素合成并增强抑制葡萄糖介导的胰腺 α 细胞的胰高血糖素释放,改善胃排空和增加饱腹感。DPP4i 可以抑制 GLP-1 和 GIP 的降解,从而延长内源性 GLP-1 和 GIP 持续作用时间,起到降低血糖的作用。在已经进行的两项研究中发现,胰岛素抵抗肥胖和高三酰甘油表型对 DPP4i 的反应更弱,治疗失败更快[15]。

2.3 遗传学研究影响糖尿病精准医学

在单基因糖尿病中可以看到遗传学如何影响精准治疗的最新例子,我们可以针对性地对单基因遗传病的病因进行治疗。除此之外,在某些情况下,精准治疗可以停止不必要的药物治疗,例如 GCK 突变的 MODY 患者(MODY2),血糖随着时间的推移保持一定程度的升高,但升高程度并不明显,因此不需要药物治疗。

与单基因糖尿病不同,2 型糖尿病(T2DM)是一种常见的复杂疾病,其特征是成千上万的病因基因变异。尚不确定单个遗传变异是否会高度影响药物的效果。与 T2DM 的潜在遗传结构相似,T2DM 中的药物反应可能会涉及许多影响较小或者中等的遗传变异。T2DM 中药物反应的遗传研究主要基于已知的参与病因过程或药物途径的候选基因。例如,一些研究表明,KCNJ11 基因 E23K 突变、ABCC8 基因 S119A 突变提升了服用磺酰脲类药物的降血糖效果[16];相比之下,TCF7L2 基因突变降低了患者对服用磺酰脲类药物的降血糖效果[17];PPARγ 基因 Pro12Ala 突变已证实与噻唑烷二酮降血糖的效果相关[18]。

与选择可能相关的候选基因进行研究不同,全基因组关联分析(GWAS)可能提供新颖的见解,因为它们不对药物机制或疾病过程进行任何假设。2018 年在欧洲人群中进行了一项大型 GWAS 研究,通过对 62 892 名 2 型糖尿病患者和 596 424 名健康人进行分析后发现了 143 个疾病风险位点,其中 3 个位点对应的基因是已知糖尿病药物的靶点,因此,剩余的位点可为糖尿病新药研发提供新的候选靶点[19]。在二甲双胍 GWAS 研究[20]中,发现 ATM / NPAT 和 SLC2A2 基因座突变与二甲双胍的血糖反应相关联。在 SLC2A2 中,非编码 rs8192675 变异 C 等位基因使得患者对二甲双胍的反应更大,并且该变异与 SLC2A2 转运蛋白在肝脏、肠和肾中的表达降低有关。在肥胖个体中,具有两个C等位基因拷贝的个体的HbA1c绝对值降低约1.55%(相比之下,没有C等位基因的降低约1.1%)。尽管这差异很小,但这一基因型造成的差异等效于550 mg二甲双胍造成的差异,或约为初始联合服用DPP-4抑制剂效果的一半。

遗传学研究不仅可以找到致病突变,还可以找到与药物吸收、分布、代谢、排泄(药代动力学)相关和与药物作用(药效学)相关的变异。对ADME(absorption, distribution, metabolism, and excretion)基因的研究表明,有些突变具有中等到较大的作用。例如,在CYP2C9中携带两种功能丧失变异的白种人人群中,由于磺酰脲类药物代谢减慢和血清浓度升高,有8%的白种人人群达到目标HbA1c的可能性比具有正常功能的CYP2C9人群高3.4倍[21]。改变罗格列酮肝脏摄取和代谢的SLCO1B1和CYP2C8基因突变可改变血糖反应(以HbA1c水平计)高达0.7%[22]。虽然这些研究促进了精准糖尿病治疗中的药物基因组学研究进展,但某些研究结果是负面的。例如,SLC22A1基因编码的有机阳离子转运蛋白1(organic cation transporter 1, OCT1)负责输送二甲双胍进入肝脏,但其功能丧失突变却未使得T2DM患者服用二甲双胍降低血糖功效减弱[23]。该遗传证据表明,二甲双胍并非仅通过肝机制来降低血糖。

糖尿病表型在不同种族之间明显不同,因此不同人群服用相同药物的结果可能会不同。在人类各族群中,尤其是在南亚和东亚人群中,糖尿病负担正在迅速增加,然而在当前临床和药物预后研究中这两类人群的代表性不足。这些高流行地区缺乏系统的综述和荟萃分析,但已有研究表明,人群中药物反应存在差异。例如,亚洲人对DPP4i的反应大于白种人[24],另一项研究结果显示,与白种人相比,东亚人服用西他列汀后HbA1c降低幅度更大[25]。据报道,对二甲双胍的血糖反应也因种族而异,非洲裔美国人的反应要比欧美人大[26]。

尽管糖尿病精准医学不仅仅局限于遗传学研究,但大多数相关研究都集中在评估遗传变异在精确预防中的作用。大的流行病学研究[27]和干预试验[28]强烈表明,不论遗传风险如何,改变生活方式的标准方法在预防糖尿病这一点上都同样有效,但流行病学证据也表明,生活方式与肥胖症的关系取决于遗传风险[29]。

目前除了少部分案例,大型随机对照试验中的分析均未能表明这些遗传变异会影响生活方式干预对患者的体重减轻程度[30]。对患者而言,增加糖尿病遗传风险的知识可能不会促进生活方式的改善,但对研究者而言,糖尿病遗传风险研究会促进精准治疗的发展。

三、糖尿病精准医学的应用进展

◀◀◀◀◀◀◀◀◀◀◀◀◀◀◀◀◀◀◀◀◀◀◀◀◀◀◀◀◀◀◀◀

目前,我们已经可以使用简单的临床特征(例如 BMI、性别、种族)、生理特征和遗传因素来预测个体对相同治疗方案的不同反应。基因测序成本的降低意味着当个体差异导致的治疗效果差异具有临床实用价值时,可对患者进行相应的基因型检测,并根据检测结果对常规治疗方法进行评估和调整。

糖尿病健康管理也是糖尿病预防和治疗的重要部分之一。在最近的几十年中,有许多针对2型糖尿病进行的大型随机对照试验,这些试验评估了生活方式干预措施的预防效果。健康管理干预的重点是患有"前期糖尿病"的人。"前期糖尿病"指的是空腹血糖、2小时血糖或 HbA1c 水平长期居高但低于糖尿病的诊断阈值的人。尽管前期糖尿病是 T2DM 和其他疾病的主要危险因素[31],但干预每个患有前期糖尿病的人可能并不划算,因此我们需要针对具有相关风险因素的人员进行精准预防[32]。患有前期糖尿病的青年应该成为预防干预措施的重点,尤其是那些超重或肥胖且有一个或多个其他危险因素的患者(例如,具有糖尿病家族史、母亲患有妊娠糖尿病、具有胰岛素抵抗征兆或其他高危风险的患者)。

大多数生活方式干预计划对所有患者采用相同的方法改变饮食和运动习惯以减轻体重。糖尿病预防计划(DPP)评估了生活方式干预和二甲双胍疗法与标准护理和安慰剂(对照)的对比,前者在血糖调节受损的人群中有延迟或预防糖尿病的功效。尽管与对照干预相比,生活方式干预(降低58%)和二甲双胍干预(降低31%)降低糖尿病风险的效果明显[33],但研究人群之间存在相当大的差异[34],并且有许多参与者在积极干预期间(试验的前2.8年)进展为 T2DM。因此,生活方式干预并没有真正"预防"糖尿病。在随机分组后的10年中,虽然每半年向参与者进行生活方式干预强化,但许多参与者仍进展为糖尿病,疾病发作之前的平均持续时间约为3年[35]。实验中疾病进展最快的是那些在干预早期体重减轻最少的人[36],遗传变异是峰值体重减轻和体重减轻维持的重要影响因素[37]。DPP和其他大型预防试验的结果表明,"万能"生活方式干预策略并不能对每个人都有效,这提示在T2DM预防中要根据个人情况进行精确的生活方式干预。

对健康个体的研究表明,针对个体制定饮食建议与采用标准方法相比,前者能最大限度地减少餐后血糖波动[38]。我们可以根据个体的生物学数据(例如微生物组、基因组和代谢组)、生活方式(例如睡眠和运动)信息,以及餐后血糖升高情况来对饮食进行调整。尽管有研究表明个性化的饮食计划可能有助于最大限度地减少餐后血糖波动,但是尚无研究证实个性化饮食对血糖控制的长期影响。

MODY是常染色体显性遗传糖尿病,其发病率约占糖尿病患者的5%,其家系中至少有3代发病,且至少有1人在25岁前发生糖尿病,诊断5年内不需要胰岛素治疗。目前共发现约13个亚型(表8-3),不同亚型对不同治疗方案敏感性不同,故明确MODY分型,可以为选择最有效治疗方案提供指导。其中编码肝细胞核因子-1α(hepatocyte nuclear factor-1, HNF-1α)和葡萄糖激酶(glucokinase, GCK)的基因发生突变是MODY最常见的两种病因,分别导致MODY3型和MODY2型,分别占高加索MODY人群的52%和32%[39]。最新研究表明,此种原因造成的MODY2和MODY3分别占中国MODY人群的10.4%[40]和8.9%[41]。

表8-3 MODY亚型及相应突变基因

MODY分型	突变基因	基因位置
MODY1	*HNF-4α*	20q
MODY2	*GCK*	7p15—p13
MODY3	*HNF-1α*	12q24.2
MODY4	*IPF-1*	13q12.1
MODY5	*HNF-1β*	17q12
MODY6	*NEUROD-1*	2q

（续表）

MODY 分型	突变基因	基因位置
MODY7	*KLF11*	2p25
MODY8	*CEL*	9q34.3
MODY9	*PAX4*	7q32
MODY10	*INS*	11p15.5
MODY11	*BLK*	8p23—p22
MODY12	*ABCC8*	11p15.1
MODY13	*KCNJ11*	11p15.5

　　MODY3型主要由*HNF-1α*基因突变致胰岛β细胞胰岛素基因、葡萄糖转运蛋白及线粒体代谢蛋白的基因表达受限而致病。此类疾病有发病年龄早、胰岛β细胞功能进行性下降、易误诊、对磺酰脲类药物治疗敏感等特点。Pearson 等[42]通过双盲交叉实验对MODY3和T2DM患者予以格列齐特或二甲双胍治疗后发现，*HNF-1α*基因突变的MODY3患者服用格列齐特降低空腹血糖（fasting blood-glucose，FBG）的效果是二甲双胍的5.2倍，格列齐特在MODY3患者中降低FBG的效果是T2DM患者的3.9倍。磺酰脲类药物在MODY3人群中降糖的机制（图8-2）为磺酰脲类药物作用于 K_ATP 通道的亚基，而此作用位点位于 HNF-1α 突变

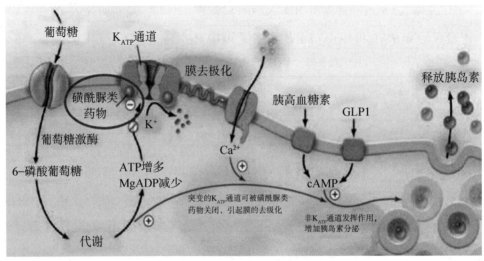

图8-2　磺酰脲类药物作用机制

下游,恰好可绕过这一缺陷而发挥降糖作用。另有研究表明[43],在病程约4年的 MODY3人群中,改为格列齐特治疗39个月后,降糖效果显著,HbA1c降至 6.9%,但此类患者自身胰岛素分泌功能呈下降趋势,在发病3~25年后对磺酰脲 类药物失去反应,后期仍需依赖胰岛素治疗。此外其血管并发症风险与T2DM 及T1DM接近,需严密监测血糖及筛查并发症。

MODY2型主要由GCK的编码基因杂合突变致胰岛素分泌信号缺陷而致 病。GCK主要在β细胞、肝细胞中分布。β细胞中GCK受血糖浓度调节,高血糖 激活GCK,产生ATP,促进胰岛素释放;肝细胞中GCK受胰岛素浓度调节,高胰 岛素激活GCK,促进肝糖原合成。编码基因杂合突变时致葡萄糖刺激胰岛素分 泌的阈值提高,胰岛素分泌减少,肝糖原合成减少,血糖升高。基因突变可保留 部分GCK功能,因肝糖原合成减少而增加的血糖浓度恰好可弥补葡萄糖刺激胰 岛素分泌阈值升高这一缺陷,刺激胰岛素分泌,降低血糖[44]。故这类患者临床上 仅表现为轻微的血糖升高,40%~50%患者没有症状。Stride等[45]通过一项多中 心横断面研究表明,MODY2患者FBG为(6.8±0.8)mmol/L,餐后2小时血糖为 (8.9±2.3)mmol/L。研究表明,药物干预并不能降低HbA1c水平。且此类患者并 发症极少,Steele等[46]发现,MODY2患者大血管及微血管并发症与健康对照组无 统计学差异,故MODY2通常不需降糖治疗。

对于其他类型MODY也有各自不同的特点,正确的病因诊断有助于鉴别诊 断,明确分型和并发症,实现个体化治疗。如携带肝细胞核因子-4α(hepatocyte nuclear factor-4α,HNF-4α)突变的MODY1患者对磺酰脲类药物敏感,在发病数 年内仅口服磺酰脲类药物即可将血糖维持在理想范围内。携带胰岛素启动因子1 (insulin promoter factor 1,IPF-1)编码基因突变的MODY4患者糖尿病症状一般 较轻,大多数患者可单纯依靠控制饮食或服用降糖药物治疗,仅有少数患者需使 用胰岛素治疗,但此类女性患者怀孕时更易发生流产或新生儿夭折[47]。携带肝 细胞核因子-1β(hepatocyte nuclear factor-1β,HNF-1β)突变的MODY5患者常合 并多囊肾或先天肾发育畸形,女性患者易存在米勒管(主要为子宫及阴道)发育 畸形。携带羧基脂肪酸酶(carboxyl ester lipase,CEL)突变的MODY8患者常合并有胰腺外分泌功能异常,表现为脂肪泻、消化不良等症状,使用胰酶替代治疗后可缓解症状。

通过精准医学的方法,对MODY这类单基因糖尿病进行诊断具有明显的优点,重要的是减少其实施的障碍。例如,进行分子遗传学测试的成本很高,因此有必要将测试限制在最有可能进行单基因诊断的人群中。此外,鉴定方案需要根据临床特征(例如家族病史,发病年龄,包括综合征特征的表型)和非基因检测(胰岛自身抗体和C肽)进行预筛查。

有效利用这些先天性选择标准可大大提高正确诊断单基因糖尿病的可能性,而无需进行昂贵的基因筛查。尽管基因筛查利用的是对DNA的可靠分析,但是其可靠性仍然存在问题。例如对遗传信息的错误解读可能导致临床实践或研究结论对突变的因果性鉴定不正确。总的来讲,这种遗传学检测是有利的,因为它意味着当患者患有单基因遗传性糖尿病时,可以通过遗传学进行早期诊断,帮助患者在临床治疗之前对其他表型进行适当的检查和治疗。对于这些患者,糖尿病的遗传学诊断所提供的帮助远远超出糖尿病的预后和治疗范围,因为患有某些类型的单基因糖尿病的患者还将面临多种表型,包括发育迟缓、神经系统疾病、发育性肾脏疾病、肝衰竭、耳聋和心肌病。

四、总结

未来,随着相关研究的不断深入,首先,我们将有望更好地识别糖尿病高危人群,实现疾病的早期预警,从而提供早期干预,阻止疾病发生或延缓疾病进展。其次,我们能够通过分子遗传诊断对糖尿病进行精准分型,提高治疗的效率。最后,随着通过多组学多层次的手段进一步认识糖尿病的发病机制,我们将能够开发针对糖尿病的新型药物或治疗手段,识别敏感人群,推动糖尿病的个体化治疗。

参考文献

［1］Alberti K G, Zimmet P Z. Definition, diagnosis and classification of diabetes mellitus and its complications. Part 1: diagnosis and classification of diabetes mellitus provisional report of a WHO Consultation［J］. Diabetic Medicine, 1998, 15(7): 539−553.

［2］Xu Y, Wang L, He J, et al. Prevalence and control of diabetes in Chinese adults［J］. JAMA, 2013, 310(9): 948−959.

［3］Wang L, Gao P, Zhang M, et al. Prevalence and ethnic pattern of diabetes and prediabetes in China in 2013［J］. JAMA, 2017, 317(24): 2515−2523.

［4］Li Y, Teng D, Shi X, et al. Prevalence of diabetes recorded in mainland China using 2018 diagnostic criteria from the American Diabetes Association: national cross sectional study［J］. BMJ, 2020, 369: m997.

［5］Yang W, Lu J, Weng J, et al. Prevalence of diabetes among men and women in China［J］. The New England Journal of Medicine, 2010, 362(12): 1090−1101.

［6］中华医学会糖尿病学分会. 中国2型糖尿病防治指南(2017年版)［J］. 中国实用内科杂志, 2018,38(4):292−344.

［7］World Health Organization. Definition, diagnosis and classification of diabetes mellitus and its complications: report of a WHO consultation. Part 1, Diagnosis and classification of diabetes mellitus［EB］. 1999, https://apps.who.int/iris/handle/10665/66040.

［8］Yan J, Jiang F, Zhang R, et al. Whole-exome sequencing identifies a novel INS mutation causative of maturity-onset diabetes of the young 10［J］. Journal of Molecular Cell Biology, 2017, 9 (5): 376−383.

［9］中华医学会糖尿病学分会. 中国2型糖尿病防治指南(2020年版)［J］. 中华糖尿病杂志, 2021,13(4):315−409.

［10］刘丽梅. 青少年的成人起病型糖尿病的特点、基因诊断与转化医学［J］. 中华糖尿病杂志,2014,6 (1): 5−9.

［11］Jablonski K A, McAteer J B, de Bakker P I, et al. Common variants in 40 genes assessed for diabetes incidence and response to metformin and lifestyle intervention in the Diabetes Prevention Program［J］. Diabetes, 2010, 59(10): 2672−2681.

［12］Apolzan J W, Venditti E M, Edelstein S L, et al. Long-term weight loss with metformin or lifestyle intervention in the Diabetes Prevention Program outcomes study［J］. Annals of Internal Medicine, 2019, 170(10): 682−690.

［13］Dennis J M, Shields B M, Jones A G, et al. Evaluating associations between the benefits and risks of drug therapy in type 2 diabetes: a joint modeling approach［J］. Clinical Epidemiology, 2018, 10: 1869−1877.

［14］Saxena M, Srivastava N, Banerjee M. Association of IL-6, TNF-α and IL-10 gene polymorphisms with type 2 diabetes mellitus［J］. Molecular Biology Reports, 2013, 40(11): 6271−

6279.

[15] Dennis J M, Shields B M, Hill A V, et al. Precision medicine in type 2 diabetes: clinical markers of insulin resistance are associated with altered short- and long-term glycemic response to DPP-4 inhibitor therapy[J]. Diabetes Care, 2018, 41(4): 705-712.

[16] Feng Y, Mao G, Ren X, et al. Ser1369Ala variant in sulfonylurea receptor gene *ABCC8* is associated with antidiabetic efficacy of gliclazide in Chinese type 2 diabetic patients[J]. Diabetes Care, 2008, 31(10): 1939-1944.

[17] Pearson E R, Donnelly L A, Kimber C, et al. Variation in TCF7L2 influences therapeutic response to sulfonylureas: a GoDARTs study[J]. Diabetes, 2007, 56(8): 2178-2182.

[18] Kang E S, Park S Y, Kim H J, et al. Effects of Pro12Ala polymorphism of peroxisome proliferator-activated receptor gamma2 gene on rosiglitazone response in type 2 diabetes[J]. Clinical Pharmacology & Therapeutics, 2005, 78(2): 202-208.

[19] Xue A, Wu Y, Zhu Z, et al. Genome-wide association analyses identify 143 risk variants and putative regulatory mechanisms for type 2 diabetes[J]. Nature Communications, 2018, 9(1): 2941.

[20] Zhou K, Yee S W, Seiser E L, et al. Variation in the glucose transporter gene *SLC2A2* is associated with glycemic response to metformin[J]. Nature Genetics, 2016, 48(9): 1055-1059.

[21] Zhou K, Donnelly L, Burch L, et al. Loss-of-function CYP2C9 variants improve therapeutic response to sulfonylureas in type 2 diabetes: a Go-DARTS study[J]. Clinical Pharmacology & Therapeutics, 2010, 87(1): 52-56.

[22] Dawed A Y, Donnelly L, Tavendale R, et al. CYP2C8 and SLCO1B1 variants and therapeutic response to thiazolidinediones in patients with type 2 diabetes[J]. Diabetes Care, 2016, 39(11): 1902-1908.

[23] Dujic T, Zhou K, Yee S W, et al. Variants in pharmacokinetic transporters and glycemic response to metformin: a metgen meta-analysis[J]. Clinical Pharmacology & Therapeutics, 2017, 101(6): 763-772.

[24] Kim Y G, Hahn S, Oh T J, et al. Differences in the glucose-lowering efficacy of dipeptidyl peptidase-4 inhibitors between Asians and non-Asians: a systematic review and meta-analysis[J]. Diabetologia, 2013, 56(4): 696-708.

[25] Davis T M E, Mulder H, Lokhnygina Y, et al. Effect of race on the glycaemic response to sitagliptin: insights from the Trial Evaluating Cardiovascular Outcomes with Sitagliptin (TECOS)[J]. Diabetes, Obesity and Metabolism, 2018, 20(6): 1427-1434.

[26] Williams L K, Padhukasahasram B, Ahmedani B K, et al. Differing effects of metformin on glycemic control by race-ethnicity[J]. The Journal of Clinical Endocrinology & Metabolism, 2014, 99(9): 3160-3168.

[27] Langenberg C, Sharp S J, Franks P W, et al. Gene-lifestyle interaction and type 2 diabetes: the EPIC interact case-cohort study[J]. PLoS Medicine, 2014, 11(5): e1001647.

［28］ Hivert M F, Christophi C A, Franks P W, et al. Lifestyle and metformin ameliorate insulin sensitivity independently of the genetic burden of established insulin resistance variants in Diabetes Prevention Program participants［J］. Diabetes, 2016, 65(2): 520–526.

［29］ Tyrrell J, Wood A R, Ames R M, et al. Gene-obesogenic environment interactions in the UK Biobank study［J］. International Journal of Epidemiology, 2017, 46(2): 559–575.

［30］ Livingstone K M, Celis-Morales C, Papandonatos G D, et al. FTO genotype and weight loss: systematic review and meta-analysis of 9563 individual participant data from eight randomised controlled trials［J］. BMJ, 2016, 354: i4707.

［31］ DECODE Study Group, the European Diabetes Epidemiology Group. Glucose tolerance and cardiovascular mortality: comparison of fasting and 2-hour diagnostic criteria［J］. Archives of Internal Medicine, 2001, 161(3): 397–405.

［32］ American Diabetes Association. 12. Older Adults: Standards of Medical Care in Diabetes-2020 ［J］. Diabetes Care, 2020, 43(Suppl 1): S152–S162.

［33］ Knowler W C, Barrett-Connor E, Fowler S E, et al. Reduction in the incidence of type 2 diabetes with lifestyle intervention or metformin［J］. The New England Journal of Medicine, 2002, 346(6): 393–403.

［34］ Diabetes Prevention Program Research Group, Crandall J, Schade D, et al. The influence of age on the effects of lifestyle modification and metformin in prevention of diabetes［J］. Journals of Gerontology Series A-Biological Sciences and Medical Sciences, 2006. 61(10): 1075–1081.

［35］ Diabetes Prevention Program Research Group, Knowler W C, Fowler S E, et al. 10-year follow-up of diabetes incidence and weight loss in the Diabetes Prevention Program Outcomes Study ［J］. Lancet, 2009, 374(9702): 1677–1686.

［36］ Delahanty L M, Pan Q, Jablonski K A, et al. Effects of weight loss, weight cycling, and weight loss maintenance on diabetes incidence and change in cardiometabolic traits in the Diabetes Prevention Program［J］. Diabetes Care, 2014, 37(10): 2738–2745.

［37］ Papandonatos G D, Pan Q, Pajewski N M, et al. Genetic predisposition to weight loss and regain with lifestyle intervention: analyses from the Diabetes Prevention Program and the look AHEAD randomized controlled trials［J］. Diabetes, 2015, 64(12): 4312–4321.

［38］ Zeevi D, Korem T, Zmora N, et al. Personalized nutrition by prediction of glycemic responses ［J］. Cell, 2015, 163(5): 1079–1094.

［39］ Shields B M, Hicks S, Shepherd M H, et al. Maturity-onset diabetes of the young (MODY): how many cases are we missing［J］. Diabetologia, 2010, 53(12): 2504–2508.

［40］ Liu L, Liu Y, Ge X, et al. Insights into pathogenesis of five novel GCK mutations identified in Chinese MODY patients［J］. Metabolism, 2018, 89: 8–17.

［41］ Xu J Y, Dan Q H, Chan V, et al. Genetic and clinical characteristics of maturity-onset diabetes of the young in Chinese patients［J］. European Journal of Human Genetics, 2005, 13(4): 422–

427.

[42] Pearson E R, Starkey B J, Powell R J, et al. Genetic cause of hyperglycaemia and response to treatment in diabetes[J]. Lancet, 2003, 362(9392): 1275-1281.

[43] 梁黎, 王春林. 青少年发病的成人型糖尿病诊治进展[J]. 中华实用儿科临床杂志, 2015, 30(20): 1528-1531.

[44] 周庆菊, 李蓉. MODY2的认识及诊疗进展[J]. 国际内分泌代谢杂志, 2016, 36(3): 180-183.

[45] Stride A, Vaxillaire M, Tuomi T, et al. The genetic abnormality in the beta cell determines the response to an oral glucose load[J]. Diabetologia, 2002, 45(3): 427-435.

[46] Steele A M, Shields B M, Wensley K J, et al. Prevalence of vascular complications among patients with glucokinase mutations and prolonged, mild hyperglycemia[J]. JAMA, 2014, 311(3): 279-286.

[47] Gragnoli C, Stanojevic V, Gorini A, et al. IPF-1/MODY4 gene missense mutation in an Italian family with type 2 and gestational diabetes[J]. Metabolism, 2005, 54(8): 983-988.

（刘丽梅，沈陆，褚云鹏）

第九章
精神神经疾病精准医学发展与案例解析

一、概况

精神神经疾病是指在各种致病因素的作用下,大脑机能活动发生紊乱,导致认知、情感、行为和意志等活动障碍。这一大类疾病发病机制复杂,但随着生物医学研究不断进步,人们对疾病的了解也逐渐增多。据 WHO 统计,精神神经疾病的疾病负担在所有疾病中占28%,位列疾病负担第一,全球约10亿人正在遭受其困扰,常见的精神神经疾病包括抑郁症、精神分裂症、双相障碍、癫痫等(图9-1)。

抑郁症(major depressive disorder, MDD)是目前最常见的精神疾病之一,是由多种原因导致的情绪、睡眠、食欲、动机、兴趣和思考能力普遍紊乱的情感性精神障碍。MDD临床表现为情绪低落、悲观厌世,严重的有自杀企图等症状。近年来,抑郁症的发病年龄呈下降趋势,越来越多青少年罹患抑郁症。国内外很多研究表明抑郁症会影响个体的认知、学习、记忆和思维等能力,但目前仍有很多人不能正确和科学地看待抑郁症,常常认为抑郁症患者表现出的无精打采、思维迟缓、睡眠晨重暮轻等是个体懒惰的表现,导致患者缺乏社会支持而病情加重。

精神分裂症(schizophrenia, SCZ)是一种病因未明的严重精神疾病,主要表现

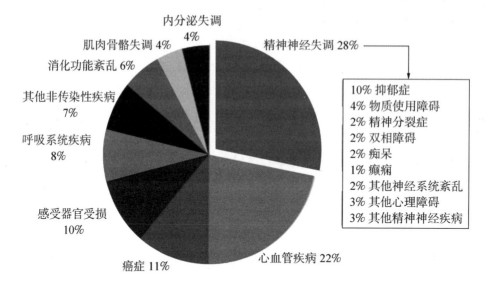

图 9-1 全球疾病负担报告

为情感、认知、意志、思维及行为等多方面的功能障碍,多起病于青春期后期或者成年早期,是精神疾病领域的三大重性精神疾病之一,由遗传因素及环境因素的共同作用导致,具有较高的致残率。精神分裂症的高复发率是治疗的主要难题。精神分裂症主要分为两型:Ⅰ型阳性症状为主(幻觉、妄想);Ⅱ型阴性症状为主(情感淡漠,主动性缺乏)。精神分裂症是高度异质性疾病,因而区分疾病的临床亚型尤为重要。

双相障碍(bipolar disorder),全称双相情感障碍,也被称为躁郁症,是抑郁症状和躁狂症状相结合的疾病。双相障碍常常因为表型太过复杂,而被误诊为抑郁症,从而影响患者的治疗和预后。双相障碍首发以抑郁症状为主,在数次抑郁发作以后,就会出现躁狂和轻躁狂的症状。双相障碍是年轻人致残的主要原因之一,导致认知和功能受损,死亡率增加,尤其是自杀死亡。

癫痫是一种发病率较高(0.4%~0.9%)的神经疾病,是由多种病因所致的大脑某些部位神经细胞群异常放电引起的突发性、短暂且反复发作的脑功能紊乱。其行为特征为突然昏倒,神志丧失,口吐涎沫,两目上视,四肢抽搐,或口中啼叫有声,醒后行为基本与常人无异。据WHO统计,全球癫痫的疾病负担约占所有疾病负担的1%[1]。

我国是全球精神疾病负担大国,占全球精神疾病负担的17%[2],每年我国因精神疾病所产生的经济负担相当于国内生产总值的1%,位居疾病负担首位[3]。据中国精神卫生调查(China Mental Health Survey,CMHS)统计,我国抑郁症、精神分裂症与双相障碍人群患病率分别达到2.1%、0.6%和0.5%[4]。WHO报告显示我国每10万人拥有精神科医院病床数为24.29张、精神科医生2.2名,与发达国家相比仍有较大差距,急需增加对精神卫生的投入,发展精神神经疾病精准医学,基于生物标志物进行疾病诊断和治疗效果预测,选择合适的治疗手段,从而最终真正实现个体化精准医疗。

二、精神神经疾病精准医学的研究进展

大多数精神神经疾病都与遗传因素相关,并且受遗传影响程度较大。不同精神疾病之间具有较高的遗传相关度,而不同神经疾病之间的遗传风险相对独立[5]。

人类基因组计划的完成,奠定了我们对人类遗传学的认知基础。随后,多个国家合作完成了国际人类基因组单体型图计划,该计划主要研究疾病相关以及对药物和环境因素的个体反应差异相关的基因及其变异位点在人群中的分布与规律,标志着群体基因组学的开始。利用这项研究得以探究复杂疾病相关遗传变异在不同地域和人群中的分布。精神神经疾病相关基因的表达水平受转录因子调控、非编码RNA等影响,因而可以通过二代测序、单细胞测序、DNA甲基化芯片等新兴技术对精神神经疾病精准医学开展更为深入的研究。

除了遗传因素外,精神疾病也与环境因素密切相关。环境因素通过表观遗传因素调控基因的表达,目前有研究表明,部分表观遗传变化会遗传给后代,而且这些表观遗传变化是可逆的,我们可以寻找特定的位点作为治疗靶点,从而改变其表观遗传状态,为精神神经疾病患者的个体化治疗提供新思路。

另外,精神神经疾病的神经-免疫-肠道轴会发生相互作用,肠道微生物组可能会对情绪和认知产生重大影响。肠道菌群可通过多种机制直接和间接影响神经系统,例如,通过血液输送菌群代谢产物到大脑,或者经肠道neuropod细胞(肠道感应器)作用于迷走神经,激活肠内分泌细胞产生激素和神经递质,影响免疫细胞。

近年来,精神神经疾病的药物基因组学得到了较快的发展,对指导临床用药起到很大作用(表9-1)。研究者采用GWAS、候选基因关联研究等研究方法寻找精神疾病药物反应相关基因标志,有关精神神经疾病的药物基因组学的详细

表9-1 常见精神疾病药物说明书中基因分型相关信息

药物	生物标志物	子群	标记部分
利培酮	CYP2D6	CYP2D6代谢不佳	临床药理学
阿立哌唑	CYP2D6	CYP2D6代谢不佳	剂量和管理、临床药理学
西酞普兰(1)	CYP2C19	CYP2C19代谢不佳	临床药理学、警告剂量和管理
西酞普兰(2)	CYP2D6	CYP2D6代谢不佳	临床药理学
氯氮平	CYP2D6	CYP2D6代谢不佳	剂量和管理、使用特定的人群、临床药物理学
氟西汀	CYP2D6	CYP2D6代谢不佳	临床药理学、警告、预防措施
氟伏沙明	CYP2D6	CYP2D6代谢不佳	药物的相互作用
帕罗西汀	CYP2D6	CYP2D6代谢不佳	药物的相互作用
文拉法辛	CYP2D6	CYP2D6代谢不佳	预防措施
丙戊酸(1)	POLG	POLG突变阳性	盒装警告、禁忌证、警告和预防措施
丙戊酸(2)	CPS1, ASS1, ABL2	尿素循环酶缺乏	禁忌证、警告和预防措施
双丙戊酸	POLG	POLG突变阳性	盒装警告、禁忌证、警告和预防措施
卡马西平(1)	HLA-B	HLA-B*1502等位基因携带者	盒装警告、警告、预防措施
卡马西平(2)	抗原	HLA-A*3101等位基因携带者	警告
伊潘利酮	CYP2D6	CYP2D6代谢不佳	剂量和管理、警告和预防措施、药物的相互作用、临床药理学
阿米替林	CYP2D6	CYP2D6代谢不佳	预防措施
丙咪嗪	CYP2D6	CYP2D6代谢不佳	预防措施

信息可以在 PharmGKB 数据库(http://www.pharmgkb.org)查询。研究显示,个体遗传差异影响药物疗效及不良反应发生的风险,用药前检测相关基因变异将是实现精神神经疾病个体化精准医疗的关键。借助快速发展的高通量技术获得的海量研究数据,将可大大促进精准医学在精神神经病学领域的实践进程。

2.1 抑郁症精准医学研究进展

遗传变异解释了一部分抑郁症风险,一项基于美国家系的大型研究估计抑郁症的遗传率为52%,一般而言,一般人群的估计值为35%~45%。据报道,抑郁症的基于单核苷酸多态性(SNP)的遗传力估计值(h^2)接近10%。遗传贡献似乎与严重程度有关。目前基于家系的连锁分析和基于群体的关联分析是当前研究抑郁症遗传因素的主要研究方法,但是候选基因的结果没有得到高重复率。Wray 等人基于135 458 例病例和344 901 例对照进行了全基因组关联荟萃分析,确定了44个独立且重要的基因座[6],包括 CACNA1E 和 CACNA2D1、DRD2(抗精神病药物的靶点)、GRIK5 和 GRM5、PCLO。另有研究发现,当负面生活事件与 BDNF Val66Met 基因多态性相互作用时会导致抑郁症的发生,当脑源性神经营养因子基因的第66位密码子由缬氨酸突变为甲硫氨酸时会影响脑源性神经营养因子的活性[7]。

近年来,随着基因组测序技术、生物大数据以及学科交叉的不断发展和深入研究,研究人员们认识到抑郁症也有一定的个体差异。抑郁症的个体差异是指,不同患者之间或者同一患者由不同疾病引起的抑郁症,从基因到发病机制再到临床表现都存在一定的差异。因此,研究者需要对抑郁症致病机制和造成个体差异的原因进行深入分析,从而达到对患者的精准治疗。

抑郁症的治疗目标是缓解抑郁症状,恢复社会功能并预防复发。但是,大部分患者在初始治疗后并未出现症状缓解,而在更长的治疗期内缓解率甚至更低。仅有1/3的患者在首次治疗后获得缓解[8]。目前精神病学中已经提出了不同的分期模型,目的是为患者提供更多的个体化治疗。如基于DSM/ICD标准根据临床症状和病程进行诊断和分类。分期模型的治疗基于临床过程、认知功能和生物标志物。此外,精确分期模型治疗基于患者的个体特征,涉及基因组学、表观基因组学等组学技术。在GWAS中发现,基因变异与抗抑郁药反应之间存在一定的关联,编码CYP酶的基因的多态性在抗抑郁药的药代动力学中有重要作用,尤其是*CYP2D6*和*CYP2C19*基因,它们参与抗抑郁药的代谢[9],*CYP2D6*和*CYP2C19*慢代谢型患者建议避免使用三环类抗抑郁药。转运蛋白SLC6A4的编码基因可用于预测治疗效果和与治疗相关的不良反应。5-羟色胺能基因*5-HTR1A*和*5-HTR2A*也得到了广泛研究,HTR1A阻滞剂可导致更快的抗抑郁作用。此外,HTR2A受体激动剂表现出令人欣快的作用。还有其他编码抗抑郁药转运蛋白和代谢蛋白的基因,这些基因被认为可能影响抗抑郁药的药代动力学。有研究发现,端粒长度与抑郁障碍严重程度呈现剂量-效应关系,端粒越短,症状越重。miRNA调控人类约2/3的基因,在生理过程及中枢神经系统中发挥重要作用,在抑郁症的研究中也备受关注。有研究在尸体脑组织中发现,miR-1202在抑郁症患者中异常表达,其可能通过调控谷氨酸受体-4(glutamate receptors-4,GMR4)的编码基因影响抑郁症发生发展。总之,现有针对抑郁症发病和治疗的研究为精准诊疗抑郁症提供了证据。

2.2 精神分裂症精准医学研究进展

科学家们长期以来采用连锁分析、候选基因关联分析及GWAS寻找精神分裂症的易感基因,目前发现的易感基因有*CACNA1*、*CCDC39*、*DPYE*、*LRP1*等。GWAS研究只计算单个SNP位点与表型之间的关联性,而单个位点对一些多基因控制的疾病解释度很低,无法预测个体患某种疾病的风险有多高。为了直观地感受患病风险,研究人员开发了GWAS后续分析——多基因风险评分(PRS)。多基因风险评分是一个用来评估个体患某种疾病风险的方法,它是通过GWAS统计数据的基因型效应值来计算的。多基因风险评分分析并非仅识别单个SNP,而是将整个基因组中的遗传风险汇总到一个多基因评分中。在这种方法中,需要大量的检测样本先确定每个SNP的权重。随后,在样本量较小的独立目标样品中,基于遗传DNA图谱和这些权重计算多基因得分。精神分裂症的多基因评分分析发现,根据常见SNP的影响估算的遗传风险与疾病发生风险显著相关。一些独立的研究已经将神经调节蛋白1(neuregulin1,NRG1)的编码基因及其下游基因 ERbB4 鉴定为精神分裂症的重要风险基因[10]。研究报道,精神分裂症患者在7q31.1—7q31.3区域内出现间隙缺失,该缺失涉及神经发育的几个重要基因,特别是该区域的 FOXP2、DOCK4、MET 和 WNT2 基因。这些基因通过WNT通路与语言障碍、孤独症和认知障碍相联系。已有研究表明,WNT信号通路与精神病如精神分裂症和双相障碍的发病机制有关。7q31.1—7q31.3的间隙缺失中的一个或多个基因可能与精神分裂症的发生发展存在关联[11]。

Skene等人应用单细胞RNA测序和对大脑细胞分类学的了解,评估了精神分裂症中涉及的变异位点是否映射到特定的脑细胞类型。结果发现,常见变异基因较为一致地定位于锥体细胞、中棘神经元和某些中间神经元,而未见定位于胚胎、祖细胞或神经胶质细胞。这些常见变异基因的富集,可能是因为它们在每种细胞类型中特异性表达。曾有研究发现,与精神分裂症相关的基因集(突触基因,以及FMRP相互作用因子和抗精神病药物的靶点的编码基因等)通常会映射到同一种脑细胞类型。精神分裂症的常见易感基因只与有限的神经元和高表达该基因的细胞相关。精神分裂症的遗传风险与中棘神经元相关,与谷氨酸能锥体细胞和中间神经元相关不大,这也表明不同类型的细胞在精神分裂症中具有不同的生物学作用[12]。

有关研究发现,CYP1A2 与 CYP2D6 基因多态性与精神分裂症患者疗效有一定关系,如与利培酮在体内的代谢速率及其治疗的临床疗效有关。如中国人群中奥氮平药物疗效研究发现,两个单核苷酸突变与奥氮平疗效显著相关,可能与多巴胺受体D3功能有关[13]。另一项大型抗精神病药物疗效研究发现,谷氨酸或天冬氨酸作为神经递质对短期抗精神病药物疗效有重要意义[14]。抗精神病药物引起的常见不良反应如体重增长被报道与黑素皮质素受体-4(MC4R)的编码基因相关,较严重不良反应如粒细胞缺乏主要由氯氮平导致,其发生与编码人类白细胞抗原HLA-DQB1和HLA-B的等位基因密切相关[15]。

精神分裂症的影像学辅助诊断指标的研究也获得了一些进展,多个磁共振弥散张量成像研究表明,使用氯氮平治疗无效的精神分裂症的各向异性分数(fractional anisotropy,FA)较低,胼胝体的结构没有差异[16]。精神分裂症生物标志物研究在阐明神经化学机制方面,特别是在多巴胺和谷氨酸作为神经递质方面有一定进展。精神分裂症的疾病成因可能是神经递质调节的神经功能网络处于中断状态。基于此假说,新西兰科学家McNabb等经过功能网络连接评估相关软件,发现与正常人相比,精神分裂症患者有明显的功能连接差异[17]。一项结构神经影像学研究表明,精神分裂症患者的多巴胺系统正常,而谷氨酸系统异常,而且与非精神分裂患者相比,精神分裂症患者的前额皮质体积减少更多[18]。

肠道微生物组可以通过微生物群-肠-脑轴来调节大脑功能和行为。近年有研究发现,相比正常人,未经治疗和经药物治疗的精神分裂症患者的微生物组的α多样性指数降低,并且肠道微生物组成明显受到干扰,几种类型的细菌包括韦荣球菌科(Veillonellaceae)和毛螺菌科(Lachnospiraceae)细菌与精神分裂症严重程度相关。与正常人相比,接受微生物组粪便移植的无菌的精神分裂症小鼠海马中谷氨酸水平较低,谷氨酰胺和GABA较高,并且研究发现,接受精神分裂症患者肠道微生物移植的小鼠在户外更活跃,在游泳测试中比接受健康受试者粪便移植的小鼠更活跃。总之在小鼠体内,精神分裂症患者肠道微生物调节谷氨酸-谷氨酰胺-GABA循环,调节精神分裂症相关行为[19,20]。

个别研究通过相关动物模型,发现生物免疫标志物有可能参与或促进精神分裂症的发展。难治性精神分裂症患者免疫异常,相关补体通路处于激活状态,故体内的免疫因子可能会成为精神分裂症潜在的分子标志物。C反应蛋白是在机体受到感染或组织损伤时血浆中一些含量急剧上升的蛋白质,通过激活补体和加强吞噬细胞的吞噬而起调理作用。一项英国的研究抽取了18例精神分裂症患者外周血,对患者的73个免疫细胞亚群计数分析,发现外周血免疫细胞群的免疫表型可以成为与精神分裂症的剩余认知功能和阴性症状相关的特异性生物标志物,精神分裂症的多巴胺受体D3表达量显著升高[21]。这些研究为精神分裂症分子标志物研究开拓了新视角。

2.3 双相障碍精准医学研究进展

双相障碍是精神病中遗传负荷最高的疾病之一,遗传率高达85%。GWAS已评估了整个基因组中与疾病关联的大量常见变异(SNP)。这些GWAS产生了期待已久的可靠且可重复的发现,已经在整个基因组的18个区域中检测到显著的遗传关联[22]。另一项研究通过在正常和躁狂状态下测量的GWAS和全基因组基因表达数据的组合分析,确定了*STAB1*基因是双相障碍的潜在性状标志。遗传因素还会影响双相障碍药效,因此药物基因组学对于有效的个体化治疗至关重要。双相障碍患者维持治疗的一线药物包括情绪稳定剂锂、丙戊酸、卡马西平和拉莫三嗪,以及抗精神病药物奥氮平、喹硫平、利培酮和阿立哌唑。锂是双相障碍患者的主要治疗手段,可有效降低复发率和自杀风险。然而,尽管30%的患者显示出完全缓解,但大多数患者显示出部分缓解或无缓解,需要接受联合用药治疗或改用其他药物。许多研究评估了锂反应与位于溶质载体家族*SLC6A4*基因中的5-羟色胺转运蛋白相关多态区域(*5-HTTLPR*)之间的关联,但各项研究结果并不一致。一项针对色氨酸羟化酶1(TPH1)的编码基因中遗传变异作用的研究专注于5-羟色胺生物合成中的限速步骤,该研究表明rs1800532单核苷酸多态性的A/A基因型与锂治疗疗效差之间存在关联。神经元钙敏感蛋白(Ineuronal calcium sensor protein 1, NCS-1)在双相障碍中表达过量,过量的NCS-1会抑制足桥小脑核神经元中的γ波段振荡。锂可以降低NCS-1对足桥小脑核神经元γ能带振荡的影响。此外,γ波段振荡可以通过表观遗传的方式调节足桥小脑核神经元中的基因转录[23]。对于丙戊酸,细胞色素P450(CYP450)和葡萄糖醛酸苷结合途径中的变体可能对丙戊酸血浆水平具有调节作用。此外,血脑屏障P糖蛋白转运蛋白基因变异可能具有进一步的调节作用。在亚洲人中,研究发现卡马西平引起的严重超敏反应(皮肤或全身性)与白细胞抗原*HLA-B*1502*等位基因密切相关,因此美国FDA推荐在卡马西平治疗前对这一等位基因进行筛查。最近也有一些研究调查了与症状改善和其他情绪稳定剂(如拉莫三嗪、丙戊酸盐和其他联合治疗)相关的单个基因的差异。

2.4 癫痫疾病精准医学研究进展

近年来,大量有关基因测序的研究发现,5,10-亚甲基四氢叶酸还原酶(MTHFR)的编码基因中常见的C677T多态性因在癫痫发作中的作用而受到关注。目前临床使用的多种抗癫痫药可能会在癫痫患者中引起精神病学不良反应,但这些不良反应的确切机制尚不清楚,而癫痫治疗常用药卡马西平的使用也需要进行基因指导。

重症多形性红斑(SJS)和中毒性表皮坏死松解症(TEN)是公认的卡马西平治疗相关的罕见皮肤不良反应,重度可能危及生命。人类白细胞抗原(HLA)参与一些药物特异性异常免疫反应,包括SJS和TEN,并且已知在某些亚洲人群中,*HLA*等位基因*HLA-B*1502*与卡马西平诱导的SJS和TEN密切相关[24]。英国药品和健康产品管理局(MHRA)2012年在《药品安全资讯更新》(Drug Safety Update)中认为,在欧洲和日本血统的携带*HLA-A*3101*等位基因患者中,使用卡马西平发生严重皮肤超敏反应的风险(包括SJS)可能会升高。也有研究报道了卡马西平诱导的SJS与中国汉族及泰国血统人群中*HLA-B*1502*的相关性,建议这些人群在开始卡马西平治疗前进行*HLA-B*1502*的筛查。2020年,吴喜萍等人通过对中国宁波地区癫痫患者的调研发现,卡马西平所致SJS与*HLA-B*1502*密切相关,与*HLA-A*3101*无明显相关;卡马西平所致多形性红斑与*HLA-B*1502*无明显相关性,而与*HLA-A*3101*相关。

三、精神神经疾病精准医学的应用进展

3.1 抑郁症精准诊疗

选择性5-羟色胺再摄取抑制剂(selective serotonin reuptake inhibitor,SSRI)是目前治疗抑郁症的一线药物,我国临床使用的SSRI药物有帕罗西汀、氟伏沙明、氟西汀、西酞普兰、艾司西酞普兰、舍曲林。严重抑郁症患者SSRI初始治疗失败率约50%,此外,这类药物的失眠、性功能障碍不良反应发生率高,在美国每年约有25 000例患者因相关不良事件就医。研究显示CYP2D6和CYP2C19基因型与SSRI代谢、疗效具有相关性,可指导SSRI治疗以提升临床疗效,并减少不良事件的发生。除帕罗西汀对胆碱受体有轻微拮抗作用外,其他SSRI都不会显著影响胆碱受体、α肾上腺素受体或组胺受体。此外,帕罗西汀、氟伏沙明和氟西汀代谢主要受CYP2D6基因型影响,西酞普兰、艾司西酞普兰和舍曲林主要受药物代谢酶CYP2C19影响。CYP2D6具有高度基因多态性,现已知存在100余种等位基因,其等位基因存在地域多样性、种族多样性且出现频率有显著差异,等位基因功能分类包括功能正常(如CYP2D6*1和CYP2D6*2)、功能降低(如CYP2D6*10和CYP2D6*41)和功能缺失(如CYP2D6*3/*4/*5/*6)。等位基因变异产生4种代谢型:超快代谢型(ultra-rapid metabolizer,UM),快代谢型(extensive metabolizer,EM),中间代谢型(intermediate metabolizer,IM),慢代谢型(poor metabolizer,PM)。从人群分布来看,功能缺失等位基因在白种人中出现频率较高,最常见为CYP2D6*3、CYP2D6*4、CYP2D6*5,而这种基因变异在黑种人中发生率仅有6%~7%。对于功能降低等位基因,黄种人占比较高,其中CYP2D6*10在人群的出现频率超过50%[10]。正常功能等位基因在白种人中占71%,最常见类型为CYP2D6*2。与CYP2D6相似,CYP2C19在人群中等位基因分布频率表现出显著差异,已知30多种等位基因变异,然而大部分人群携带*1、*2或*17等位基因,*2等位基因在黑种人、黄种人和白种人的分布频率分别为15%、29%和12%。CYP2C19等位基因功能分类如下:*1为正常功能,*2—*8为功能缺失或降低,*17为功能增强。CYP2D6表型与帕罗西汀、氟伏沙明的剂量选择密切相关,个体间的药动学参数有较大差异,与CYP2D6快代谢型患者相比,帕罗西汀在CYP2D6超快代谢型患者中的血浆浓度更低甚至无法检出[25]。

3.2 精神分裂症精准诊疗

常见抗精神病药物包括,典型抗精神病药物,如氯丙嗪,氟哌啶醇,奋乃静等;非典型抗精神病药,如氯氮平、利培酮、奥氮平、喹硫平、齐拉西酮和阿立哌唑等,主要通过CYP2D6与CYP3A4代谢。依据CYP2D6基因检测结果对突变组患者进行个体化给药治疗方案,能达到降低该组患者不良反应发生率的目的,其基因多态性与利培酮药物不良反应发生率有显著相关性。突变组患者CYP2D6酶对其底物利培酮的代谢能力明显低于正常代谢组,采用常规治疗剂量将导致该组有较高的不良反应发生率[26]。其他药物代谢基因如*CYP2C9*和*CYP2C19*,其多态性也会影响最佳给药剂量。5-羟色胺受体基因*HTR2A*多态性位点rs6313在利培酮和奥氮平联用的精神分裂症患者中影响早期药物疗效。除了根据药物代谢酶特点对患者进行分组,还可通过治疗过程中收集的大数据进行机器学习,通过大数据驱动模型对精神分裂症患者进行亚型分选,根据亚型特性选择个性化治疗方案(彩图10)。

体重增加是常见的抗精神病药物不良反应,可导致代谢综合征并诱发心血管风险。有关抗精神病药物导致体重增加的候选基因研究是药物基因组学研究中较热门的领域,研究发现,*HTR2C*是其中相对一致性较佳的风险基因,其SNP rs3813929与体重增加具有显著的关联性。其他有证据支持的使体重增加的基因有*DRD2*、*ADRA2A*和*GNB3*等[85]。

粒细胞缺乏是由一些抗精神病药物引起的严重不良反应,其中主要由氯氮平引起。氯氮平通常是难治性精神分裂症(treatment resistant schizophrenia, TRS)患者唯一可选择的药物治疗方案,但易引起较多不良反应如粒细胞缺乏、惊厥及心血管毒性。关于氯氮平引起粒细胞缺乏的报道多集中于神经递质受体基因包括多巴胺、5-羟色胺、*HLA*基因、*ABCB1*相关基因等。*HLA-DQB1*(126Q)与*HLA-B*(158T)与氯氮平引起的粒细胞缺乏在全基因组上具有关联性,因此可作为一种预测标志。

另外,儿科抗精神病药物使用的增加使得不少研究开始关注在该人群中抗精神病药物的疗效和安全性,包括遗传因素对药物疗效和安全性方面的影响等。一些药物如卡马西平是CYP2B6和CYP3A4的强诱导剂、CYP2C9的中等诱导剂,与经这些代谢酶代谢的药物合用会导致这些药物的血药浓度降低,因此抗精神病药物联合用药时须关注药物相互作用。

3.3 双相障碍精准诊疗

双相障碍常发生于儿童或青少年期,往往并存其他精神障碍或躯体性疾病,常在发病后几年甚至10年才作出诊断和治疗。因此建议进行双相障碍的筛查,以便早期诊断、治疗以提高治愈率、减少复发率,恢复患者的家庭和社会功能。用于治疗双相障碍的药物包括情绪稳定剂(例如锂、丙戊酸、拉莫三嗪和卡马西平)、非典型抗精神病药和常规抗抑郁药,当然,在治疗的不同阶段,也会采取不同的药物治疗。双相障碍应用药物治疗时,同时也要关注药物的疗效和安全性,此外还要预防治疗药物可能诱发的情感转相。

锂是用于治疗双相障碍的第一种药物,它具有预防躁狂发作复发的功效,并且它是与双相障碍自杀风险降低相关的唯一药物。锂治疗的调控通路涉及糖原合成酶激酶3(GSK3)、cAMP反应元件结合蛋白(CREB)和Na^+-K^+-腺苷三磷酸酶等。锂治疗需要定期监测血液锂水平,因为锂可引起肾功能不全和甲状腺毒性。与锂有关的最常见不良反应包括震颤及胃肠道问题,例如恶心、呕吐和腹泻。《新英格兰医学杂志》一项针对中国汉族人群的研究表明,谷氨酸脱羧酶样蛋白1(*GADL1*)编码基因的多态性rs17026688与汉族人群双相Ⅰ型障碍患者的锂维持治疗(两年以上)疗效有关。汉族人群中,*GADL1* rs17026688 T等位基因携带频率约为26%。*GADL1* rs17026688 TT型和CT型应答好,CC型应答差。无效组中,CC型患者使用锂盐治疗无效率显著增加(86.8%);有效组中CC组只有4%。因此该位点可以用于锂盐的个体化用药。多项研究表明,*GSK-3β*基因变异与锂的药物疗效显著相关,其中主要是基因变异位点rs17183890以及*GSK-3β*启动子区域的突变rs334558等。有研究发现,ZNF493可能作为潜在的锂药物作用靶点,参与调节双相障碍中的锂功效,第一次佐证锌指蛋白参与锂的药物反应。此外,有研究在源自双相障碍患者的淋巴母细胞系(LCL)中模拟锂的药物反应,比较了microRNA(miRNA)和信使RNA(mRNA)谱图,以构建锂治疗特异性基因调控网络,结果发现,miRNA的Let-7家族可能参与了锂的药效调节[27]。

3.4 癫痫精准诊疗

卡马西平是常用的抗癫痫药,有时会引起严重的皮肤不良反应,其中携带人白细胞抗原等位基因 HLA-A*3101 和 HLA-B*1502 的患者更容易发生此类反应。HLA-A*3101 与不良反应发生风险的显著关联在欧洲和亚洲人群中均有报道,在中国、泰国、马来西亚、印度尼西亚、菲律宾和中国台湾地区,携带 HLA-B*1502 风险等位基因的患者占 10%~15% 或更多,故而针对这些人群应该避免使用卡马西平治疗[28]。近期在中国汉族人群中已开始卡马西平治疗前筛查 HLA-B*1502 的临床应用推广。

此外,美国 FDA 药品说明书黑框警示:线粒体 DNA 聚合酶基因 POLG (A467T,G>A)和 POLG(W748S, C > G)基因变异携带者禁用丙戊酸钠,因为 POLG 基因变异与遗传性神经代谢综合征有关,而且 POLG 基因变异携带者如果服用丙戊酸钠会增加肝衰竭和死亡的风险。研究表明,MTHFR 和几种维生素作为辅助因子对于通过叶酸和高半胱氨酸代谢使高半胱氨酸再甲基化至关重要。Shimura 等人报道了与其相关的一个案例,是一名在抗癫痫药物治疗期间出现可逆精神分裂症样症状的日本患者[29]。该患者的新生儿筛查结果正常,成长平稳,饮食均衡;没有冠心病、卒中或精神神经疾病的家族病史。患者从 10 岁开始就表现出异常行为,例如突然的睡眠发狂和性格改变,他的第一次强直性癫痫发作发生在 13 岁。脑电图(EEG)显示他额叶区域出现了剧烈的波动,他被诊断为额叶癫痫,自 13 岁起就接受了多种抗癫痫药治疗。尽管他在相关治疗范围内接受过苯妥英钠、苯巴比妥和左乙拉西坦治疗达 6 年之久,但癫痫反复发作并伴有脑电图异常,他的精神分裂症样症状逐渐发展。之后,患者拒绝再治疗,继续在大学学习,没有遇到任何问题。但是,他在第四年突然离开了大学。随后,表现出动作缓慢、意向性震颤、短期记忆障碍和书写障碍。遗传分析确定,其携带 MTH-FR 基因的三个纯合基因型,推测补充维生素和改变抗癫痫药物可改善他的精神病症状。之后他开始补充叶酸(15 mg/d)、磷酸吡哆醛(30 mg/d)和甲基钴胺素 (1.5 mg/d),并将苯妥英钠和苯巴比妥改为拉莫三嗪。此后,多重人格、嗜睡和其他神经心理学症状随着血清高半胱氨酸水平降低至补充水平而得以改善。但是,他仍每月发生一次癫痫发作。

该病例突出了两个重要问题:*MTHFR* C677T 纯合患者长期服用抗癫痫药物会引起高同型半胱氨酸血症和精神分裂症样精神病,类似于成人 MTHFR 蛋白缺乏症;抗癫痫药物引起的精神病与 C677T 纯合子和多种维生素缺乏症有关。该患者携带 *MTHFR* 的三个纯合基因型。其中 *MTHFR* C677T 与各种疾病的关联已得到充分证明,尤其是近年来,这一基因变异与冠状动脉疾病、卒中和精神神经疾病的风险之间的相关性受到了相当大的关注。该基因的多态性也是叶酸缺乏的危险因素,可能会导致神经管缺陷疾病。C677T 等位基因频率在不同种族之间有很大差异,T 等位基因频率范围从非洲裔美国人的 1% 到日本人和欧洲人的 30%;在日本人群中,C677T 等位基因频率很高,纯合基因型的频率为 11%。重度 MTHFR 缺乏症患者的成纤维细胞培养后残留的酶活性小于 20%,且该病的发作年龄和严重程度与酶活性相关。C677T 也降低了酶的活性,其中杂合子降低了 30%,纯合子降低了 65%,这也可能是尚未将常见的多态性 C677T 视为严重的 MTHFR 缺乏症的原因。

四、总结

精神神经疾病作为多基因和多风险因素影响的复杂疾病,其致病机制和治疗靶点仍需要进行进一步探索。上文主要列举了 4 类常见精神神经疾病,该领域还涉及诸多疾病,如阿尔茨海默病、帕金森病等,这些均是人类疾病研究中的重大挑战。随着精准医学领域科学技术和针对疾病与治疗的研究积累,相信我们会加深对精神神经疾病的认识,就破解其发病机制并制定精准治疗方案打开新的思路。

参考文献

[1] Krishnan R R. A knowledge network for a dynamic taxonomy of psychiatric disease[J]. Dialogues in Clinical Neuroscience, 2015, 17(1): 79-87.

［2］Bahcall O. Precision medicine［J］. Nature, 2015, 526(7573): 335.

［3］Jameson J L, Longo D L. Precision medicine: personalized, problematic, and promising［J］. The New England Journal of Medicine, 2015, 372(23): 2229-2234.

［4］Lu J, Xu X, Huang Y, et al. Prevalence of depressive disorders and treatment in China: a cross-sectional epidemiological study［J］. Lancet Psychiatry, 2021, 8(11): 981-990.

［5］Brainstorm Consortium, Anttila V, Bulik-Sullivan B, et al. Analysis of shared heritability in common disorders of the brain［J］. Science, 2018, 360(6395): eaap8757.

［6］Wray N R, Ripke S, Mattheisen M, et al. Genome-wide association analyses identify 44 risk variants and refine the genetic architecture of major depression［J］. Nature Genetics, 2018, 50 (5): 668-681.

［7］Zhao M, Chen L, Yang J, et al. BDNF Val66Met polymorphism, life stress and depression: A meta-analysis of gene-environment interaction［J］. Journal of Affective Disorders, 2018, 227: 226-235.

［8］Herrman H, Patel V, Kieling C, et al. Time for united action on depression: a Lancet-World Psychiatric Association Commission［J］. Lancet, 2022, 399(10328): 957-1022.

［9］Linehan W M, Ricketts C J. The Cancer Genome Atlas of renal cell carcinoma: findings and clinical implications［J］. Nature Reviews Urology, 2019, 16(9): 539-552.

［10］The ENCODE Project Consortium. An integrated encyclopedia of DNA elements in the human genome［J］. Nature, 2012, 489(7414): 57-74.

［11］Tandon R, Gaebel W, Barch D M, et al. Definition and description of schizophrenia in the DSM-5［J］. Schizophrenia Research, 2013, 150(1): 3-10.

［12］Skene N G, Bryois J, Bakken T E, et al. Genetic identification of brain cell types underlying schizophrenia. Nature Genetics, 2018, 50(6): 825-833.

［13］Xue H B, Liu L, Zhang H, et al. Olanzapine in Chinese patients with schizophrenia or bipolar disorder: a systematic literature review［J］. Neuropsychiatric Disease and Treatment, 2014, 10: 841-864.

［14］Roth G A, Mensah G A, Johnson C O, et al. Global Burden of Cardiovascular Diseases and Risk Factors, 1990-2019: update from the GBD 2019 study［J］. Journal of the American College of Cardiology, 2020, 76(25): 2982-3021.

［15］Moran A, Gu D, Zhao D, et al. Future cardiovascular disease in china: markov model and risk factor scenario projections from the coronary heart disease policy model-china［J］. Circulation-Cardiovascular Quality and Outcomes, 2010, 3(3): 243-252.

［16］Ozcelik-Eroglu E, Ertugrul A, Oguz K K, et al. Effect of clozapine on white matter integrity in patients with schizophrenia: a diffusion tensor imaging study［J］. Psychiatry Research, 2014, 223(3): 226-235.

［17］McNabb C B, Kydd R, Sundram F, et al. Differences in white matter connectivity between treatment-resistant and treatment-responsive subtypes of schizophrenia［J］. Psychiatry Research: Neuroimaging, 2018, 282: 47–54.

［18］Feigin V L, Vos T, Nichols E, et al. The global burden of neurological disorders: translating evidence into policy［J］. The Lancet Neurology, 2020, 19(3): 255–265.

［19］Su X, Song H, Cheng Y, et al. The mortality burden of nervous system diseases attributed to ambient temperature: a multi-city study in China［J］. Science of the Total Environment, 2021, 800: 149548.

［20］Curley A A, Eggan S M, Lazarus M S, et al. Role of glutamic acid decarboxylase 67 in regulating cortical parvalbumin and GABA membrane transporter 1 expression: implications for schizophrenia［J］. Neurobiology of Disease, 2013, 50: 179–186.

［21］Fernandez-Egea E, Vértes PE, Flint SM, et al. Peripheral immune cell populations associated with cognitive deficits and negative symptoms of treatment-resistant schizophrenia［J］. PLoS One, 2016, 11(5): e0155631.

［22］Gordovez F J A, McMahon F J. The genetics of bipolar disorder［J］. Molecular Psychiatry, 2020, 25(3): 544–559.

［23］Gillis N K, McLeod H L. The pharmacogenomics of drug resistance to protein kinase inhibitors ［J］. Drug Resistance Updates, 2016, 28: 28–42.

［24］Rodriguez J A, Clark C R, Bates D W. Digital health equity as a necessity in the 21st Century Cures Act Era［J］. JAMA, 2020, 323(23): 2381–2382.

［25］Chung W K, Erion K, Florez J C, et al. Precision Medicine in Diabetes: a Consensus Report from the American Diabetes Association (ADA) and the European Association for the Study of Diabetes (EASD)［J］. Diabetes Care, 2020, 43(7): 1617–1635.

［26］贺林. 新医学是解决人类健康问题的真正钥匙——需"精准"理解奥巴马的"精准医学计划"［J］. 遗传,2015,37(6):2.

［27］Hunsberger J G, Chibane F L, Elkahloun A G, et al. Novel integrative genomic tool for interrogating lithium response in bipolar disorder［J］. Translational Psychiatry, 2015, 5(2): e504.

［28］Kim R B. Precision Medicine: Lessons learned from implementation of a Pharmacogenetics-Based Patient Care Program in a real-world setting［J］. Clinical Pharmacology & Therapeutics, 2019, 106(5): 933–935.

［29］Shimura M, Yamada H, Takahashi H, et al. Antiepileptic drug-induced psychosis associated with *MTHFR* C677T: a case report［J］. Journal of Medical Case Reports, 2019, 13(1): 250.

（赵明哲,马靖松,吴浩,田子钊,秦胜营,贺光）

第十章
精准医学健康产业发展现状与展望

一、大健康产业与精准医学现状

随着国务院印发《"健康中国2030"规划纲要》,纲要审议会议强调要调整优化健康服务体系,强化早诊断、早治疗、早康复,这些都契合精准医学发展的理念。习近平同志在党的十九大报告中提出人民健康是民族昌盛和国家富强的重要标志,要完善国民健康政策,为人民群众提供全方位全周期健康服务。

大健康产业是指与维持健康、修复健康、促进健康相关的一系列健康产品生产经营、服务提供和信息传播等产业的统称,具体包括五大细分领域:

一是以医疗服务机构为主体的医疗产业;

二是以药品、医疗器械、医疗耗材产销为主体的医药产业;

三是以保健食品、健康产品产销为主体的保健品产业;

四是以健康检测评估、咨询服务、调理康复和保障促进等为主体的健康管理服务产业;

五是以养老市场为主的健康养老产业。

现阶段,我国大健康产业主要以医药产业和健康养老产业为主,市场占比分别达到50.05%、33.04%,健康管理服务产业比重最小,只有2.71%[1]。

我国在21世纪初就开始关注精准医学,2006年首先提出了精准外科的概念,得到了国内外医学界的认可后被引用到肿瘤放疗、妇科疾病治疗等医学领域。2013年,贺林院士在与《自然·遗传》杂志联合举办的学术会议上率先使用了"精准医学"这一概念。2015年,美国正式宣布启动"精准医学计划",同年2月,我国成立国家精准医学战略专家委员会,并在3月首次召开精准医学战略专家委员会;12月,贺林院士牵头组建中国个体化用药-精准医疗科学产业联盟,为国内精准医学的发展提供较好的支持。

随着生物医药技术的不断发展,精准医学已成为国家战略性新兴产业的组成部分。科技部发布"精准医学研究"重点研究专项指南,要求以我国常见的高发、危害重大的肿瘤等疾病为切入点,实施精准医学研究,以临床应用为导向,使精准医学成为经济社会发展的新增长点。精准医学被纳入"十三五"重大科技专项,进入快速发展的新阶段。

目前,我国精准医学市场规模正在以每年20%的速度增长,增速已经超出全球平均水平。还涌现了华大基因、中源协和、乐土精准医学、达安基因、博奥生物、碳云智能、安诺优达、诺禾致源、药明康德、贝瑞和康等一大批大型精准医学相关企业。

我国精准医学上下游企业发展迅猛,吸引了投资者的目光,无论是面向高端医疗市场还是消费级市场,都有优秀企业完成了新一轮的融资。

二、全球精准医学健康产业发展现状

2.1 精准医学产业链

精准医学的产业链条包括上游仪器设备、耗材、药物合成材料以及试剂等,中游检测服务商及下游应用领域,目前由于不同环节的发展时间、技术成熟情况、壁垒高低等存在差异导致其成熟度略有不同,因此呈现出不同的发展机会。

2.1.1　产业链上游：诊断仪器及试剂

诊断为精准医学的核心基础，而分子诊断是核心支撑技术。分子诊断包括多种方式，其中PCR技术相对成熟、占比较高，高通量基因测序具有信息量丰富的特点，是目前发展最快的子领域，也是未来的方向所在。目前基因测序仪行业上游基本处于寡头垄断状态，80%的营收被巨头所垄断——目前全球范围内的测序企业主要有因美纳、赛默飞世尔、LifeTech、华大基因、罗氏及贝瑞和康等公司，其中，前两家公司占据超90%的市场份额。

随着基因测序仪市场飞速发展，全球基因测序仪市场规模从2013年的20亿美元增长到2018年的39.0亿美元，同比增长18%，2020年突破50亿美元[2]。

2.1.2　产业链中游：测序服务领域增长快

精准医学产业链中游为测序服务和数据分析服务，该领域增长速度最快，也是国内企业包括华大基因、贝瑞和康等的主攻方向，未来行业龙头凸显、集中度提升是必然趋势。近几年，基因测序的应用领域迅速拓宽，基因测序市场规模快速增长，预计到2024年，市场规模将近300亿美元[3]。

中游基因测序服务与上游相比，中游只需购买测序仪器及试剂就能提供测序服务，门槛较低，因此国内也有众多测序服务机构参与。从基因测序服务机构布局来看：目前我国基因测序服务机构主要分布在北京、上海、广州、深圳、杭州等城市。其中，北京基因测序服务机构数量最多，据不完全统计达到近50家。其次是上海，有47家，深圳有16家，广州和杭州分别为15家（图10-1）。

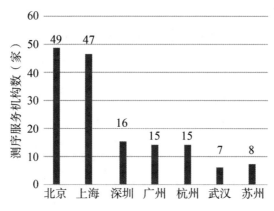

图10-1　中国基因测序服务机构分布情况（数据来源：前瞻产业研究院）

2.1.3 产业链下游：应用广阔、需求持续释放

精准医学下游应用市场空间广阔，我国目前主要分为4个方向：产前筛查，肿瘤诊断与治疗，创新药企，个体健康管理。其中，无创产前筛查为当下较为成熟和消费者认可程度较高的产品，且随着我国生育政策的放开，市场将有进一步的成长空间。肿瘤诊断与治疗是具有开发潜力的应用市场，癌症已经成为全球第二大致死病因，并且随着我国老龄化社会的到来，癌症在我国发病率将进一步提高。二代测序在肿瘤邻域的应用将有巨大的发展潜力，下游应用市场需求将持续释放。同时精准医学相关技术的发展也大大促进了药物研发的发展，已逐渐显现出广阔的应用前景。此外，精准医学相关检测技术费用的大幅度降低，也使得其在个体健康管理方面的发展越来越受重视。

（1）生育健康类服务，市场空间巨大

以该项检查为例，我国每年新生儿数量约1600万，按10%的市场渗透率，1500元/人次计算，市场规模约24亿元/年。

在生育政策放开导致高龄产妇数量持续增加的前提下，预计随着技术的发展，检测成本有望不断下降，同时受居民健康意识提升、支付能力提升等因素的影响，渗透率提高的可能性较大，将进一步打开生育健康服务的市场空间。

（2）肿瘤持续高发，奠定市场基础

精准医学技术在复杂疾病领域的应用，主要集中在肿瘤领域，具体细分为基础科研和临床应用，基础科研集中在肿瘤致病机制研究，临床应用主要在于肿瘤基因检测、基因检测指导肿瘤个体化用药。

我国人口众多，肿瘤患者或潜在患者数量庞大，统计数据显示，我国每年新增300多万癌症患者，并造成约200万人死亡，成为世界上癌症死亡数最高的国家。肿瘤持续高发为基因测序在肿瘤领域的应用奠定了基础，随着相关政策落实，市场潜力有望得到持续释放。

（3）新药研发利器，需求逐步放量

基因测序与药物研发和疾病治疗的应用紧密相关，医院、药企和基因测序机构三方的紧密合作，推动了整个产业链的发展。随着基因测序分析在药物研发

过程中的重要性不断提升,药物研发测序服务市场也将有望得到较快的发展。目前许多药物研发相关计划正在进行,如华大基因与默克制药合作进行药物靶点寻找和初步应用、CRO龙头药明康德组建测序应用公司等。

新药研发过程中类器官技术越来越受到关注,已逐渐成为各大新药测试公司药物体外实验方案和疾病模型相关重要技术平台。例如哈佛大学Wyss生物工程学院2013年成立生物技术公司Emulate,Emulate与美国FDA将合作、评估和鉴定使用Emulate的"器官芯片"(Organs-on-Chips)技术作为毒理学测试平台的可能性,并先后宣称与阿斯利康和罗氏形成战略合作;荷兰生物技术公司Mimetas研发了一种芯片肾,并与几家制药公司达成了应用合作协议,将其用于药物筛选;上市公司Organovo宣称研发出第一台生物器官的3D打印机,开发出人造肝、人造肾,并于2017年10月宣布与Viscient Biosciences达成合作,以进一步研究肝病。

(4)个体化健康管理,市场潜力大

该应用领域聚焦精准化的健康体检及疾病早筛预防。如23andMe由谷歌公司投资,所提供的一次全外显子基因测序,费用不到1000美元。随着测序成本的降低、分析工具的成熟,以后基因检测服务的费用还将进一步下降。

23andMe已收集到80多万人的基因数据,进行基因检测的用户,需要同意其个人的基因数据无偿用于学术研究,为进一步商业转化奠定了基础。

对于普通消费者来说,基因检测应用最具吸引力的卖点在于帮助评估自身机体的患病风险。这类基因检测服务不以治疗为直接目的,而是通过基因组测序和一些基于大数据的疾病预测算法,通过易感基因的筛查,为消费者提供全面的基因组信息,以及某几类疾病如癌症、糖尿病等的患病风险评估,消费者可以得知自己的易感疾病,从而在生活中注意预防。因而,该应用领域存在巨大的市场发展空间。

综合来看,精准医学产业链呈现出龙头企业纵向一体化布局,如我国华大基因、贝瑞和康在上游和中游布局,未来随着上市借助资本力量或进一步拓展。但是,整个产业链条中仍有一些因技术升级、创新而存在的机会,如三代高通量测序仪、新型标志物诊断试剂、独立检测实验室、肿瘤应用和新药开发等领域。在经济稳中趋缓的背景下,医疗健康以及细分领域精准医学都将备受关注。

2.2 精准医学行业市场规模

2.2.1 全球精准医学行业市场规模

从全球市场来看,欧美地区在精准医学领域的优势地位显著(表10-1),这与欧美地区生物医药企业在试剂、设备领域的技术优势和产业基础密切相关。欧美的因美纳、罗氏等企业都在加速布局精准医学。

表10-1　全球代表性精准医学公司

公司名称	相关业务	简介
因美纳	基因测序仪器制造	全球最大基因测序仪制造商,占有全球80%以上的市场。
罗氏	布局基因测序全产业链	罗氏分别于2007年、2014年收购454LifeSciences和GeniaTechnologies,布局上游;2014年,罗氏通过收购美国Ariosa诊断公司布局无创产前诊断领域,涉足中游测序服务;同年,还收购生物信息公司Bina,实现全产业链的布局。
Myriad Genetics	分子诊断	分离出乳腺癌易感基因 *BRCA1* 和 *BRCA2*,迅速成为了分子诊断新领域的世界领导者,几乎垄断了基于 *BRCA1* 和 *BRCA2* 基因检测的乳腺癌诊断市场。
赛默飞世尔	基因测序仪器制造	全球第二大基因测序仪制造商,占全球市场的10%左右。
辉瑞	靶向抗癌药	研发出口服靶向抗癌药赛可瑞(克唑替尼),是一种靶向间变性淋巴瘤激酶(ALK)、ROS1和MET的小分子酪氨酸激酶抑制剂(TKI),于2011年获美国FDA批准用于ALK阳性转移性非小细胞肺癌(NSCLC)患者的治疗。该药是美国、欧盟、中国、日本获批上市的首个ALK抑制剂。目前,赛可瑞已获全球90多个国家批准,被公认为ALK阳性晚期NSCLC的一线标准治疗药物。该药的上市,极大地改变了ALK阳性晚期NSCLC的临床治疗。
Celator制药有限公司	精准治疗	旗下的新药Vyxeos经三期临床试验证实,能让急性髓系白血病高危患者总体存活率显著提高,是精准医学在科研领域的重大突破,或将改变现有的诊断、治疗模式,为医学发展带来一场变革。

（续表）

公司名称	相关业务	简介
Editas Medicine	基因编辑	CRISPR基因编辑领域首家IPO公司,在基因编辑、蛋白质工程、分子和结构生物学,以及CRISPR/Cas9和TALEN技术方面都处于领先的地位。
华大基因	基因测序	全球较大的基因组学研发机构之一,是中国精准医学行业的领头羊。主要提供生育健康基础研究和临床应用服务、基础科学服务、复杂疾病基础研究和临床应用服务、药物基础研究和临床应用服务等。

同时,作为精准诊断核心的测序仪,也是基因测序产业链上壁垒最高的部分,其市场基本被欧美巨头公司占领。全球三大测序设备龙头企业因美纳、赛默飞世尔和罗氏的市场占有率分别达到83.9%、9.9%和5.2%(图10-2)[4]。如上所述,我国华大基因也在测序仪研发领域展现了较大的发展潜力。

此外,高端生物制品和药品生产制造中涵盖了分析、检测、存储等多个环节,赛默飞世尔、Beckman等企业的设备以及配套的试剂和耗材凭借早期介入、市场的认可,几乎已经成为医疗机构和医药企业的首选。鉴于高成本和较高的技术难度,其他新兴设备、试剂厂商短时间内很难实现全方位突破和自主技术替代。

预计未来几年,巨头公司在精准医学上游仪器及耗材市场的垄断地位还将继续保持,欧美以外的市场在一段时间内仍将面临高成本进口核心设备、耗材和

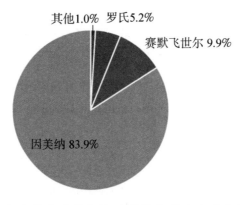

图10-2　全球精准医学行业测序设备龙头企业市场占有率
(数据来源:BBC Research)

试剂的窘境。

在大数据分析方面，以美国医疗大数据为例，目前，很多美国医疗机构已经开始运用分析软件来处理医疗数据并从中受益，实现减少疾病复发率，提升医疗管理水平。美国医疗大数据行业近年来保持高速增长的状态，据有关数据显示，2015年，美国医疗大数据行业的市场规模为106亿美元；2017年，市场规模达到286亿美元，同比增长近66.3%；2018年，市场规模为423亿美元，同比增长47.90%[5]。

精准医学产业在提高人类健康水平、节约医疗资源成本的同时，也将带来巨大的经济效益。目前全世界范围内，美国的"精准医学计划"、法国的"基因组医疗2025"、英国的"英国生物样本库"项目、韩国的"万人基因组计划"、澳大利亚的"零儿童癌症计划"以及我国的"中国代谢解析计划"等精准医学计划已经获得重大推进。根据国际市场研究机构BBC Research的数据，2019—2020年，全球精准医学市场规模的年均复合增长率达到15%，相当于同期医药行业增速的3~4倍。前瞻产业研究院预测，2021—2024年，全球精准医学行业将延续快速发展的势头，到2024年市场规模将达到1780亿美元（图10-3）[6]。

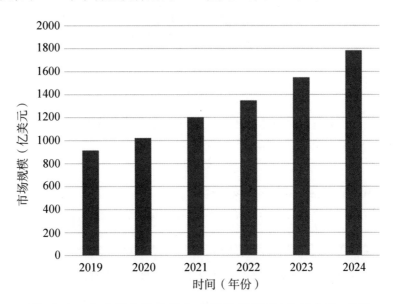

图10-3　全球精准医学行业市场规模预测（数据来源：前瞻产业研究院）

　　就分子诊断领域而言,从全球范围分析,罗氏、诺华、豪洛捷等公司在分子诊断领域保持领先,前八大公司市场份额较大,市场集中度较高,其中,罗氏作为全球最大的分子诊断公司之一,市场占比达29%(图10-4)。

　　此外,类器官技术在新药研发及疾病诊疗领域均展现出较大的发展潜力。2020年,全球类器官市场规模在5亿美元左右,随着医疗技术进步,类器官市场规模将进一步扩张,预计2021—2026年,全球类器官市场规模将保持以18.2%的年均复合增长率增长。全球范围内,类器官市场主要集中在北美、欧洲等地区,其中北美地区类器官市场增速高于全球平均水平。类器官吸引了众多企业布局,目前国外类器官市场已形成一定的竞争格局,代表企业包括3Dnamics Inc、PeproTech Inc、Organoid Therapeutics、STEMCELL Technologies、Definigen、Lonza等[7]。

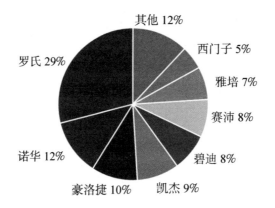

图10-4　全球分子诊断领域市场竞争格局分析情况
(数据来源:前瞻产业研究院)

2.2.2 中国精准医学行业市场规模

　　2016年3月,科技部发布"精准医学研究"重点研究专项指南,提出实施精准医学研究,以临床应用为导向,使精准医学成为经济社会发展的新增长点。精准医学已被纳入国家重点研发计划,进入快速发展的新阶段。2017年,我国精准医学的市场规模已达475亿人民币,增速较前两年有所放缓,行业进入发展的相对稳定期。2018年,中国精准医学行业市场规模达到552亿元,同比增长率达到

16.2%。在政策、技术、市场需求及资本等多方因素的合力助推下，预计未来几年，我国精准医学行业市场规模将保持快速增长的趋势，估计到2024年，我国精准医学行业市场规模将达到1356亿元。

现阶段，随着人们健康需求的快速提升及生物医药技术的不断发展，精准医学已成为国家战略性新兴产业的组成部分。

从我国精准医学市场结构上来看(图10-5)，由于我们在精准诊断领域发展较早，该领域发展较为成熟，在整个精准医学市场中大概占29.3%份额，远高于全球的17%，其中基因测序在精准诊断产业中占据了最大份额，所占比例达52%，而精准治疗市场份额达70.7%[4]。

我国的精准医学起步较晚，在基础领域仍主要依赖国外技术，但由于拥有巨大的患者样本资源，在应用领域中有可能实现弯道超车。国内高新技术企业也同时在自主创新，在测序设备、基因检测等领域涌现出一些代表性企业。如基因测序设备领域，华大智造通过技术引进和产品创新，采取不同的技术路线，逐步形成具有自主知识产权的DNBSEQTM核心测序技术和全新的碱基识别技术CoolMPSTM等。在全球基因测序设备赛道上，华大智造位居第二，仅次于全球基因测序龙头因美纳。随着市场份额不断提升增长，华大智造已成为基因测序设备"国产化替代"的核心力量。

个体化用药一直是精准医学中的重要发展领域，我国在这一领域的产业化也获得了较快的发展，如成立于2000年的上海百傲科技有限公司，开展显色型

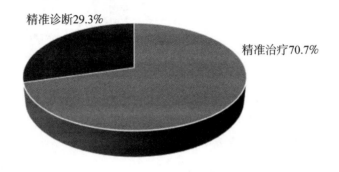

图10-5　中国精准治疗市场结构(数据来源：前瞻产业研究院)

基因芯片诊断技术研究、基因诊断产品,拥有完全自主知识产权。成功开发了基因芯片诊断试剂、基因芯片实验检测设备、基因检测无人实验室等一系列产品,获得数百家三甲医院临床应用和检验医学专家认可。

我国医疗大数据产业的发展已逐渐展现出较大的潜力,它由价值医疗驱动(即医疗服务质量与医疗成本的双赢),潜在价值空间巨大,且产生于具体的应用场景。医疗大数据的服务对象范围很广,可以是居民、医疗服务机构、科研机构、医疗保险管理机构和商保公司、公共卫生管理部门等。虽然我国健康医疗大数据起步较晚,但以微医为代表的医疗健康科技企业在产业链上的发力,加上政府、市场、资本的加码,使得医疗大数据市场不断朝利好方向推进。国务院办公厅发布《关于促进和规范健康医疗大数据应用发展的指导意见》,从政策层面为中国健康医疗大数据规划出蓝图和路线图,推动了产业市场的快速发展(图10-6)。

健康医疗大数据行业以数据规模为基础,在政策和资本鼓励下,部分应用场景,如健康管理、辅助决策(全科辅助决策、影像病理辅助诊断等)、医疗智能化等已进入市场启动期。下一阶段,随着企业大数据及AI技术长期的应用实践探索,产品不断更新完善,预估2~5年内,产品将首先在B端客户中进行推广。随后,伴随软件友好度和准确度的上升,在B端客户使用的影响下,C端市场将展

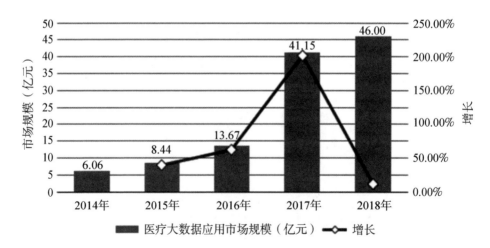

图10-6　2014—2018年中国医疗大数据应用市场规模及增长情况(数据来源:前瞻产业研究院)

开竞争。

类器官行业尚未在国内形成集中化产业集群。除了传统的国外细胞培养试剂和原料代理商外,中下游的公司较为稀疏。在北京、上海和广州区域先后涌现出几家创业型公司。我国在类器官领域中,近年来也呈现出科研成果数量大幅度上升的趋势,尤其在2019年和2020年这两年间显现出强劲的发展势头,发表的文章数量在全球的排名从第六位(2009—2019年)跃至第二位(2020年),仅次于美国。参考欧洲的类器官发展模式,可以预计中国基础科研积累的提升将加速类器官产业化的进程,在不远的将来,我们将看到更多类器官公司的涌现。

我国精准医学发展迅速,有望在未来一两年跨越美国在过去5年所走过的发展历程。据测算,精准医学产业涉及的产业规模达上万亿元,直接相关的产业规模超过一百亿元。

三、精准医学健康产业未来展望

3.1 未来我国大健康产业发展机遇

我国人口基数大,已经成为世界上老年人口最多的国家,也是人口老龄化发展速度最快的国家之一。据国家统计局数据(图10-7),截至2018年年末,60周岁及以上人口为24 949万,占比17.9%。其中,65岁及以上人口为16 658万人,占11.9%[8]。随着我国人口健康需求市场显性化,以及人口老年化不断加快,消费群体和规模进一步扩大,对大健康产业形成了较大的助推力。就目前而言,中医药及大健康产业发展方兴未艾,未来发展前景广阔。

国家政策鼓励 在政府层面,我国重视以人为本,将民众始终放在工作中的首位。为提高全民健康水平,提出了切实可行的新医改方案和"健康中国2020"的健康发展战略,将"健康强国"提升至国家战略高度,政策层面的利好将极大地鼓舞大健康产业的发展;"健康中国2030"战略又对人民健康水平、健康服务能力、健康体系完善提出了更高的要求,鼓励为实现全民健康而努力。

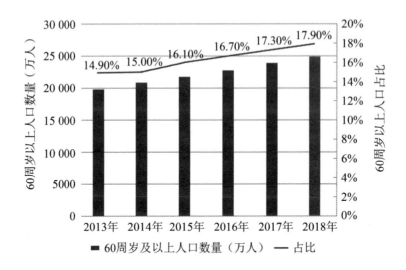

图10-7 2013—2018年中国60周岁及以上人口统计

健康意识提升 随着生活水平的提升,人们对自身健康的关注程度越来越高。影响人类健康的复杂疾病很多是多因素共同导致的,除遗传因素外,环境因素及个体生活习惯等也均有较大影响,针对这类疾病的提前预防与干预显得越来越重要。在10~20年前,有愿望经常了解自己身体状况的人群大多在50岁以上,而如今20~30岁人群的体检普及率已大大提高,受益于此,展望2035年,我国人均预期寿命可达到80岁以上[9]。

3.2 未来我国大健康产业发展趋势

高科技化 在未来,快速及智能检测设备、大数据技术、可穿戴设备、远程医疗、双向音频远程、慢病监测、区块链医学等高科技设备和技术将在医学领域大范围应用。

精准化、标准化和专业化 未来将通过精准的检测、治疗、康养来实现个体化、专业化的全生命周期健康的照顾管理系统。

智能化 人工智能、物联网+等新技术将为大健康产业带来变革。AI智能等信息化技术能够提升诊断治疗的智能化水平。

融合化 未来的大健康产业将与文化、旅游深度融合。

国际化 国际合作与资源共享是未来医疗健康产业发展的趋势。通过"一带一路"大健康驿站建设,为中国与世界医疗健康产业合作搭建平台。

在政策和市场需求驱动下,医院类投资是未来的热点。国务院和卫生部门不断释放相关政策支持社会资本办医和参与公立医院改革。希望通过资本力量引入先进的管理理念,提高医疗资源的运营效率,避免资源浪费。

未来在不断增加的中高端医疗需求下,中国企业对海外医院的并购将持续保持热度,中企并购海外医院主要受国内医疗资源不均、国内私立医院管理体系不成熟等因素的影响。并购海外医院可以帮助国内企业引进国外先进的医疗技术和服务,快速立足新的市场环境,满足更加旺盛的医疗需求。

未来大健康的商业模式创新将集中在医疗服务领域,以各类不同的商业模式解决不同的需求,比如社区诊所、公共手术中心(以及第三方影像中心)、医生创业平台、便捷诊所(一分钟诊所)、医疗地产、医生金融、第三方服务商、新科技的应用等。

大健康领域的大数据和人工智能的发展动态备受关注,但需要注意这是需要长期高投入的行业,又难免被推到变现的风口浪尖。同时,这一领域的发展受医疗大数据共享与积累的影响较大,往往涉及政府、医疗机构的共同参与。所以这个行业最需要的还是国内前沿产业力量的长期支持。

随着我国老龄化趋势的加深,巨大的老年抚养群体为养老设施和服务行业带来重大发展机遇。从产品结构来看,我国目前的养老设施和服务已经逐渐覆盖不同年龄阶段老人的多层次需求,但是盈利模式依然处在探索阶段。

目前,我国大健康产业发展处于初级阶段,具有巨大的市场潜力,美国著名经济学家皮尔泽(Paul Pilzer)曾将大健康产业称为继IT产业之后的全球"财富第五波",特别对于中国来说,目前"健康中国"战略进一步提升了大健康产业的地位,未来大健康产业前景光明。数据显示,2014—2020年,我国的大健康产业整体营收保持增长,2020年营收规模超过7万亿元[10]。

随着"健康中国"战略的持续推进,健康产业正在逐渐占据顶层设计的重要位置,成为各方资本竞相追逐的朝阳产业。

3.3 精准医学健康产业发展趋势

对于健康管理产业,业界普遍认为:处于朝阳阶段的健康管理产业正在发生巨大的变革,从传统的"治疗疾病为中心"1.0时代转向成熟的"健康管理为中心"2.0时代。健康管理服务业正在成为推动国家经济发展的重要新动能,精准健康管理则是颠覆人类生活的"新未来"。

近两年,"消费升级"概念迅速蹿红,引发各界广泛关注。专家学者各抒己见,"消费升级"成为热词。在经济发展"新常态"背景下,我国已进入消费需求持续增长、消费结构加快升级、消费拉动经济作用明显增强的重要阶段。

随着消费升级呈现出旺盛的势头和活力,消费形态发生变化,追求健康生活成为消费新趋势。与此同时,生活压力增加、外部环境恶化也引发人们对健康问题的普遍关注,健康产业发展前景巨大。

3.3.1 产业结构亟待调整,健康管理市场巨大

支撑健康产业高速运行的引擎有三个:第一,从社会环境看,人口老龄化与环境变化提升居民的健康意识,使得健康产业市场需求巨大;第二,经济层面,我国居民收入的提升为大健康产业发展奠定了购买力基础;第三,政策层面,"健康中国"上升为国家战略,利好政策不断,各地纷纷将"大健康"列为支柱产业。专家表示,随着市场放宽和相关支撑产业的培育,健康产业和相关服务业将进入高速发展期。

纵观整个国际环境,大健康产业跃升为全球最大的新兴产业,发达国家及地区的健康服务业已成为现代服务业的重要组成部分。

从产业规模看,目前大健康管理产业已成为美国经济的支柱产业,在国民经济中占比17.8%,加拿大、日本占比也超过10%;我国大健康产业规模相当于美国的1/4,依旧处在起步阶段。从产业结构看,美国的大健康产业中家庭及社区保健服务占比最大,为50%左右;我国的大健康产业中医疗医药产业占比达95%,比例严重失调。对比发达国家,当下我国健康管理行业的空白和短缺将在

未来为大健康产业提供巨大的增量空间。

3.3.2 健康管理进入"精准时代",领跑者决定未来

精准医学理念的发展,也推动传统的健康管理提升迈入"精准健康管理"的新高度。随着互联网和大数据的普及、人工智能的兴起,精准健康管理领域已成为投资新看点。研究表明,药物对人的寿命提升作用非常有限。基于人体生命信息与生活轨迹信息,借助人工智能数据分析技术平台,实现生命数字化和生活轨迹数据化,根据体征信息、生活方式及偏好制定智能健康干预方案,实现个体化的精准健康管理,是从根源上抵御疾病、延长寿命的可行方式。

目前我国精准健康管理领域尚处初始阶段,多数企业主做数据的收集和数据库的建设,只有少量企业将精准健康管理实现到应用层。行业领跑者健康有益公司提出"精准健康管理"概念,认为精准健康管理是建立在个体体征基础之上,结合健康体检、健康档案、生活方式及偏好、动态监测和大数据分析解读等,对个体和不同人群提供精准健康评估、干预、督导、健康教育管理服务。

健康管理将大幅降低用户与企业的沟通成本,通过生成个性化方案推动精准健康管理的实现。未来精准健康管理必将颠覆人类生活,带领人类社会进入健康新纪元,也会给健康管理产业的发展带来更大的想象空间。

四、总结与展望

◄◄◄◄◄◄◄◄◄◄◄◄◄◄◄◄◄◄

精准医学实践将利用高通量快速检测技术、高性能计算、大数据分析和云计算技术,对基于个体基因、分子、细胞、行为等的差异获取生物信息学数据进行精准分析,提供疾病的精确诊断结果,在此基础上提供个体化治疗服务。基因检测及分析服务领域相对成熟,仍将是精准医学近期发展最为稳定的领域。基因检测作为精准医学产业的基础,细分产业链相对成熟,发展方向比较明确,未来该领域将在稳固肿瘤检测、产前筛查两大传统应用基础上,逐步扩大在药物研发、

遗传病治疗等应用领域的拓展;精准治疗技术的发展受到较多因素的影响,但其潜在收益巨大。精准治疗技术的精准性体现在对特定人群的治疗有效性上,相应的治疗方法研究和靶向药物研发周期长、投入高、不确定性大,突破时点和应用效果具有很强不确定性,是精准医学投资风险最大但收益最高的领域;随着大规模生物样本数据库、强大组学和医疗技术、计算工具及大数据的发展,精准医学的地位将得到显著提升。作为依据每个个体的基因、健康相关数据差异来制定个体化治疗和预防方案的新型治疗方法,精准医学或许可以引领新的医学时代。

我国精准医疗行业经过不断发展,在基因测序、分子诊断、药物设计靶点、临床数据等方面都有了相当的积累和发展,且我国具有国际竞争能力较强的研究团队、临床资源丰富、医疗资源集中,因此我国精准医学市场发展具有较大优势。我国已经进入精准需求的对接时代,近几年人工智能在医学领域特别是在临床的精准医学方面,发展应用非常快。精准医学和人工智能理念正在医疗卫生系统加速渗透和发展。下一步,医疗健康教育也将成为精准医学和人工智能发展应用的重要领域。个体化精准医疗领域的发展将是未来医学发展的重要方向,最终将造福我国人民。

参考文献

[1] 马明,武昊安,白晨,等.纳米诊疗研究进展[J].中国科学:生命科学, 2020(7):734-754.

[2] BIS research. Global Precision Medicine Market: Focus on Ecosystem, Technology, Application, Country Data (21 Countries), and Competitive Landscape - Analysis and Forecast, 2020-2030[EB]. 2020. https://bisresearch.com/industry-report/precision-medicine-market.html.

[3] 中商产业研究院.中国精准医疗行业市场调研及投资前景分析报告[EB]. 2019. https://www.askci.com/news/chanye/20220420/1819411830720.shtml.

[4] 智研咨询集团.中国精准医疗行业市场运行态势及投资战略咨询报告[EB]. 2018. https://www.chyxx.com/industry/201905/743261.html.

[5] 前瞻产业研究院. 2017—2022年全球健康医疗大数据行业发展前景预测与投资战略规划分析报告[EB]. 2017. https://www.qianzhan.com/analyst/detail/220/161205-25646ece.html.

[6] 前瞻产业研究院.全球精准医疗行业发展前景预测与投资战略规划分析报告[EB]. 2019. https://www.qianzhan.com/analyst/detail/220/170418-03b9eb3d.html.

［7］新思界产业研究中心. 2021—2025年全球类器官行业深度市场调研及重点区域研究报告［EB］. 2020. http://www.newsijie.com/chanye/yiyao/jujiao/2021/1015/11302444.html.

［8］武留信. 健康管理蓝皮书：中国健康管理与健康产业发展报告No.2(2019)［M］. 北京：社会科学文献出版社,2019.

［9］前瞻产业研究院. 中国大健康战略发展模式与典型案例分析报告［EB］. 2018. https://bg.qianzhan.com/trends/detail/506/220726-57cb6c32.html.

［10］艾媒咨询. 2019全球及中国大健康产业运行大数据及决策分析报告［EB］. 2019. https://www.iimedia.cn/c400/65658.html.

（吴浩,赵祥龙,张宇,朱滨,刘刚）

附录 1：主要缩略词

¹H-NMR　氢-1 磁共振

2DE　双向凝胶电泳

2-HG　2-羟基戊二酸

ACS　急性冠状动脉综合征

AD　阿尔茨海默病

ALK　间变性淋巴瘤激酶

ALS　肌萎缩性侧索硬化

AP-MS　亲和纯化质谱

AR　雄激素受体

AUC ROC　曲线下面积

BCAA　循环支链氨基酸

BMI　身体质量指数

CD　克罗恩病

CHD　先天性心脏病

CI　化学电离

CID　碰撞诱导解离法

CKD　慢性肾脏病变

CNV　拷贝数变异

CR　氯吡格雷抵抗

CRP　C 反应蛋白

CYP450　细胞色素 P450

DM　糖尿病

DMB　3,3-二甲基-1-丁醇

EC　食管癌

EGF　表皮生长因子

EGFR　表皮生长因子受体

EI　电子电离

ENCODE　DNA 元件百科全书

FID　火焰电离检测法

FWHM　全宽半质量

GCK　葡萄糖激酶

GC-MS　气相色谱-质谱联用

GC-TOF-MS　气相色谱-飞行时间质谱联用

GSK　糖原合成激酶

GWAS　全基因组关联分析

HbA1c　糖化血红蛋白

HBV　乙型肝炎病毒

HCV　丙型肝炎病毒

HER2　人类表皮生长因子受体 2

HF　心力衰竭

HGP　人类基因组计划

HIV　人类免疫缺陷病毒

HMDB　人类代谢组数据库

HMP　人类微生物组计划

HPLC　高效液相色谱

HPP　人类蛋白质组计划

HRMA　高分辨率溶解曲线分析

IBD　炎症性肠病

IDF　国际糖尿病联盟

IEF　等点聚焦电泳

IEM　先天性代谢缺陷

IHD　缺血性心脏病

INS　胰岛素

iPSC　诱导多能干细胞

LC-MS　液相色谱-质谱联用

Lcn2　脂质运载蛋白-2

LDL-C　低密度脂蛋白胆固醇

LQTS　长 QT 间期综合征

LUAD　肺腺癌

MACE　不良心血管事件

MC4R　黑素皮质素受体-4

MD-HPLC　多维高效液相色谱

MODY　青少年的成人起病型糖尿病

MS　质谱

MTHFR　亚甲基四氢叶酸还原酶

mTORC2　雷帕霉素复合物2

m/z　质荷比

NAT　非癌性相邻组织

NGS　下一代测序技术(第二代测序技术)

NIPT　无创产前检测

NMI　国家微生物组计划

NMR　磁共振

NSCLC　非小细胞肺癌

OAMD　肥胖症及其相关的代谢紊乱

PC　胰腺癌

PCA　主成分分析

PCI　经皮冠脉介入术

PCR　聚合酶链反应

PET　正电子发射断层成像

PGS　胚胎植入前遗传学筛查

PM　精准医学

PMF　肽质量指纹图谱

PMI　精准医学计划

PRS　多基因风险评分

PST　肽序列标签

ROC　受试者工作特征

RP　分辨力

SLE　系统性红斑狼疮

SNP　单核苷酸多态性

SNV　单核苷酸变异

SPE　固相萃取

SPME　固相微萃取

SPR　表面等离子共振

SU　磺酰脲类药物

TCGA　癌症基因组图集

TKI　酪氨酸激酶抑制剂

TMA　三甲胺

TMAO　三甲胺-N-氧化物

TNG　靶向测序

UC　溃疡性结肠炎

VEGF　血管内皮生长因子

VEGFR　血管内皮生长因子受体

WES　全外显子测序

WGS　全基因组测序

WHO　世界卫生组织

附录 2:图片来源

彩图 1,图 2-2,图 2-4,图 2-5,图 4-3,图 4-5,图 6-1,图 7-1,图 8-2,图 9-1,图 10-1,图 10-5:
本书作者

彩图 2,彩图 3:Lundberg E, Borner G H H. Spatial proteomics: a powerful discovery tool for cell biology. Nature Reviews Molecular Cell Biology, 2019, 20 (5): 285-302.

彩图 4:Mackinder L C M, Chen C, Leib R D, et al. a spatial interactome reveals the protein organization of the algal CO_2-concentrating mechanism. Cell, 2017, 171 (1): 133-147, e14.

彩图 5: Beale D J, Pinu F R, Kouremenos K A, et al. Review of recent developments in GC-MS approaches to metabolomics-based research. Metabolomics, 2018, 14(11): 152.

彩图 6:https://www.caymanchem.com/news/lipidomics-in-cells%2c-plasma%2c-and-tissues

彩图 7:https://slideplayer.com/slide/4770353/

彩图 8:Blum H E. The human microbiome. Advances in Medical Sciences, 2017, 62(2): 414-420.

彩图 9:据国际糖尿病联合会(International Diabetes Federation),《全球糖尿病地图(第9版)》
(IDF Diabetes Atlas)绘制

彩图 10:Su X, Song H, Cheng Y, et al. The mortality burden of nervous system diseases attributed to ambient temperature: a multi-city study in China. Science of the Total Environment, 2021, 800: 149548.

图 2-1:https://www.jianshu.com/p/6122 cecec 54a.

图 2-3:Goodwin S, McPherson J D, McCombie W R. Coming of age: ten years of next-generation sequencing technologies. Nature Reviews Genetics, 2016, 17(6): 333-351.

图 4-1: https://www. ebi. ac. uk/training/online/courses/metabolomics - introduction/the% 20metabolome-and-metabolic-reactions/

图 4-2:Wu R Q, Zhao X F, Wang Z Y, et al. Novel molecular events in oral carcinogenesis via integrative approaches. Journal of Dental Research, 2011, 90(5): 561-572.

图 4-4:Saborano R, Eraslan Z, Roberts J, et al. A framework for tracer-based metabolism in mammalian cells by NMR. Scientific Reports, 2019, 9(1): 2520.

图 4-6:Tracy T S, Chaudhry A S, Prasad B, et al. Interindividual Variability in Cytochrome P450-Mediated Drug Metabolism. Drug Metabolism & Disposition, 2016, 44(3): 343-351.

图 5-1:Proctor L. Priorities for the next 10 years of human microbiome research. Nature, 2019, 569 (7758): 623-625.

图 5-2:Kolde R, Franzosa E A, Rahnavard G, et al. Host genetic variation and its microbiome interactions within the Human Microbiome Project. Genome Medical, 2018, 10(1): 6.

图 8-1:Chung W K, Erion K, Florez J C, et al. Precision medicine in diabetes: a consensus report from the American Diabetes Association (ADA) and the European Association for the Study of Diabetes (EASD). Diabetes Care, 2020, 43(7):1617-1635.

图10-2,图10-6,图10-7:智研咨询集团.中国精准医疗行业市场运行态势及投资战略咨询报
　　告.2018. https://www.chyxx.com/industry/201905/743261.html.

图10-3,图10-4:前瞻产业研究院.全球精准医疗行业发展前景预测与投资战略规划分析报
　　告.2019. https://www.qianzhan.com/analyst/detail/220/170418-03b9eb3d.html.

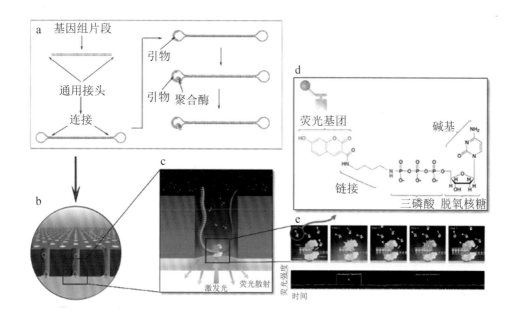

彩图 1 SMRT 测序的原理及流程

恒温扩增的 DNA 聚合酶、只容纳单分子的纳米孔(ZMW 孔)反应池、碱基的磷酸基团上的荧光标记,是 SMRT 测序的三个技术核心。a. PacBio 建库:① DNA 片段化;② 两端加上哑铃状接头;③ 与引物杂交;④ 连接 DNA 聚合酶。b.① 连接聚合酶的 DNA 模板随机落入测序芯片上的零模波导孔(ZMW)内;② DNA 聚合酶被锚定在 ZMW 底部。c.① 激发光从玻璃底板射入 ZMW;② 荧光基团的 dNTP 被激光激发荧光散射,信号被底部的相机收集。d.荧光标记的三磷酸脱氧核糖核苷酸。e.① 4 种 dNTP 携带不同的荧光基团;② 从芯片玻璃基底往上发射的激光在孔径处发生衍射,仅能照射 ZMW 底部区域。一个 dNTP 与聚合酶反应时,会长时间停留在荧光激发区域,产生的光脉冲被记录下来,根据记录的波长和峰值识别该碱基。③ 随机扩散的 dNTP 因在激发区域停留时间较短,容易作为背景噪声被区分开。当存在甲基化之类的碱基修饰时,相邻碱基在聚合酶上的反应时间变长,可通过测定相邻碱基的测序时长检测碱基修饰;④ — ⑤持续重复以上过程,合成新的互补碱基。

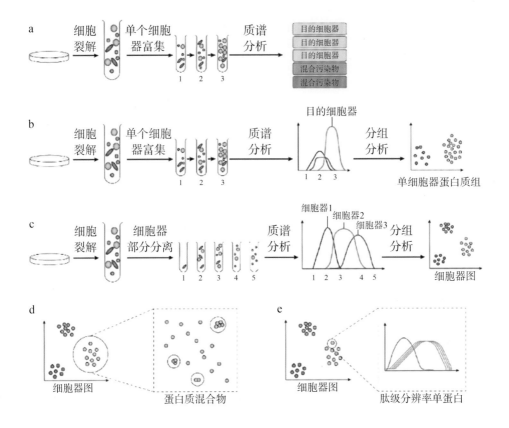

彩图2　质谱技术的细胞器谱分析

a.传统的细胞器富集方法。先裂解细胞,再制定相应分离策略(如密度梯度离心或差速离心等方法)富集目的细胞器(绿色),再经由质谱分析,仅富集比例最高的。但是富集到的除了目的蛋白,还有其他混合物污染(红色、蓝色),客观上难以区分,因此这样的方法并不推荐。b.单细胞器模式分析。用a中方法得到目标细胞器(绿色)后,通过定量质谱分析得到多种成分分布特征,每种蛋白质都有对应的丰度分布模式。与目标细胞器(绿色)相近者被保留,其他便作为污染混合物通过统计学的方法去除。c.多细胞器模式分析。分离得到不同细胞器并经定量质谱分析各细胞器分布特点(图中仅示例3种),每个细胞器都有自己独特的分布模式,而这正是区分不同细胞器的关键方法。蛋白质谱被聚类分析,用建立的细胞器标志进行注释,揭示蛋白质聚类特性(得到的细胞器图谱中,点表示不同蛋白质,位置表示处于不同细胞器)。d.高分辨率细胞器图谱。属于同一复合物的蛋白质具有紧密相连的分离模式,在细胞器图中以微簇的形式出现,这一特征可用于识别新的蛋白质复合物。e.肽级分辨率细胞器图谱。主要依赖于肽水平定量质谱分析完成。同样的蛋白质成分分布模式相近(绿色),如果翻译后修饰(如磷酸化)导致蛋白质亚细胞定位改变,则包含修饰的肽将具有不同的特征(红色)。

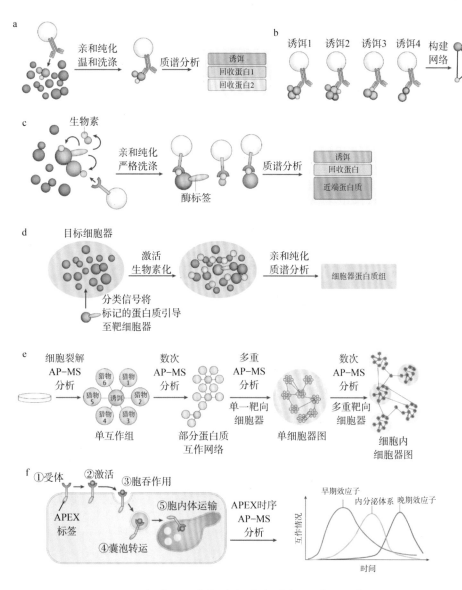

彩图 3 蛋白质与蛋白质相互作用分析

a. 亲和纯化质谱(AP-MS)流程。利用抗体,可以从复杂的混合物(如全细胞裂解物)中亲和纯化蛋白质及与其结合的蛋白质。保存蛋白质-蛋白质相互作用需要温和的洗涤条件,质谱分析用于识别回收的蛋白质。b. AP-MS网络。单个蛋白质的相互作用组是一个"局部"空间蛋白质组,因为相互作用的蛋白质一定处于相同的亚细胞位置。使用交互诱饵进行多个AP-MS实验,可以发现包含空间信息的关联网络。c. 邻近标记(proximity labeling,PL),将一个具有邻近标记功能的酶(酶标签)与目标蛋白融合,通过酶催化的共价修饰将邻近的蛋白质标记上生物素,最后通过亲和纯化方法富集生物素标记的蛋白质进行质谱鉴定。d. 邻近标记的空间蛋白质组学研究。标记了APEX或混杂生物素连接酶(BioID)的蛋白质可以被选择或改造以靶向一个特定的细胞器(如这里所示)或亚细胞位置(如突触)。酶的激活导致附近的蛋白质广泛地生物素化,可以用质谱进行识别。e、f. 通过扩展相互作用网络的空间蛋白质组学。当多个AP-MS或邻近标记实验在同一系统中进行时,诱饵和结合蛋白开始重叠。

a 基于抗体的可视化

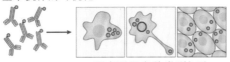

可应用于多种类型细胞

b 基于荧光蛋白标记的可视化

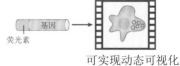

可实现动态可视化

c 主要细胞器的蛋白可视化

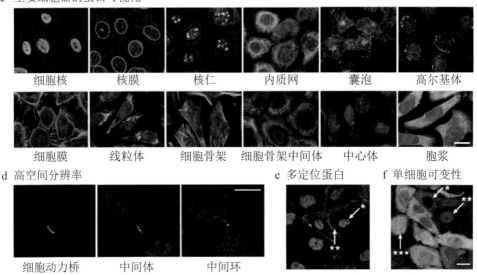

彩图4　蛋白质定位的全蛋白成像

a. 基于抗体的可视化。在细胞初始固定和透性化后,用抗体和免疫荧光对内源性蛋白进行可视化。对于大规模的空间蛋白质组学研究,这些分析是使用机器人移液设备大规模并行进行的。免疫染色细胞的图像由高通量荧光显微镜获取。b. 基于荧光蛋白标记的可视化。用基因编辑技术给蛋白质加上荧光蛋白报告标签,使蛋白质的定位可视化成为可能。使用高通量荧光显微镜,无论是在延时序列或在静态终点,都可以获取活细胞的图像。c. 主要细胞器的蛋白可视化。使用抗体可视化技术和荧光显微镜,如图所示,拍摄到12个细胞器和结构。感兴趣部位的蛋白标志(绿色)与微管标志(红色)和细胞核标志(蓝色)一同被可视化,促进了模式识别。d. 高空间分辨率。图像显示了由共聚焦显微镜获得的重大空间细节,它可以精确定位蛋白质在细胞分裂过程中细胞动力桥的不同亚结构。CDCA8定位于整个细胞动力学桥,而APC2局限于中间体,CBLN4局限于中间环。e. 多定位蛋白。HER2定位于同一细胞的质膜(**)和细胞核(*)。除了在质膜上作为受体酪氨酸激酶的典型功能外,HER2还被证明"兼任"细胞核内的转录辅助因子。f. 单细胞可变性。烯醇化酶1是一种胞质代谢酶,在细胞核中作为DNA结合蛋白发挥作用,单细胞中可以看到它有胞质定位(*)、核定位(**)或核质定位(***)。细胞间的表达水平(即染色强度)也是高度可变的。图中标尺为20 μm。

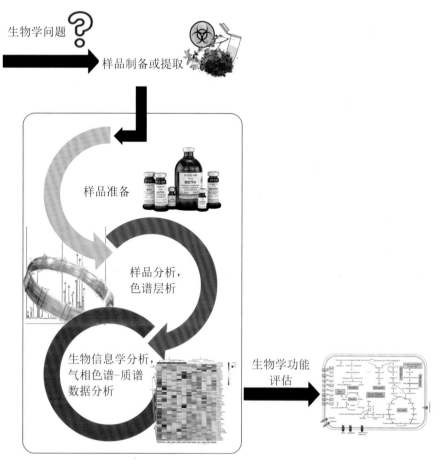

彩图 5 GC-MS 的一般流程

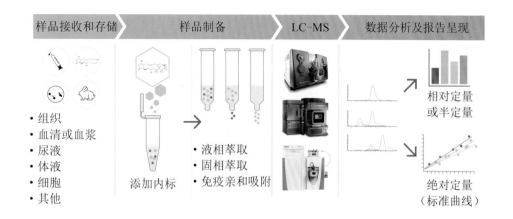

彩图 6 LC-MS 的一般流程

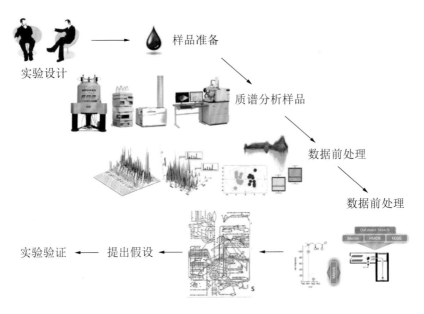

彩图7　非靶向代谢组学分析流程

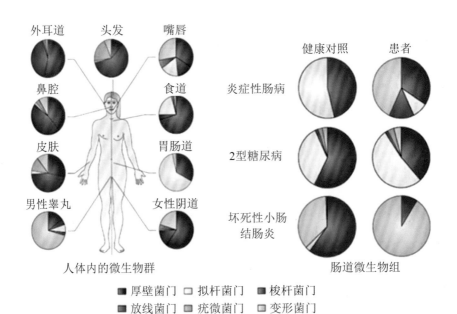

彩图8　人体共生菌群的分布情况

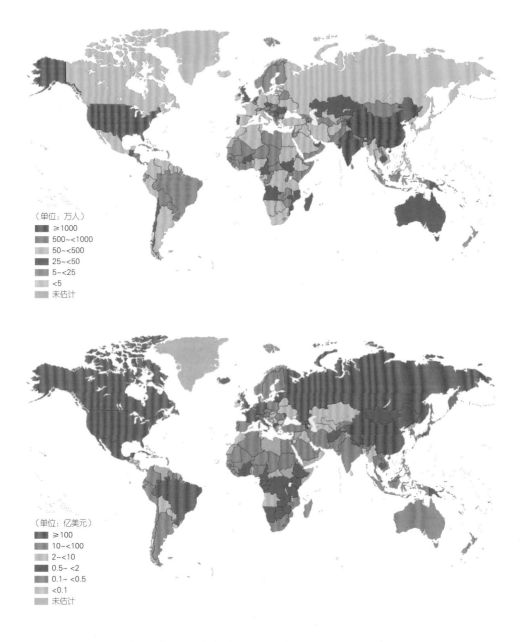

（单位：万人）
≥1000
500~<1000
50~<500
25~<50
5~<25
<5
未估计

（单位：亿美元）
≥100
10~<100
2~<10
0.5~<2
0.1~<0.5
<0.1
未估计

彩图9　2019年全球糖尿病患者数量(上)及糖尿病相关费用分布图(下)

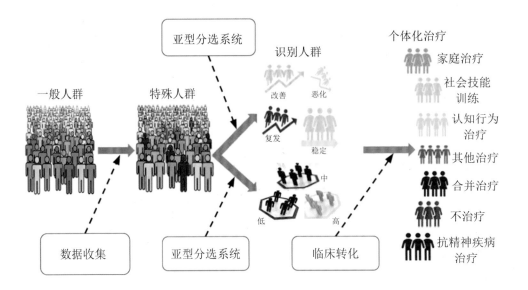

彩图10　使用大数据驱动模型针对精神分裂症的个体化治疗选择